性医学基础

（供中医学、中西医临床医学、针灸推拿学、
药学类专业用）

主　编　樊民胜（上海中医药大学）
副主编　张婷婷（上海中医药大学附属岳阳中西医结合医院）
　　　　　陈　斌（上海交通大学附属仁济医院）

U0335371

中国中医药出版社
·北　京·

图书在版编目（CIP）数据

性医学基础/樊民胜主编．—北京：中国中医药出版社，2014.1
ISBN 978 - 7 - 5132 - 1714 - 9

Ⅰ.①性…　Ⅱ.①樊…　Ⅲ.①性医学 - 医学院校 - 教材　Ⅳ.①R167

中国版本图书馆 CIP 数据核字（2013）第 268896 号

中 国 中 医 药 出 版 社 出 版
北京市朝阳区北三环东路 28 号易亨大厦 16 层
邮政编码　100013
传真　010 64405750
北京市亚通印刷有限公司印刷
各地新华书店经销
*
开本 787 × 1092　1/16　印张 13　字数 285 千字
2014 年 1 月第 1 版　2014 年 1 月第 1 次印刷
书　号　ISBN 978 - 7 - 5132 - 1714 - 9
*
定价　29.00 元
网址　www.cptcm.com

新世纪全国高等中医药院校创新教材

《性医学基础》

编委会

主　编　樊民胜（上海中医药大学）

副主编　张婷婷（上海中医药大学附属岳阳中西医结合医院）

　　　　陈　斌（上海交通大学附属仁济医院）

编　委（以姓氏笔画为序）

　　　　于晓华（山东中医药大学）

　　　　包玉颖（南京中医药大学）

　　　　边　林（河北医科大学）

　　　　李久辉（上海中医药大学）

　　　　阿赛古丽（西北民族大学医学院）

　　　　陈　君（广州中医药大学）

　　　　胡晓燕（上海中医药大学）

　　　　郭　华（广东江门中医药学校）

　　　　鲁　琳（上海中医药大学）

编写说明

　　《性医学基础》是以20世纪90年代初开设于上海中医药大学的《性健康教育》为基础发展起来的一门公共教育课程，主要满足在校学生对系统性讲授性医学知识的课程的需要。通过该课程的学习，一方面为他们解决自身遇到的性困惑，一方面为他们毕业后从事医学工作解决相关问题打下基础。

　　我国性学研究的禁区破冰于20世纪80年代初。1982年，吴阶平教授在《性医学》一书的前言中写到："很长一个时期里，人类自身的性问题并没有受到正确的对待。有性方面疾患和苦恼的人常常羞于启齿，苦于无处就医；许多医生对性医学的理论和实践也了解甚少，又往往无师可问，无书可读。大量事实表明，人们十分需要性医学。"30年过去了，我国在这方面已有很大的进步，不仅出版了大量的性医学书籍，许多医院还开设了性医学门诊，为有需求的人提供专业服务。但是我们也要看到，一方面，现代社会性信息泛滥，良莠不齐，涉世未深的青少年很难正确判断和选择；另一方面，性医学在我国还在起步阶段，阻力依然较大，我们的研究和实践与现实需求仍有较大的差距。因此迫切需要在当前的医学教育中开设这部课程，以使学生在将来的临床工作中能为患者解决更多的专业问题。为此我们组织了一批著名医科院校的资深教授及性医学临床经验丰富的主任医师，共同编写了这本面向医科学生的教材。

　　本教材共12章，涵盖了《性医学》的基本内容，既有性生理方面研究的最新进展，也有性心理、性伦理和法律方面的系统介绍。同时根据大多数院校的教学经验，对内容的深浅详略有所侧重，在每一章的开始有"重点提示"和"学习目标"，方便学习和掌握。由于目前我国的高校这门课程的开设情况不一，课时各有长短，本教材在编写上既满足教学需求，也适于自学。在教材中还推荐了一部分经典和有价值的性学图书，供学生选读。

　　本教材具体分工如下：第一章由樊民胜编写；第二章由郭华编写；第三章由陈斌、张婷婷编写；第四章由鲁琳编写；第五章由边林编写；第六章由阿赛古丽编写；第七章由樊民胜编写；第八章由包玉颖、樊民胜编写；第九章由樊民胜、陈斌、张婷婷、于晓华、陈君编写；第十章由陈斌编写；第十一章由胡晓燕编写；第十二章由李久辉编写。

　　本教材编写过程中，被上海中医药大学列入课程改革计划，并获资助，特此致谢。

编委会

2013年10月

目　录

第一章　绪　论

【重点提示】性的发展史；世界各种文化形态下的性探索和性研究；性学的现代概念；性学研究的对象和内容；性医学与其他学科的关系；学习和研究性医学的意义。

【学习目标】使医学生了解性医学的基本概念、学科发展史，熟悉性学发展的三大传统；深刻理解现代性学的发展动因；明确性医学的研究范畴和学习医学性医学的意义；掌握学习本学科的方法。

第一节　性学的概念

性学是以人类的性行为为研究对象，由生理学、心理学、社会学共同参与的一门年轻的综合性学科。

一、什么是性

性是一个包容广阔的领域，它既是人类生命的源泉、快乐的源泉，也是整个人生不可或缺的部分。从生物学来说，性首先一种自然现象和生理现象。一些人从生物学观点出发，将性行为解释为人的一种"本能"。所谓本能是动物遗传的，具有保证个体和种族生存的复杂的无条件反射活动。由于大多数生物的性行为与繁殖有密切关系，特别是动物的交配与其种类的延续有很复杂的生物学上的调控机制，因此有人把性行为解释为繁殖的需要，甚至把生育作为性行为的唯一目的。繁殖确实是性行为的主要功能之一，自然界中各种不同的生命形式，其繁衍的方式亦有所不同。有的通过自身的裂解，有的通过种子的再生，有的表现为卵在母体外的孵化，也有的表现为胚胎在母体内的生长。所有这些繁衍方式最后可以归结为最基本的两种——无性繁殖和有性繁殖。生物进化的过程中，有性繁殖显示出强大的优越性，除了最低级的生命形态之外，地球上其他各种较为高级的生命形式都要依赖于有性繁殖的方式来延续物种，并因此出现性的分化和差别。动物分雄性和雌性；对人类而言，则分为男性和女性。但是仅把生育看作是性的唯一目的显然是不够的，因为不但低等动物并不知道它们的交配会导致繁殖，而且人类的性活动有大量并不是为了生育，特别在人们有意识地控制人口增长后，性活动的非生育目的就更加明显。对人类而言，参与性活动更大的驱动力是获得肉体的快乐和精神上的满足。两性的分化和差异导致了相互的吸引和补充，产生了爱情和结合的冲动。因此，性不但是联结生命的纽带，也是爱情的黏合剂和欢乐的源泉。

二、性的自然属性和社会属性

人有生物属性和社会属性两个方面，生物属性是基础，不能忽视；但是人的社会属性却同样重要。从社会学来说，人类的性不仅是生命体的存在状态，它同时也被赋予精神和文化的涵义，是生命健康和幸福的基本要素。男女两性的差异，不仅表现在解剖、生理方面，也表现在心理、社会等方面；两性的结合不但是生理上的需要，也是结成一定的社会关系，组成家庭，从事生产，共同抚育孩子，使人类社会延续和发展的需要。性问题作为本能似乎只是个人的事，但实际上，还涉及其他人，可以直接影响到社会。恋爱、婚姻、家庭、生育、人口都与性有直接的联系；性健康、生殖健康、性病，既是个人健康问题，又是社会健康、社会发展问题。人类的性从一开始就被打上了人类社会的烙印。现在已经知道，在人生的每一阶段，性的意义和表现形式各不相同。对于儿童，性是游戏；对于青少年，性是强烈的憧憬；而对于成年人，性既是生育的方式，也是表达爱情和获取快乐的方式。人类的性行为不只有男女性交一种形式，性行为的模式并不只由性器官决定；同时，性别与身体结构也并不一定吻合。人类具有思维、记忆、推理等极为复杂的大脑活动，对事物可出现不同的心理反应，并形成不同的性格和精神状态。这些对性都会产生影响，更重要的是，性又有反过来影响这些方面的可能。人有极为复杂的社会因素，如伦理、宗教、文化、艺术、政治、法律、历史传统、民族习惯、社会地位等，对性问题不但有不同的认识，甚至可持完全相反的观点，并形成一系列错综复杂的社会问题。而且随着各种社会因素的综合作用，认识也会随着时代变迁。因此，性绝不是单纯的生理现象，而是以生理为基础的社会文化现象。

文化人类学增加了文化模式对性行为模式的影响方面的知识，它告诉人们，在评判性行为模式时不能采取绝对化的态度，好与坏、正常与反常这些概念只有相对的意义。由于性所涉及的领域十分广泛，而且对性的研究不但时间很短，还时时会受到来自传统和文化方面的阻力和限制。但随着文化科学技术的进展，学界也在不断提出新观点、新方法，逐步取得更深入的认识。

第二节　性学的研究对象和内容

一、性学在古代

对性现象的观察和探索一直可以追溯到人类社会的早期。因为性与人类的生存与发展的关系密切，自古以来，人类就开始了对性的探索与研究。虽然这不能看作是现代意义上的性学，但古人的探索也确实为现代性学的建立打下了基础。在世界各国大量的考古发现中，有许多反映性行为主题的壁画和雕塑，为研究人类性活动提供了最古老的记载，而中国人可能是世界上最早研究性现象的民族之一。

早在春秋战国时期，我们的祖先已经认识到食欲和性欲都是人的本性，告子即提出了"食色，性也"。在中医学诞生之初，性即成为医学关注的对象。在成书于先秦时期，被称为中医学奠基著作的《黄帝内经》中，已经把性作为一个重要的题目，与生育和养生保健联系在一起进行讨论。其中有关生殖与节欲的论述，特别提出了"七损八益"这一性医学的重要概念，表明中国早期的性医学实践已经形成了一种与生殖、养生和保健相结合的理论。但是，医家在中国古代社会被列于方技类，并未受到封建统治者足够的重视，因此阻碍了医学的发展，性医学的发展也不例外。《汉书》中记载的汉以前许多重要医学著作，除《黄帝内经》外，其他都已散失，就是例证。今天所看到的《黄帝内经》，是宋朝统治者下令重新整理的版本，其中有关房中术的内容由于被大量删减而极其简略，使人不得要领；《汉书·艺文志》中记载的西汉时期流传过的房中术著作8家，共126卷，也是只有书名而不见内容；但《汉书》中现存的一段有关房中术的重要论述则代表了当时一种流行的观点："乐而有节，则和平寿考。及迷者弗顾，以生疾而殒性命。"中国古代性医学专著，只有日本人丹波康赖于10世纪根据中医古籍整理编写的《医心方》中集录的《素女经》、《玉房秘诀》、《洞玄子》等少量的几种得以流传，而就是这几种也被当作禁书长期遭封存。直到清末，湖南一位进士叶德辉（1864—1927）发现了《医心方》中所包含的丰富中国古代性医学文献，并斗胆编辑、整理了《素女经》、《素女方》、《玉房秘诀》、《玉房指要》、《洞玄子》等5种在中国已经亡佚的房中书，连同后来在敦煌发现的《天地阴阳交欢大乐赋》残卷一起，收入由他主编的《双梅景暗丛书》中，并于1914年付梓。但叶德辉却因此而触怒了当时的旧派文人，不但使自己声名狼藉，而且还丢了性命。此书旋即成为禁书，直到20世纪90年代才得以与中国读者见面。在创立了房中术的中国本土，很长一段时间里根本找不到此类书籍。对此比较合理的解释是，中国古代丰富的性医学著作，在宋以前并未受到禁止，否则丹波康赖不可能从中国得到这些材料。但在宋朝皇帝下令对历代的重要著作加以重新修订时，被删去了大部分，以致房中术著作竟成为绝版。仅在一些文学艺术作品中有一些性描写，例如汉代张衡的《同声歌》、唐代白行简的《天地阴阳交欢大乐赋》、明清出现的色情小说和春宫图作品等，透露出有关古代房中术的零星内容。但文学艺术作品中必然夹杂作者的主观臆想、推断、夸大等非科学的部分，因此不能看作性医学。而作为中国古代性医学的源流——汉以前的房中术著作，由于缺少文字材料，始终是一个未解之谜。西方学者关于中国古代性文化的研究著作，包括荷兰汉学家高罗佩所著的被西方公认为是研究中国明以前性文化史的权威著作《中国古代房内考》在内，虽然收集了大量的珍贵资料，也不乏真知灼见，并纠正了西方人对中国人性生活上的许多误解，但由于主要是以春宫图和色情小说等为材料来研究，也未免陷入以偏概全的泥潭。1973年，中国的湖南长沙马王堆考古发现了汉文帝十二年（公元前168）下葬的西汉古墓，在三号墓中出土了一批帛医书和竹木简医书。其中的《十问》、《合阴阳方》、《天下至道谈》等3种房中术著作，以及含有较多房中术内容的《养生方》和《杂疗方》中记载了比较详细的古代性医学内容，填补了对传统性治疗认识上的不足。据考证，这些医书的抄写年代约在秦汉之际到汉文帝初年（公元前221～公元前179）。其中关于人类性生理、性反应方面的一些知识，直到20世纪才被普遍认知。马王堆汉墓的发现，初步揭开了中国古代性医学上的神秘面纱，也为现代性学提供了文化人类学的基础。

其他古代文明，例如古印度、古希腊、古罗马、古埃及等在对于性的探索与研究方面也留下大量珍贵的文献资料：像印度的《卡玛苏特拉》（kamasutra）、阿拉伯的《香园》（The Perfumed Garden for the Soul's Recreation）、罗马奥维德（Ovid）所著的《爱的艺术》（Ars Amatoria）等。这些文献与一切文化遗产一样，是对古代人类性实践的总结，是古人智慧的结晶。但因受历史条件的限制，不可避免地带有局限性，精华与糟粕同在，科学与迷信共存，因此都不能称之为现代意义上的性科学。

虽然对性行为的探索是自古有之，但作为一门科学，性学直到 20 世纪才出现。

二、现代性学兴起

现代意义上的性学发轫于 19 世纪末期，于 19 世纪与 20 世纪交替时期在欧洲发展成为一门科学。一些医生在研究中发现，运用现成的生物医学理论和方法无法对性异常作出科学的解释，必须寻找新的途径。德国医学家布洛克（I. Bloch）在这方面取得了决定性的突破。他在性功能障碍的研究中引入了其他学科的研究方法，特别是人种学和人类学，由于研究方法的多样化，已经不是原来意义上的医学，而成为一门新的学科，他为这门新学科取名为"性学"（sexology）。并对这门学科做了如下论述："为了充分了解人类个体和整个社会性爱的完整含义，了解人类的全部文化发展，性学研究必须与对人的研究并行，要将所有学科的研究结合起来，包括普通生物学、人类学、人种学、哲学、心理学、医学以及整个文学史和文化史。"社会科学方法的介入，标志着人类对性现象和性疾患的认识开始超出医学范畴，逐步形成为多学科协同研究的一门现代新学科。与布洛克同时代的一批医学家，如奥地利精神病学家克拉夫特－埃宾（Krafft－Ebing）、德国医学家莫尔（A. Moll）、赫希菲尔德（M. Hirschfield）、瑞士医学家福勒尔（A. H. Forel）等人，也从医学的角度为现代性学奠定了基础。可以说，现代性学是从性医学拓展出来的一门学科，性医学则是性学的基础和重要枝干。

三、性学的研究内容

性学以性生理学、性心理学和性社会学为各边，构成了一个三角形，组成了一个综合的、全面的、多学科的理论体系。

性生理学属于医学的一个分支学科，它主要研究人类的性生理活动及其规律，内容包括性别、性器官、性激素、性发育、性反应、性功能、生殖能力、性生理、性功能障碍、性器官疾病、性治疗等。

性心理学是心理学的一个分支学科，它主要研究人类的性心理活动及其规律，内容包括人类性心理的历史发展，儿童性心理的发展，性别差异心理，性行为心理，变态性心理的特征及产生根源，性心理与艺术的关系，性心理与触觉、视觉、听觉、嗅觉的关系等。

性社会学是社会学的一个分支学科，它主要研究性的历史与文化以及各种性问题，内容包括性的历史发展、性与婚姻、性与家庭、性与社会、性与政治、性的跨文化比较、性与道德、性与法律、性教育等。

第三节　性学与其他学科的关系

由于性学所研究的对象不仅是人类的性生理问题，还包括了人类的性心理、性观念、性行为、性关系等各方面，研究的问题越来越多，也越来越复杂，需要与生物学、医学、心理学、社会学、美学、人类学、历史学、伦理学、哲学、法学、教育学、文学等学科相互配合、渗透，才能更好地促进学科的建设与发展。因此，性学与其他学科的关系越来越密切；同时，性学本身又是一门交叉学科，与许多自然科学和社会科学都有内在联系。

一、性学与生物学

生物学的基本理论框架是达尔文的进化理论，它的重要意义不仅在于理解肉体形式的出现，还在于理解行为形式的出现和进化。虽然生物学家主要对动、植物进行研究，但研究动物对于理解人类的性功能和性行为却有重要意义。不但因为对动物的研究方法，稍加改进就可以运用于对人的研究；而且，由于伦理上的原因，有些实验只能在动物身上做，但动物行为研究所发现的规律可以用来检验对人类的适用程度。例如，关于灵长类动物雌雄个体之间的社会关系的研究为理解人类性关系提供了很多有益的启示。但是，把动物研究的结果应用到人类学领域，又有很明显的局限，如果将人与动物的性行为做肤浅的对比，很可能会得出错误的结论。对性学有贡献的生物学领域有：动物的社会行为研究、早期人类化石的研究、人种史文献的交叉文化资料分析以及当前对人类性行为的研究。生物学研究的主要意义在于厘清从最简单的生物到最复杂的人的性行为进化本质。

二、性学与医学

在性学与其他学科的关系中，性学与医学的关系最为密切，也最为重要。从解剖学角度来看，性是人类身体中的一个系统，如果不研究性系统，人体结构就缺了一个部分而不完整。从生理学角度来看，性生理活动是人类的重要功能，它的正常发挥不但是生育的必要条件，也是健康的要素。如果不研究性生理，人体的其他许多生理现象就不能得到正确的解释。从病理学角度看，如果不研究性，多种疾病的发病机制就无法得到合理的解释，更无法得到有效的治疗。随着 18～19 世纪医学各专业的兴起，一些领域对性学研究投入了更大的兴趣。至今，性仍然是医学实践各方面所关注的一部分。不过有些专业与性的联系更加直接：解剖学家研究生殖器官的组织结构；胚胎学家研究子宫内受精卵的生长发育；生理学家研究性功能；遗传学家研究性发育和性行为背后的遗传机制；内分泌学研究激素及其调节；泌尿学研究泌尿、生殖系统的疾病；妇产科学研究女性生殖功能与失调；皮肤病学研究性传播疾病；精神医学研究性功能与性行为的失常。

性学因有性问题的病人需要得到医学上的帮助而产生，性学的发展打破了人为设置的性禁区，除去了在性问题上的迷信和无知，极大地丰富了人们的性知识，从而促进了医学的进步；同时也可以为有性疾病和问题的人提供医疗和帮助。不过如果将性学仅仅看作是医学的一个分支和附属，则是一种误解。因为，社会、文化、历史等非医学或非生物学的因素在性现象中发挥着巨大的作用，当代性学已经形成了多层次、多角度的发展趋势，在更为广泛的领域中与文化人类学、心理学、伦理学、社会学、教育学、美学等学科相结合。同时，性医学再度取得长足的进步，性学似乎出现了一种以解除性障碍为目的的医学回归。

三、性学与心理学

性学与心理学的关系同样重要。从心理学的角度看，性是经常影响人心理的一个重要方面。性行为包括社会性行为和个体性行为两种，前者指人与人之间的性的相互作用，后者指比较隐秘的性幻想和性梦等。性心理以及性对人的其他心理活动的影响是研究中不能忽视的内容。在性学所有领域中，心理学家所占的比重和所起的作用是最大的。从早期的性学研究者克拉夫特·埃宾、弗洛伊德、霭理斯到现代的性学大师玛斯特斯和约翰逊，有的本人即是心理学家，有的对心理学有很深的造诣。他们从研究同性恋、性变异、性功能障碍等方面着手，打开了通往性学的道路；而对性反应的实验研究中，心理学起了重要甚至决定性的作用。可以说，如果没有心理学的参与，性学是不可能得到发展的。同时，作为人类心理中占重要地位的性心理研究也为心理学的发展开辟了道路。

四、性学与社会学

性问题很多都是社会问题，其产生和发展有着深刻的社会历史原因。人类婚姻制度的演变、人类性观念的变化等无一不是社会进化的结果。从家庭的产生来看，性是男女之间结成婚姻、组成家庭的原始动力；从家庭的稳定、保持方面来看，性虽然不是唯一的，但却是重要并且长期起作用的因素。在我们的社会里，婚姻和家庭是实现性的相互作用和控制性的相互作用的主要场所，社会学家通常是婚姻、家庭方面的专家，社会学在几个很重要的领域里丰富了性学研究。社会学的方法为理解个人性行为提供了社会文化背景。性学与社会学的结合不但意味着性学在研究方法方面的重大突破，而且也为性学的进一步发展提供了更加广阔的舞台，而性学研究也促进了社会学的发展。

五、性学与人类学

文化在塑造人类的性行为方面起着关键的作用，所以在不同的文化之间做性的比较研究是很有必要的。文化人类学的传统使命是研究不同形态的社会生活。人具有生物和社会双重属性，人类的性行为只有通过社会化才能获得它的形式和意义。在社会科学各科中，人类学对人类的性表示出最大的兴趣。出于道德和实际的考虑，性学研究的社会实验是无法进行的。但人类学研究弥补了这方面的缺憾，多样化的文化现状为研究提供了天然实验室去理解多样化性行为的文化内涵。

六、性学与伦理学

食物和性是人类的两大本能需要。动物为了争夺食物和性交机会往往会发生自相残杀。如果人类也像动物种群那样采用优势原则，剥夺体力和智力上不占优势者的性交权利，人类将陷入无休止的争斗和互相残杀之中，人类的社会也将无法建立。人类最初从实践中认识到停止冲突的重要，并产生了最初的性禁忌，即在一定的时间、一定的场合和一定的对象之间禁止发生性关系，这些禁忌逐渐演变为习俗，并经过生物学上的优势原理得到推广，最后发展成性道德。人类社会的发展史证明，性学与伦理学的关系也是很密切的。进行性教育不但要讲知识，也需要讲道德，两者不可偏废。

七、性学与文学、艺术

性与文学、艺术有着密切的关系。因为性是人的本能和人类社会的一项基本需求，性活动是自然界中最基本的创造力。无论是人类早期文学还是现代文学，无论是西方文学还是东方文学，也无论是诗歌、散文、小说还是其他文学作品，性和与性有关的爱情经常是表现的主题。从绘画、雕塑、歌舞到电影等各种艺术形式来看，同样如此。尽管社会对艺术中的性表现评价不一，有斥之为低级下流，有赞之为革命先锋；对艺术应当如何来表现性也存在种种争论；不过，艺术对性的表现也确实是人类认识世界包括认识人自身的一种需要和手段。了解任何文化的关键在于对其艺术和人的性行为研究。

八、性学与法学

性学与法学有着重要的联系。任何现代国家都有婚姻法，其内容可能不尽相同，但它们均是一定国家、一定民族，或一定时期内人的性行为规范的条文。同样在古今中外的刑罚中涉及性的条文也是非常多的，如强奸罪，重婚罪，强迫妇女卖淫罪，拐卖妇女罪，制作、贩卖和传播淫秽物品罪，猥亵罪等。这实际上反映了一定的社会集团对非正常的、非道德的性行为的态度。

我国的性学研究和性教育实践从 20 世纪 80 年代开始。1983 年，国内出版了第一本性学专著——泌尿外科学家吴阶平教授主编的《性医学》，该书的出版标志着我国性学禁区被打破。1985 年，在上海中医学院（现称上海中医药大学）开办了全国第一个性教育讲习班，随后成立的上海性教育研究会（后更名为上海性教育协会）是我国最早的性学组织，该组织从成立起一直得到政府的大力支持，在开展以青少年青春期教育和婚育期人口性健康教育为重点，适合中国国情的性教育方面做了不懈的努力。1986 年，中国计划生育协会在太仓召开了全国性知识教育研讨会，吴阶平教授主持了会议，会上充分肯定了上海的性教育实践，对全国开展性教育起了推动作用。如今中国的性学研究、性教育实践已从开始阶段的少数人的探索发展为一种多学科协作、有组织的努力。把性看作是神秘和肮脏的，认为讲性就是腐化堕落，是跟着西方性解放走；这些思想和观念虽然仍然存在，但毕竟因落伍于社会的发展而不被群众接受，因而不能代表社会的主流思想和观念。但是必须看到，我国是个具有几千年封建传统的国家，经济尚不发达，国民的科学文化水平也相对落后，几千年来在性问题上所形成的许多不科学的观念是有深刻社会基础的。如生育为本、男尊女卑的观念等不但继续影响国人尤其是青少年的健康，而且也阻碍了性学在我国的发展，仍然有许多问题亟待解决，有许多阻力有待克服，许多研究有待深入。性学涉及社会科学、物质科学、生命科学人文科学等各方面的问题，很难提出界限。"千里之行，始于足下"，研究者应当根据实际情况，分别轻重缓急，认真开展研究工作，并就已经得到的认识为广大人民服务。

第四节　性学的展望

性学从无到有，从小到大，经历了将近一个世纪的发展历程。在西方，性学发展最快同时取得成果最多的时期是 20 世纪 60 年代之后的短短三十余年时间，而这一发展局面的形成又与在西方发生了性革命有很大的关系。由于自 20 世纪 60 年代以来，在美国社会发生的性革命，一方面打破了社会生活中虚伪的性道德观念，促进了性教育的开展和性知识的普及，使人们能以比较诚实和开放的态度处理性问题，极大地推动了人们性观念的转变，减少了性学研究方面的阻力，使得像玛斯特斯和约翰逊等人的性反应实验研究能够顺利完成，并取得了巨大的成功；另一方面性革命也造成了一些严重的后果，当人们终于得到了很大程度的性自由和个人对性需要的选择权利时，也为此而付出了代价。例如，造成了在社会生活中性的泛滥和性的商业化，引发了像少女怀孕、性犯罪、艾滋病流行等严重的社会问题和性价值的丧失。性放纵的后果是性与爱的分离，越来越看重性技术和做爱的手段，而使性本身的意义变得越来越小。当性变得越来越公开和容易得到时，当色情已经泛滥到在性方面没有任何秘密时，做爱已变成了一种机械的行为，使许多人对性感到厌倦。正如美国心理学家罗洛梅（R. May）在 1969 年发表的著作《爱与意志》中所预言过的："当性变得越来越机械化，越来越与激情无关，最终越来越缺乏乐趣后，性的问题也终于走向反面。这时候我们发现，麻痹性的态度不可思议地发展为隔离性的态度。于是，性接触将被束之高阁、视为禁脔。这正是新清教主义最不具建设性的一面：它最终将回归为一种新禁欲主义。"纵观人类的历史，已出现过许多次这样的反复，当性开放到一定的程度之后，必然出现一个性禁锢阶段，而性的禁锢到了极限，随之而来的也一定是性的开放，如此循环往复。

当代性学发展的最大困惑，是找不到解决性问题的出路。建立性学的最初动机是揭示人类性行为的本质，驱除各种影响人性功能正常发挥的性压抑和有害的性观念，为有各种性问题和疾病的人提供医学上的帮助，促进人类的性健康。但这并不意味着人类在性方面可以不受任何的限制，不需要法律，不需要道德。今天，作为生物学意义上的性的秘密已几乎全部被揭示，但是心理和社会层面的性问题并未真正得到解决。实际上，人类的性活动受心理和社会因素的影响远大于受生物因素的控制。因此，今天的人们不禁要问：性究竟为了什么？为了克服不必要的犯罪感，人们是不是正在失去廉耻心？而且还要问，什么是合适的性？在去掉了性的神秘感后，是不是也偷走了它的更深一层的意义并把它庸俗化了？这些问题医学家无法作出回答，也不可能解决，需要性学家与整个社会共同思考、共同回答。

今后的性学领域主要由三部分组成：性学研究、性教育和性治疗。在性学研究方面，应吸取世界各国在该领域中的成功经验，并结合中国传统文化中丰富的古代性智慧，包括细致的性反应观察和合理的性哲学观点，建立起自己的性学体系。性问题也是教育工作中的重要问题，性教育既包括性知识教育，也必须以性道德教育为指导。青春期教育中，性教育占有极为重要的地位，没有性教育，就很难进行理想、道德、文化、纪律的教育，而没有理想、道德的教育，性教育就很难产生应有的效果，两者相辅相成。如何开展性教育本身就是一个很复杂的问题，不同的历史时期，不同国家、民族都有自己的特点。在性治疗方面，应把现代的性治疗方法与我国传统的性治疗方法结合起来，发展出中国独特的性治疗、性保健体系。

性学的发展，将继续发扬多学科结合、协同作战的传统，在性功能障碍的治疗以及性疾病防治方面有更大的进展，将促进人类的性健康和社会的性文明作为最高目标，为完成这一神圣的历史使命而作出应有的贡献。

第二章　性医学发展史

【重点提示】性医学的发展史；中国和世界各种文化形态下的性医学和性研究；现代性医学的发展。

【学习目标】认识性医学的发展过程的艰辛，懂得性医学不但是科学，也是帮助人们解决性问题和性困惑的医疗技术。

第一节　中国古代的性医学

中国古代的性医学也就是所谓的"房中术"，是古代方技之学中的一个重要分支，其内容包括性技巧、性养生、性疾患治疗、孕育与道教内丹派有关的性修炼等。通过对现存有关房中术的文献分析可以看出，它们不仅出现甚早，在汉代以前就有相当发达和完备的体系，而且在两千多年的历史进程中，尽管受到封建礼教和禁欲主义的压制，却始终保持着其传统的连续性。可分为三个发展阶段：

一、第一阶段——商周至春秋先秦时期

（一）起源于远古商周

当生物进化到人类阶段，我国原始部落曾由母权社会向父权社会过渡，并有着"性"的催化作用因素，故人类"性"的存在远远超前于人类文明史诞生的岁月。

1. 性器官崇拜

在古老的原始社会，人类直接受自然的影响远过于今日，故对于自然现象不能不深切关心，尤其是对动植物的繁衍生殖更感惊诧。久之，由此悟出宇宙的基本原理：一是主动的，一是被动的；在生物为雄与雌，在人类为男与女、父与母……故古人认为，宇宙间一切事物都带有二元性，都有着阴阳的相对，如天为阳、地为阴，日为阳、月为阴，男为阳、女为阴等，便用阴阳来理解宇宙的一切现象，并认为与动植物雌雄结合孕育新生命类似，宇宙间万事万物也由阴阳的结合而产生和发展，因而把表现阴阳作用的人体的一部分——男女生殖器官，视为神圣而渐衍成性器崇拜的习俗。可以说，在世界范围内，大多数古老民族，对"性"的张扬与性器官崇拜是较普遍的。

2. 性文化

我国远古即有"一阴一阳之谓道"等黄老学说的概括。在《易·序卦》云："有男女，然后有夫妇。"并以美、柔、弱作为女性的自然属性。《易·家人》云："女正乎内，男正乎外。男女正，天地之义也。"说明远古即有根据性别差异而进行不同社会分工的规定。在男女间的情爱方面，远古常用"男女"比喻为两性性生活。如《礼·礼运》中云："饮食、男女，人之大欲存焉。"即反映了这一概念。在婚姻方面，早在《周礼·地官·媒氏》中即有"男子三十而娶，女子二十而嫁"等论述。

此外，在商周时成书的《诗经》、《周礼》等古籍中，亦有不少"性"方面的探索和表达。如《诗·周南·关雎》云："关关雎鸠，在河之洲，窈窕淑女，君子好逑。"表达了由感触动物的啼鸣所引发的男子对青春淑美少女恋慕、追求的春思。由于当时的《周礼·地官·司徒》有提倡未婚男女自由说爱和集会狂欢之会，故《诗经》中不少篇章对此类欢会加以吟咏，至今其遗风余韵在某些少数民族中仍可窥见一斑。《孟子·告子上》已有"食色，性也"的认识。当时已体会到性养生的要义，如在《论语·季氏》中，孔子说："君子有戒，少之时血气未定，戒之在色。"劝告青年人不可放纵色欲。《吕氏春秋》中亦记有"情欲"专论，阐述了情欲当节制，过之则伤人的道理，主张对"精"（指元精、精液）要"知早涩（懂得及早予以固护的道理）"，使"精不竭"而精可固，亦属性养生之先导。

（二）奠基于春秋先秦

虽然先秦的诸子百家中，许多人都对男女房事、孕育有过论述，如老子认为性欲耗损精气，提倡保精养生；孔子认为人年少时气血未定，应该戒色；孟子指出性欲是人的本性等。汉墓《养生方》、房中八家等性学论述，都是在远古性学的影响下形成的理论和实践经验的总结。

《黄帝内经》是中医学著名的经典著作，《素问》和《灵枢》两部分都记录了不少关于人类性发育、生殖、性养生和性疾病等理论和诊治概要。特点如下：①清晰阐述了阴阳男女及其性生理特点：如《素问·至真要大论》指出："阴阳者，血气之男女也……万物之能始"。《素问·上古天真论》谈到，男子八岁时开始形体和性的发育；十六岁时可有遗精，三十二岁骨坚体壮，肌肉结实；五十六岁后，筋骨活动渐欠灵活，有的有阳痿，精液亦减少。②有了对性器及生殖功能的明确认识：如《素问·厥论》认为，男女外生殖器，总聚全身的筋络，为心、肝、脾、肾诸经络的会合点，因春夏时阳气多、阴气少，秋冬时阳气少、阴气多，故夫妇性生活一般在春夏二季可适当多些，秋冬则宜减免以顺应自然的变化。《灵枢·论疾诊尺》认为已婚女子停经，如其寸口脉搏动非常有力，则是怀孕之兆，认为胎孕与手少阴尺部脉象相关。对夫妇交媾成孕的认识，《灵枢·决气》认为，男女两性婚配交媾可成孕，但精气精液是成胎的基础。③开始有了关于男女性疾患的论述：如《素问·痿论》已认识到情性的欲虑太多，且常为外界性刺激惹发淫念，又得不到满足，或房事过于频繁，可使主司性功能的宗筋松弛纵退，久之则成阳痿或兼见遗精病证。④在理论认识的层面上探索性疾患的病机：如《灵枢·五色》指出，当心主先有病邪，继之肾应而乘克时，则男子病态的面色反映在鼻头部位的为小腹疼痛之证，在鼻头下的为睾丸痛，在鼻头中间直线上的为阴茎痛，上部为茎根，下部为龟头、狐疝、阴器溃烂等病。⑤明确提出了性疾患的诊治方要：如《素问·腹中论》云"何以知怀子之且生……身有病而无邪脉也"，即指孕妇近足月，虽感不适但脉象无异常时即可估计其临近分娩。⑥提出了有关性养生的认识：如《素问·上古天真论》云："今时之人不然也，以酒为浆，以妄为常，醉以入房，以欲竭其精，以耗散其真，不知持满，不时御神，务快其心，逆于生乐，起居无节，故半百而衰也。"以上充分说明两千多年前的《黄帝内经》已然对性、性生理、性诊治、性养生等方面有了较系统的认识。

"马王堆房中书"的出土，填补了我国汉代以前性医学文献的空白，使人们清楚地了解到，远在汉代以前，中国的性医学就有了相当完整的框架。它包含作为性观念的阴阳天道观，作为交媾的原则养生与优生，以及对交媾的行为指导和对性功能保健与障碍的治疗。如《十问》强调滋阴壮阳、食补助阴、气功导引等养生观点；《合阴阳》论及了性事与气功导引结合，及房事动作姿态的某些仿生学和性生理的宏观经验；《天下至道谈》备述了男女性生理、性心理和性养生的具体原则及措施；《养生方》及《杂病方》涉及了性医学，如阳痿的诊治、男女性器官的补益养护，及胎教、优生经验等。

房中八家著作即《汉书·艺文志》所载的八家房中术的著作：《容成阴道》、《务成子阴道》、《尧舜阴道》、《汤盘庚阴道》、《天老杂子阴道》、《天一阴道》、《黄帝三王养阳方》、《三家内房有子方》，总的精神是房事有节、护惜精元。

二、第二阶段——汉唐时期

汉唐是我国古代社会发展的两大巅峰时期，性医学亦因此而得以迅速发展。

（一）秦汉时期

秦始皇虽统一六国，但不久即为大汉嬗递。根据《史记》、《武威医简》、《伤寒杂病论》、《玉房秘诀》、《抱朴子》等书记述，两汉时的性医学在继承先秦学术思想的基础上又有了明显的充实和发展。《史记·扁鹊仓公列传》中记载有《接阴阳禁书》之类的书，表明秦汉时已不乏性养生和性禁忌的专著。《武威医简》记录了性功能障碍和性器疾患各七种；在前阴病方面，如所述阴寒、阴痿、苦衰、精失、精少、阴囊湿痒等，相当于现代所诊的阳痿、阳强、滑精、阴囊湿疹、精液异常、性功能衰退等病的描述，已然观察入微，论述颇有见地。《伤寒杂病论》除主论伤寒与杂病的辨证论治体系外，对性疾患也有不少真知灼见。如对精液异常，《金匮·血痹虚劳病脉证并治》云："男子脉浮而涩，为无子，精气清冷。"对遗精、滑精、梦交等病的诊断治疗，亦有较明确的理、法、方、药，并详细记叙了有关性疾患的脉、证、因、治，如"失精家，少腹弦急，阴头寒，目眩、发落、脉极虚芤迟，为清谷亡血、失精、脉得诸微动芤紧。男子失精，女子梦交，桂枝加龙骨牡蛎汤主之"。在《金匮要略》中还提出了"房事勿令竭"的性养生原则。《白虎通》虽主要讨论经学，但对与性有关的事物也有颇多记述，如云："父所以不自教子何？为渫渎也。又授之道当极说阴阳夫妇变化之事，不可父子相教也。"

此外，尚有《玄女经》、《素女经》、《玉房秘诀》、《玉房指要》、《洞玄子》、《抱朴子》、《大清经》、《养生要集》、《产经》等书。由于秦汉之人醉心于神仙之术，企图长生不老，后汉曹操带头习修房中术，"亦得其验"，时人争相仿效，足证此时房中术流行已达高峰。其主要内容有以下几个方面：①提倡男女性事的和谐平调，使能达到"神和意感"的境界。认为夫妇长久性生活不和谐，则"非直损于男子，亦乃害于女人"。②性生活宜有节制，不可频繁放纵。时间、条件不适宜而强行性交，有害双方身心健康，"非唯不利于优生，亦更难却病延年"。③故意压抑性欲情事，也常有碍健康。"人复不可都绝阴阳，阴阳不交则坐致壅闭之病，故幽闭怨旷，多病而不寿"。④许多性疾患，尤以某些性功能障碍，如男子百闭（不射精或逆行射精）、阳痿、早泄；女子月经失调、阴冷、性欲低下等，可通过某些简易的气功导引，或改变性交姿势、体位予以治疗，多可获良效。⑤对一些性疾患着重于防治结合，寓防于治，寓治于防，若与气功、药物结合运用，多可获壮阳补阴、却病延年之效。

由此可知，秦汉，尤以两汉时代，我国包括房中术在内的性学在社会上得到大力推行，此时期是性医学显著发展的阶段。

（二）隋唐时期

此时期对性医学有贡献的著作有《诸病源候论》、《外台秘要》、《千金要方》等，都在先秦、两汉性学思想的基础上都有了不少发展。

1.《千金要方》、《千金翼方》、《外台秘要》

对性疾患的认识有如下的发展：①病种有增加，如茎中痛、尿精、精血出、阴痛、少精、阴痿、淋证、疝气等。②病种分类较细。如《千金翼方》将阴囊病分为阴下生疮、阴囊肿痒、阴肿核痛等。③治疗方法增多并富于创造性。如《千金要方》记载，治癃闭用葱管导尿简便易行，为世界首创，该书还载有治遗精方14种，治小便不能方13种。《千金翼方》载有治小便失精方法12种，治淋证收列29种灸法。《外台秘要》中所记治疝气的方法，除口服、外用药外，不同的针灸法亦有效果；载治诸淋方35种，虚劳梦泄方10种，小便不利方9种，虚劳失精方5种，小便不利方22种。

2.《诸病源候论》

是我国现存最早的有关病因、病证的专著，其对多种性疾病的研究成就表现在：①对病种有新的认识。如性功能障碍、男性不育、精液异常、前阴病证和某些男子杂病等。如《诸淋候》中将淋证分为气、血、膏、劳、石、寒、热等证型，其中有些很类似现代的性传播疾病——淋病。②提高了对某些性疾患病因、病机的认识。如《伤寒梦泄精候》中所云："热邪乘于肾，则肾气虚，肾气虚则梦交通。肾藏精，今肾虚不能制于精，故因梦而泄。"提出了风热伤肾致肾虚梦遗的病机。《诸淋候》中对各种淋证的不同病因和病机进行了较深入的分析，认为诸淋证是由肾虚膀胱热所致，而石淋则由于肾水结而化石；气淋是因肾虚膀胱热而气胀；膏淋由于肾虚不能制于肥液；劳淋是因劳伤肾气而生热；热淋由于三焦热气搏于肾，流于胞脬；血淋是因劳甚致血散失其常经溢渗入膀胱而成；寒淋则由于肾气虚，下焦受冷，寒气胜则成寒淋等。

以上，体现了隋唐时期对性疾患认识的加深及有关治疗方药的成就。虽然汉唐时期是中国古代性医学的繁荣时期，但在学术上较之前代并无显著的进步。

三、第三阶段——宋元明清时期

自宋代起，由于程颐、朱熹等儒家理学的盛行，并提出了"存天理，减人欲"的极端主张，对性医学的发展有严重干扰，致使少有新的著作问世，而前代房中书的流传也逐渐受到限制，大多失传。但医生面对社会的客观需要，只得将有关性医学的内容在"求嗣"和"养生"的名目下去寻求发展，这种发展主要表现在对前人所持的"阴阳天道观"房事观念进一步深化，以及对影响房事的性功能障碍和不育、不孕的治疗等方面，从而形成中国古代性医学发展的新趋势。这方面的代表性著作有明代张景岳的《景岳全书》、万全的《养生四要》和《广嗣纪要》。

宋代以前的房中书多用以作为男女性生活的指导用书，宋代以后医家著作中有关性医学的内容则是指导医生面对求治者的专业用书。这一发展时期的房中书的另一种趋势是，道教内丹术中的房中术开始在道教秘传中占有突出的地位。它不但以鼎炉铅灵等炼丹术语全面改造了传统房中书的基本风格，还突出了新说"九浅一深之法"、"还精补脑之术"和"多御少女而莫泻精"等，对当时的宫闱生活和民间文学艺术产生了很大影响。目前这方面的存世代表著作有《房术玄机中萃纂要》、《房中练己捷要》、《既济真经》、《修真演义》、《摄生总要》等。

第二节　西方古代的性医学

生物医学一直是性学发展的核心。西方"医学之父"古希腊的希波克拉底（公元前460—公元前373）提出了"行为－体液"概念，是现代的"性行为－激素"概念的前身，而古希腊最伟大的哲学家亚里士多德（公元前384—公元前322）提出的"天人合一"则体现了自然医学模式的核心，由此发源了现代的"生物－心理－社会医学模式"，他们均在不同程度上对性医学的发展起过一定的作用。进入文艺复兴时期后，意大利伟大的艺术家达·芬奇（1452—1518）留下了不朽的名作，是人类第一次对性器官和性交进行了相对准确的解剖学描述。在哥伦布发现新大陆后，梅毒由拉丁美洲传到欧洲，1564年，英王查尔斯二世的御医康德姆（Condom）首先发明了阴茎套，以防梅毒传染，而不是为了避孕。在1843～1844年阴茎套才转为避孕目的，这也是性医学早期发展中的一个小插曲。

性学研究可以追溯到启蒙运动时期，如法国伟大的启蒙思想家卢梭（1712—1778）等人在通信中谈到性关系及其恰当的社会地位问题，但这只能算是对人类本性及行为的诸多探索中的一小部分而已。英国人口学家马尔萨斯（1766—1834）1798年在《人口理论分析》中提出一个令人震惊的理论，提醒人们注意控制人口的增长，世界将负担不了过多的人口。他提倡人到 30 岁再结婚，这样可以少生孩子，实际是"道德节欲"。当时社会鼓励男子在功成名就、有钱有势时再考虑婚事，一个男子过了 30 岁才能得到性满足。进化论奠基人、英国生物学家达尔文（1809—1882）1889 年发表了《物种起源》，不仅使人们对肉体形式的变化加深了理解，而且也使人们对行为形式的变化和进化加深了理解。

维多利亚时代（1837～1901）的性观念普遍受到压抑和禁锢，人们当时认为只有男性才会在青春期后显示出自发的性冲动；妇女的性欲是潜伏的，需要通过外来的爱抚才会得到激发。如果妇女不受到性的引诱，她们就可以在没有性欲的情况下度过一生；儿童则被认为是纯真善良的，没有性欲的，只有受到不良影响才会失去他们天生的优秀品质。此外，在 18～19 世纪，人们对手淫的谴责达到登峰造极的地步，人们常认为性能量的不恰当释放会造成神经功能的紊乱。社会滋长了种种对性的神秘感、内疚感、罪恶感、肮脏感；性愚昧、性禁锢的影响既广泛又深远。

在 19 世纪之前，各种文明和民族都没有形成严格独立的性学，人们对性问题的探讨多停留在价值观的哲学和伦理学，而性医学科学的发展则仅仅局限于生殖医学范畴。民间的性技巧和药物也是三分医术加七分巫术的混合体，缺乏独立的分析与验证。

第三节　现代性医学的发展

一、性学的创始期——心理学阶段（1844～1922）

性学的三大支柱是性医学、性心理学和性社会学，不过现代性学的创始期却是以性心理学的建立和发展为代表的。克拉夫特·埃宾（1840—1902）是德国精神病医生，国际上普遍认为他在 1866 年出版的《性心理病》一书是现代性学的奠基之作，概括了早期医学尤其是精神病学对性的研究，第一次把性的疾患独立出来讨论。由于当时的性生理学和性医学还没有巨大突破，当时的社会亟须解决种种性心理现象是否属于道德败坏或犯罪，因此，性学主要集中于性心理方面，尤其是变态性心理和心理病理学。

性学的建立与当时三位德国犹太医生的努力是分不开的，他们是被誉为"性科学的爱因斯坦"的赫希菲尔德、摩尔，以及被誉为"性学之父"的现代性学奠基人之一的布洛赫。赫希菲尔德（1868—1935）是早期性学界最有影响的人物，他最大的兴趣在于同性恋的研究，早在 1896 年他写了《怎样解释男人或女人爱同性的人》一书，1914 年又出版了《同性恋》，他认为同性恋是一种自然差异，1919 年他在柏林成立了世界上第一个性学研究所，1908 年他主编出版了世界上第一本性学杂志，1921 年他组织了人类历史上第一次国际性的性学会议"在性学基础上的性改革国际大会"。1928 年他出版了涉及整个性学领域的 5 卷本《性学》。摩尔（1862—1939）是神经精神病医生，他的三部早期重要的性学著作是《相反的性感受（同性性行为）》（1891 年）、《性欲调查》（1897 年）、《儿童的性生活》（1909 年），1913 年他带头成立了"实验心理学学会"和"国际性学研究会"。布洛赫（1872—1922）是著名的皮肤性病学家，他首先把社会科学引入性学研究领域，用历史学、民族学和人类学的知识和方法研究性的演变和现状。他于 1906 年开始使用德文词汇"性的科学"，即"性学"，著有《我们时代的性生活》、《性学手册大全》、《妓女》、《同性恋》。他和赫希菲尔德、摩尔等人共同提出性变态不是罪恶，而是心理疾病，甚至只是一种变异。

另一学术思潮是研究正常人的非变态性心理，代表人物有弗洛伊德和霭理斯。弗洛伊德（1856—1939）是一名奥地利精神病医生、心理学家，精神分析学派的创始人。弗洛伊德提出了著名的幼儿性欲理论、性本能学说和人格结构论等。他在实践中创立了前所未有的精神分析疗法。精神分析学说讨论最多的是性本能，但是受到指责最多的也是有关性本能的内容。霭理斯（1859—1939）是性心理学的创始者之一，他最有功于世的还是他对性心理学的研究和为性教育奠定了科学基础。他的第一部著作是《性反常：相反的性感受》，他在 1896～1928 年根据个案分析等写出《性心理研究录》一书共七册，对人类性行为做了客观和系统的介绍。他 1933 年所著的《性心理学：学生指南》成为后世研究性心理学理论的重要论典。

二、性学的发展期——行为学阶段（1922～1959）

随着人类科学探索的迅猛发展，性反应的实验室研究禁区终于被打破了。美国著名心理学家华生（1878—1958），成为世界上最早对性反应过程进行实验室研究的科学家，他创立了心理学中的实验主义学派和行为主义学派。20 世纪 20 年代涌现出不少性知识手册，其中的佼佼者是荷兰妇产科医生范·德·维尔德于 1928 年出版的《理想的婚姻》，他强调了性生活的和谐是双方感情交流中的重要因素，并赞美和宣扬了性交前的爱抚、性高潮、变换性交体位、吻生殖器等性行为方式。美国性学家迪金森（1861—1950）曾描绘了许多女性和男性生殖器官的正常与异常的图像资料，1933 年他出版了《人类性解剖学》一书，为著名的权威性专著。

美国著名的昆虫学家金西（1894—1956）和他的同事创造了一整套特殊的面对面调查和记录方法，取代了以前通过门诊积累和实验室观察，并对美国各个阶层、地区、种族的 17 000 多人的性行为做了当时最广泛、最系统、最客观的研究。他于 1948 年和 1953 年分别出版了《人类男性性行为》和《人类女性性行为》共 800 多页的调查报告，被誉为现代性学的第一座里程碑。他提出性行为同时也是社会阶层的产物，比如，在受过高等教育的人中 90% 以上的人有过口交，而文化程度很低的人群中只有 20% 左右。美国白种人男性 37%、女性 13% 一生中有过同性恋的经验；92% 的男性，62% 的女性有过手淫；大多数男性和半数女性承认有过婚前性交；50% 的已婚男性和 25% 的已婚女性至少有过一次婚外性交。

三、性学的成熟期——治疗学阶段（1959～1975）

美国杰出的妇产科学教授及心理学家玛斯特斯和约翰逊夫妇继承了华生所开创的性实验室研究的事业，在人类性反应实验中大获成功。他们采用光电计测量阴茎周长的变化，应用内装照相机的透明塑料阴茎模拟物来观察阴道壁的各种变化，并测量男女在性活动过程中的心率、呼吸、血压的变化。1966 年发表了《人类性反应》一书，把性反应划分为兴奋期、平台期、高潮期和消退期。玛斯特斯和约翰逊夫妇从 1959 年起，总结出性感集中训练等一整套行为治疗的方法，开创了人类性治疗的新纪元。1970 年他们出版了《人类性功能障碍》，为现代性学研究的第二座里程碑。

美国著名的女精神病学家海伦·卡普兰发现男女两性在发育过程中，敏感区的形成有明显不同。男性集中在生殖器区域，过了中年发生泛化，扩展到全身；女性则相反，青春期时敏感区泛化，中年后才集中于生殖器区域。她把性反应划分为三个独立的时期：性欲期、充血期和收缩期。她于 1974 年出版的《新性治疗学》一书把心理分析治疗和行为治疗有机地结合起来，继承和发展了玛斯特斯和约翰逊夫妇的工作，并给予理性的总结，开创了性治疗的新局面。1987 年她的《性厌恶、性恐惧和恐怖症》出版，专门探讨了性恐怖状态这一常见而又很难处理的问题。到 20 世纪 90 年代之后，她又陆续把海绵体血管活性药物注射和西地那非的使用融入性治疗实践中。

美国性学家齐勃格尔德和艾力森于认为玛斯特斯和约翰逊夫妇几乎把注意力完全集中在性生理反应上，而忽视了情感上的想法和感受。除非人们在生理反应和主观感受上有明显差异时，否则并不会存在这一问题，这就造成男性勃起而未唤起、唤起却不勃起（或女性润滑）的生理与心理的分离现象。他们认为有两个特别重要的主观因素被忽视了，即性欲和唤起。1980 年他们提出了性行为的五期划分法：①兴趣或性欲；②唤起；③生理准备（阴道润滑、肿胀和勃起）；④高潮；⑤满意。美国性学家海蒂是一位社会学工作者，她在 20 世纪 70 年代指导了一项关于女性性反应的调查，通过阅读海蒂报告，女性可以认识自我，男性则可以更多地了解女性性反应。

美国性心理学与性别研究鼻祖约翰·莫尼是一位性学新术语的创造者，他总在提出新的术语和概念。他与人合作创办了世界上第一家性别自认门诊；他首先提出性别角色的概念（1955）；他为医学院学生设计了第一个性医学课程表；他与外科医生合作成功地完成了世界上第一例性别转换手术（1965）；他第一个提出雄激素不仅是男性性欲的决定因素也是女性性欲的动力；他第一个使用激素治疗性犯罪的行为自控能力；并第一个探索行为细胞遗传学。他不断创造新的性学词汇，如"性别自认"、"情爱图式"、"性别图式"等反映性心理成熟的术语。2002 年 6 月他因在性学界的杰出工作而荣获德国赫希菲尔德性学大奖。

四、性学从狭义向广义的发展（1975～1995）

现代性学否定了几千年来的"性的中心是生殖器"的概念，提出"性是以大脑为中心，以皮肤为终端器官"的新概念，在这一新的性系统的概念下，人们对性的认识与处理又有了新的巨大变化。

20 世纪 80 年代初，性医学发展的突飞猛进表现在对阳痿的病因、病理机制、诊断方法、治疗措施的不断深入了解和提高。丹麦生理学家乔姆·瓦格纳给男性性行为科学研究带来了革命性变化，提出了血管性阳痿的新见解，这极大地推动了男性性功能障碍诊断和治疗的进程，使人们认清至少有一半的阳痿是由于神经、内分泌、血管等器质性因素所致。他还提出了盆腔截血综合征、静脉血管瘘和海绵体瘘的概念，应用视觉色情刺激法鉴定心理性阳痿和器质性阳痿。

性医学之所以能取得令人瞩目的进展，是由于性研究由原先的纯性学变成了性学与其他学科交叉渗透共同进步的方式，如性社会文化学、社会生物学、行为内分泌学、生理行为学、社会生态学及社会心理学等都与性医学有交叉渗透。现代性学中还出现了作为性行为学和性治疗学对立面而出现的价值判断思想，强调人的价值和主观意志，主要是被称为"第三思潮"的人本主义心理学，认为心理学应着重强调对人的价值和人格发展的研究。人本主义心理学的代表人物是马斯洛（代表著作为《人类动机的理论》1943 年）、罗杰斯（代表著作为《患者中心疗法》1951 年、《论人的成长》1961 年）、梅（代表著作为《存在：精神病学和生理学中的新角度》1959 年）。美国著名心理学家马斯洛提出，人的需要和动机是一种层级结构，高级动机的出现有赖于低级需要的满足。不论低级或高级的基本需要和动机都具有本能的或类似本能的性质，即都有自发追求满足的倾向；而高级的需要和动机如友爱、认知、审美和创造的满足，即人的价值的实现或人性的自我实现。美国心理学家罗杰斯则认为人的内在建设性倾向虽会受到环境条件的作用而发生障碍，但能通过医生对患者的无条件关怀、移情理解和积极诱导使障碍消除而恢复心理健康。在教育中则强调建立亲密的师生关系和依靠学生自我指导能力的重要性。所以，性治疗也要以患者为中心，要给他们自己选择的机会，给他们自主权，让他们最终能自己教育自己。

英国性治疗专家班克罗夫特倾向于讨论两个概念：性唤起和性高潮，认为性欲是经验的产物，包括认知、情爱和神经生理的因素。强调性的心身模式，性兴奋涉及某种中枢的神经生理唤起，除了生殖器官的反应之外，也包括能够影响人们表现和主观体验的认知成分。因此，他为性治疗设置了更广阔的目标，不仅减轻病症，还将更多的注意力转而集中在相互关系上，鼓励一个人在感情上能有充分的安全感，这样才能表达并享受性感受。现代性治疗正是经历了从单一治疗理论（心理分析）向二元（心理分析与行为治疗）乃至多元的治疗理论的发展过程，折衷治疗或综合治疗始自玛斯特斯和约翰逊夫妇，卡普兰使之系统化和理论化，班克罗夫特则更加完善了这一理论与实践。

五、性医学进入药物治疗时代（1996 ~ ）

人们曾对雄激素寄予很大希望，但对激素水平正常而又有男性勃起功能障碍（ED）的患者几乎无效。20 世纪 80 年代开始风行直接向阴茎海绵体内注射血管活性药物的方法来帮助 ED 男性勃起，其疗效可达 70% ~ 80%，但让大多数男性不能接受。1996 年，经尿道给予前列腺素 E_1 制剂妙士（Muse）上市，用药后没有明显全身作用，是很好的治疗措施。1998 年西地那非（Sildenafil，万艾可）在美国问世，不仅取得了商业上的成功，还推动了 ED 治疗领域的发展，堪称现代性学的第三座里程碑。随后，泛地那非和他地那非也相应问世，开辟了药物治疗的新时代。

第三章　性的生物学基础

【重点提示】女性性器官的解剖构造和基本的生理功能；男性性器官的解剖构造和基本的生理功能。认识性的发育是一个渐进的过程，从性的分化开始，在大脑、神经、性激素等共同作用下，经过一系列的生长发育，达到生理上性成熟，还必须在心理上也成熟，在这个过程中的任何环节上的偏差都可能引起性发育上的失常，出现两性畸形、性早熟和性发育迟缓。

【学习目标】熟悉女性的外生殖器和内生殖各包括哪些器官和组织，它们在女性生殖和性活动中各自承担的功能和作用；男性的内、外生殖器各包括哪些器官和组织，它们在男性生殖和性活动中承担的功能和作用。了解勃起和射精是男性最基本的性生理功能；月经、阴道收缩和阴道润滑是女性最基本的性生理功能。掌握性发育的基本概念，性激素的作用和体内调节，性成熟的标志；了解性分化的含义，性发育异常的概念，两性畸形、性早熟和性发育迟缓。

人类具有生物和社会两种属性。从生物学来说，性首先是一种自然现象和生理现象。从生物学观点出发，可以将人类的性欲、性冲动和性行为解释为人的一种"本能"。所谓本能是动物遗传的、具有保证个体和种族生存的复杂的无条件反射活动。人类还具有社会性，不完全受本能的支配，正是由于这一点，才形成人类社会，将人类与动物界区分开来。但是人类并没有完全脱离大自然的规律，在生理方面人类继承了来自生物的遗传，与动物有着共同的生物学基础。研究人的生物学基础，正是揭开人类性心理、性行为和性观念的一把钥匙。

第一节　女性性器官的解剖与生理

女性生殖器官解剖包括内、外生殖器及其相关组织。

一、骨盆和骨盆底

骨盆是躯干和下肢的骨性连接，在女性中起到保护盆腔脏器的作用，也是胎儿娩出的必经骨性产道，因此与生殖系统密切相关。骨盆是由骶骨、尾骨、耻骨和左右髋骨及所属韧带构成。每块髋骨是由髂骨、坐骨和耻骨组成。骨盆以耻骨联合上缘、髂耻缘及骶岬上缘为界，将骨盆分为真骨盆和假骨盆。假骨盆为腹腔的一部分，与产道、性功能无直接关系。真骨盆又称骨产道，是胎儿娩出的通道，容纳子宫、卵巢、输卵管、阴道及邻近的输尿管、膀胱、尿道、直肠等器官。

女性骨盆底是由多层肌肉和筋膜组成，承载盆腔脏器，保持其正常位置，封闭骨盆出口，有尿道、阴道及直肠贯穿而出。骨盆底由外向内分为三层：外层：即浅层筋膜与肌肉；中层：即泌尿生殖膈；内层：即盆膈。若骨盆底结构和功能出现异常，不仅影响盆腔脏器的位置和功能，可引起分娩障碍，而且也会导致女性性功能障碍。骨盆底中有一组悬带状、连接在耻骨和尾骨上的耻尾肌，又称为"PC"肌，是骨盆表面肌肉环绕的重要结构之一，具有增强尿道、直肠括约肌，特别是阴道括约肌的作用，血液供给丰富，神经末梢十分敏感，与性欲的出现和维持高质量的性生活有密切关系。

二、外生殖器的解剖和生理功能

女性外生殖器指生殖器官的外露部分，又称外阴。因该处分布有丰富的神经末梢，具有高度的敏感性，是女性重要的性器官。外生殖器包括阴阜、大阴唇、小阴唇、阴蒂、阴道前庭、前庭球、前庭大腺及处女膜。（图 3 - 1）

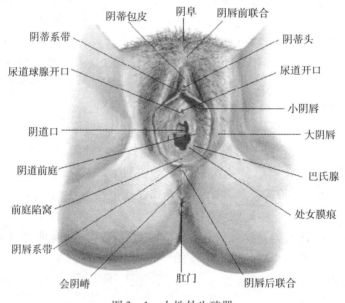

图 3 - 1　女性外生殖器

1. 阴阜

为耻骨联合前隆起的脂肪垫。从青春期开始该处生长呈倒三角形的阴毛，进入老年期，阴毛则脱落、稀少。阴阜是女性性敏感区域，同时在性交时起到保护阴道不受到过分冲击的作用。

2. 大阴唇

为邻近两股内侧的一对隆起的皮肤皱襞，起自阴阜，止于会阴。未婚妇女的两侧大阴唇自然合拢，遮盖阴道口和尿道口；经产妇因受分娩影响，大阴唇向两侧分开；进入绝经期后，大阴唇逐渐萎缩。大阴唇前端为子宫圆韧带终点，后端在会阴体前相融合形成阴唇后联合；外侧与皮肤相同，有皮脂腺和汗腺，青春期长出阴毛；内侧面无阴毛，皮肤湿润似黏膜。大阴唇内富含血管、淋巴管和神经，受伤时易发生血肿。

在无性刺激时，两侧大阴唇自然并拢在正中线上。在性兴奋期，未生育妇女大阴唇会变薄、变扁平，并会有向上及向外的移位，使阴茎更容易插入阴道，性消退期则恢复其正常位置。相比较，经产妇在受到性刺激后，两侧大阴唇充血更明显，在性交中还起到缓冲的作用，且充血反应延迟消散，可持续 2 ~ 3 小时。

3. 小阴唇

小阴唇是位于大阴唇内侧的一对薄皱襞，表面湿润、无毛，富于神经末梢，极敏感。小阴唇前端相互融合，分叶，包绕阴蒂，前叶形成阴蒂包皮，后叶形成阴蒂系带；后端与大阴唇后端共同会合，形成一条横皱襞，形成阴唇系带。

小阴唇在性反应周期中的变化是外生殖器官中最为显著的。在性兴奋期，小阴唇颜色逐渐加深，充血、肿胀，厚度增加 2 ~ 3 倍，起延长阴道的作用；在消退期，小阴唇的颜色随着性紧张程度的消减，迅速从深红色或鲜红色变为淡红色，肿胀也随之消退。

4. 阴蒂

阴蒂位于小阴唇内侧的顶端，属于海绵体组织，具勃起性。阴蒂由两个阴蒂海绵体组成，分阴蒂头、阴蒂体和阴蒂脚三部分。在性刺激下，出现充血，体积增大，产生勃起；其感觉神经末梢非常丰富，是女性最为敏感的性器官和性功能表达的重要部位。

5. 阴道前庭

阴道前庭为两小阴唇之间的菱形区。前端为阴蒂，后端为阴唇系带，其间有尿道口、阴道口、前庭大腺、前庭球和处女膜等组织。在尿道口的后壁上有一对并列的腺体，称为尿道旁腺，其分泌物有润滑尿道口的作用。阴道前庭后方为阴道口，是排出月经及分娩胎儿的出口，也是性交时阴茎进入阴道的入口。在阴道口与阴唇系带之间有一浅窝，称为舟状窝，也称阴道前庭窝，经产妇此窝消失。

6. 前庭球

前庭球又称球海绵体，位于阴道口两侧，有勃起性。前端与阴蒂相连，后端与前庭大腺相邻，表面为球海绵体肌覆盖。在受到性刺激时，前庭球充血、肿胀，同时促进大小阴唇向外、向前移位，利于加强性刺激。

7. 前庭大腺

前庭大腺又称巴氏腺，位于阴道口两侧，大阴唇后部的深层，黄豆大小，左右各一，其腺管细长，长 1.5 ~ 2cm，开口于阴道前庭、小阴唇中下 1/3 交界处和处女膜之间的沟内。在正常情况下，此腺无法触及；若出现感染或腺管阻塞，形成前庭大腺脓肿或囊肿，则能看到或触及。

前庭大腺在性兴奋时，会分泌黄白色黏液，起润滑作用；但因其分泌量极少，且只有在性反应周期中的兴奋晚期或平台早期出现，故认为其在性交中对阴道的润滑起次要作用。

8. 处女膜

处女膜是阴道口上覆盖的一层较薄的黏膜，位于阴道口与阴道前庭分界处，其间含有结缔组织、血管和神经末梢。处女膜上有孔，在初次性交时破裂，受分娩影响仅残留数个小隆起状的处女膜痕。

三、内生殖器

女性内生殖器是指生殖器官的内藏部分，包括阴道、子宫、输卵管和卵巢（图3-2）。

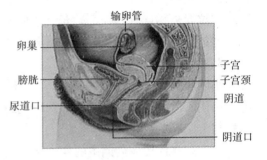

图3-2 女性内生殖器

1. 阴道

阴道位于骨盆中央，膀胱、尿道及直肠之间，是一空腔器官，为内外生殖器的通道。分前、后壁，上、下两端。前壁长6～7cm，后壁长7.5～9cm。上端包绕子宫颈，形成阴道穹隆，下端开口于阴道前庭后部。阴道壁由黏膜、肌层和纤维层构成。阴道壁黏膜表面为复层鳞状上皮细胞覆盖，无分泌功能，受性激素的影响，有周期性变化。阴道壁因丰富的横纹皱襞及弹力纤维，具有很大伸展性，在性交时可容纳阴茎，在分娩时可让胎儿顺利通过；幼女及绝经后妇女的阴道黏膜上皮甚薄，皱襞少，伸展性小，易发生创伤和感染。阴道内2/3是由自主神经支配，对痛觉和触觉不敏感；外1/3是由阴部神经支配，仅对机械性刺激敏感。

阴道是月经排出及胎儿娩出的通道，也是性交器官。阴道壁富有静脉丛，在性兴奋期时，阴道周围的小血管高度充血，渗出增加，在阴道壁上形成一种汗珠样的"润滑小滴"，利于阴茎的抽动与精子的活动；与此同时，阴道上部2/3段扩张，长度增加，中段阴道呈球形或帐篷样扩张，阴道下部1/3段内壁充血变厚。在平台期，阴道液持续渗出，黏膜变为深紫色，阴道下部1/3段充血更明显。在进入消退期，上述各期变化均逐渐消退。德国妇产科医生格拉芬伯格（Grafenberg）发现，在阴道前壁近尿道处有遗迹腺，该区域在受到刺激时会引起性兴奋和性高潮，称为"G点"。

2. 子宫

（1）形态与结构 子宫为一壁厚、腔小的肌性器官。成年女性的子宫呈前后略扁、前倾前屈的倒置梨形，重约50g，宫腔容量约5mL。子宫上部较宽称为宫体，其上端隆突部分称为宫底，宫底两侧为宫角，与输卵管相通。子宫下部较窄，呈圆柱状，称为宫颈。婴儿期宫体和子宫颈比例为1∶2，青春期为1∶1，生育期则为2∶1。

子宫壁由3层组织构成：①内层为子宫内膜，在进入青春期后，受卵巢激素的影响，表面2/3发生周期性脱落，形成月经，余下的1/3与子宫肌层相贴而无周期性变化为基底层。②中层为肌层，在非孕期厚0.8cm，分外纵、内环、中层交织三层。在月经、产后或出血时，通过三层肌层的交织收缩，能有效压迫肌层中血管，利于子宫的缩复止血。③外层为子宫浆膜层，即覆盖宫体底部及前后面的腹膜，与肌层紧贴。

（2）位置 子宫位于小骨盆正中，前有膀胱，后有直肠。其向上连接卵巢、输卵管，下接阴道和外阴。子宫正常呈轻度前倾前屈位，其正常位置主要依靠子宫韧带及骨盆底肌和筋膜的支托作用，有时可受周围脏器或体位变化的影响。

（3）子宫韧带　主要有4对，为圆韧带、阔韧带、主韧带和宫骶韧带。

1）圆韧带：呈圆索状，长12～14cm，由结缔组织与平滑肌组成。起于子宫两侧外角、输卵管近端附着部位的前下方，止于大阴唇前端皮下。是维持子宫前倾的主要结构。

2）阔韧带：为覆盖在子宫前后壁的腹膜自子宫侧缘向两侧延伸达到骨盆壁所形成的一对双层腹膜皱襞，限制子宫向两侧移动。阔韧带分为前后两叶，上缘游离，内2/3部包围输卵管，外1/3部移行为骨盆漏斗韧带（即卵巢悬韧带），卵巢动静脉由此穿过。在宫体两侧的阔韧带中有丰富的血管、神经、淋巴管及大量疏松结缔组织，称为宫旁组织，子宫动静脉和输尿管均从阔韧带基底部穿过。

3）主韧带：又称宫颈横韧带，由阔韧带下部的纤维结缔组织和平滑肌纤维构成，横行于宫颈两侧和骨盆壁之间，起固定宫颈位置的作用。

4）宫骶韧带：由平滑肌和结缔组织纤维构成，起自宫颈后面的上侧方，向后绕直肠外侧附着于第2、3骶椎前面的筋膜。此韧带短厚有力，将宫颈向后上方牵引，维持子宫处于前倾位置。

（4）生理功能　①宫腔内的子宫内膜，在青春期后受雌、孕激素的周期性影响，发生周期性坏死、脱落、出血；②性交后，子宫为精子到达输卵管的通道；③孕期为胎儿发育、成长的部位；④分娩时子宫收缩使胎儿及其附属物娩出；⑤在性兴奋过程中，子宫向后上方移动、升高，同时子宫平滑肌出现有节律的收缩，当产生性高潮时，宫颈外口呈轻度扩张，利于精子进入子宫。

3. 输卵管

输卵管为一对细长弯曲的管子，是卵子与精子相遇受精的场所，也是输送受精卵的管道。其内侧和子宫角相通连，开口于宫腔，外端游离，与卵巢接近。输卵管全长8～14cm，由内向外可分4部分：①间质部；②峡部；③壶腹部：为输卵管管腔最宽大的部分，是卵子受精的所在；④伞部：又称为漏斗部，为输卵管的末端，末端有许多似伞状突起，表面无腹膜覆盖，开口于腹腔，有"拾卵"作用。

输卵管壁由三层组织构成：①外层：为浆膜层，为腹膜的一部分；②中层：为平滑肌层，内环外纵，平滑肌收缩能使输卵管由外端向近端移动，协助运行孕卵；③内层：为黏膜层，由单层高柱状上皮组成，受卵巢激素影响，呈周期性变化。

4. 卵巢

（1）形态结构　卵巢左右各一，呈灰白色，扁椭圆形，成年女性卵巢大小约4cm×3cm×1cm，重5～6g。青春期前，卵巢表面光滑，排卵后表面逐渐凹凸不平，绝经后萎缩、变硬。卵巢表面无腹膜，由单层立方上皮覆盖称为生发上皮。由外向内卵巢组织可分为皮质和髓质，皮质在外层，内有几十万个始基卵泡和致密结缔组织；髓质在中心，含有丰富的血管、神经、淋巴管、疏松结缔组织和平滑肌纤维。卵巢外侧以骨盆漏斗韧带与骨盆壁相连，内侧以卵巢固有韧带与子宫相连。在卵巢系膜缘前外方的中部有一凹陷，称为卵巢门，卵巢的血管、神经和淋巴管由此出入。

（2）生理功能　卵巢属性腺器官，是女性重要的内分泌器官，有产生卵子和分泌性激素的功能。

1）排卵：女性在出生时卵巢内约有200万个卵细胞，月经初潮时约有30万~40万个卵细胞。生育期妇女一般每月排出1个成熟卵子，一生中约排出400个成熟卵子，其余的卵泡发育到一定程度自行退化。排卵多发生在下次月经来潮前14日左右，可由两侧卵巢轮流排卵，或由一侧卵巢连续排卵。排出后的卵子，经输卵管伞部捡拾，输卵管壁蠕动、输送，及输卵管黏膜纤毛摆动等共同作用，进入输卵管。

2）分泌性激素：卵巢合成及分泌的性激素，主要为雌激素、孕激素和少量雄激素等甾体激素。其中以雌激素对"性"的影响最大，它影响女性第二性征的发育成熟和性功能的正常运行。雌、孕激素受卵巢周期的影响呈周期性变化，进而引起女性生殖器官（阴道、子宫颈、子宫内膜等）相应的周期性变化，其中以子宫内膜的周期性变化最为显著。

四、子宫内膜的周期性变化及月经

1. 子宫内膜的周期性变化

宫腔内膜的功能层在卵巢激素的作用下呈周期性坏死、脱落。以一个正常月经周期28日为例，其组织形态的周期性改变可分为3期。

（1）增生期　月经周期的第5~14日，在卵巢周期的卵泡期雌激素作用下，子宫内膜上皮与间质细胞呈增生状态，其中又分为早、中、晚期3期。

1）增生期早期：在月经周期第5~7日。此期内膜仅1~2mm，腺上皮细胞呈立方形或低柱状。间质较致密，细胞呈星形。间质中的小动脉较直，其壁薄。

2）增生期中期：在月经周期第8~10日。此期特征是间质水肿明显；腺体数增多、增长，呈弯曲形；腺上皮细胞增生活跃，细胞呈柱状，且有分裂相。

3）增生期晚期：在月经周期第11~14日。此期内膜增厚至2~3mm，表面高低不平。略呈波浪形。上皮细胞呈高柱状，腺上皮仍继续生长，核分裂相增多，腺体更长，形成弯曲状。组织内水肿明显，小动脉略呈弯曲状，管腔增大。

（2）分泌期　月经周期的第15~28日，黄体形成后，在孕激素作用下，使子宫内膜呈分泌反应，分早、中、晚期3期。

1）分泌期早期：在月经周期第15~19日。此期内膜腺体更长，屈曲更明显。腺上皮细胞的核下开始出现古糖原的小泡，间质水肿，螺旋小动脉继续增生。

2）分泌期中期：在月经周期第20~23日。内膜较前更厚并呈锯齿状。腺体内的分泌上皮细胞顶端胞膜破碎，细胞内的糖原排入腺体称顶浆分泌。此期间质更加水肿、疏松，螺旋小动脉进一步增生、卷曲。

3）分泌期晚期：在月经周期第24~28日。此期子宫内膜厚达10mm，并呈海绵状。内膜腺体开口面向宫腔，有糖原等分泌物溢出，间质更疏松、水肿。表面上皮细胞下的间质分化为肥大的蜕膜样细胞。此期螺旋小动脉迅速增长超出内膜厚度，也更弯曲，血管管腔也扩张。

（3）**月经期**　是月经周期第 1～4 日。雌、孕激素水平撤退，内膜中前列腺素的合成活化，刺激子宫肌层收缩，引起内膜功能层的螺旋小动脉持续痉挛，内膜血流减少。受损缺血的坏死组织面积扩大，组织变性、坏死。血管壁通透性增加，使血管破裂导致内膜底部血肿形成，促使组织最终坏死、脱落，与血液相混、排出，形成月经。

第二节　男性性器官的解剖与生理

一、男性性器官解剖

男性性器官是产生男性生殖细胞，进行男性激素分泌，完成交配功能，繁衍种族后代而且具有年龄特征的生物学结构体系。由内、外两大部分组成，其中内部性器官包括睾丸、输精管道和附属性腺，外部性器官包括阴阜、阴茎和阴囊，而广义的外部性器官还包括乳房、口唇等。其中输精管道包括附睾、输精管、射精管和尿道等；附属性腺包括精囊腺、前列腺、尿道球腺等。（图 3－3）外部性器官是婴儿出生后即可认知的性征，但与其他系统不同的是，直到青春期性成熟后才具有生殖功能和性功能。

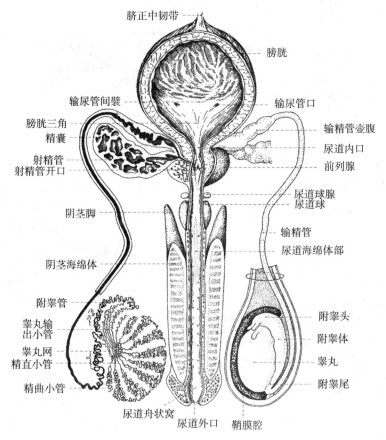

图 3－3　男性内部性器官

（一）外部性器官

1. 阴茎

阴茎是男性的性交行为及尿液、精液排出的外部性器官，可分为头、体和根三部分。后端为阴茎根，藏于阴囊和会阴部皮肤的深面，起固定作用。中部为阴茎体，呈圆柱形，以韧带悬于耻骨联合的前下方，为可动部。阴茎前端膨大，称阴茎头，头的尖端有较狭窄的尿道外口（图3-4）。

阴茎主要由两条阴茎海绵体和一条尿道海绵体组成，外包筋膜和皮肤。阴茎海绵体为两端细的圆柱体，左、右各一，位于阴茎的背侧。尿道海绵体位于阴茎海绵体的腹侧，尿道贯穿其全长。每个海绵体的外面都包有一层厚而致密的纤维膜，分别为阴茎海绵体白膜和尿道海绵体白膜（图3-5）。海绵体内部由许多海绵体小梁和腔隙构成，腔隙与血管相通。当腔隙充血时，阴茎即变粗变硬而勃起。阴茎的皮肤薄而柔软，富有伸展性。它在阴茎冠状沟的前方形成双层游离的环形皱襞，包绕阴茎头，称为阴茎包皮。包皮前端围成包皮口。阴茎包皮与阴茎头的腹侧中线处连有一条皮肤皱襞，称包皮系带（图3-4）。

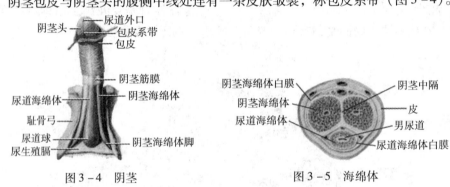

图3-4　阴茎　　　　　　　图3-5　海绵体

幼儿的包皮较长，包着整个阴茎头，随着年龄的增长，包皮逐渐向后退缩，包皮口逐渐扩大，阴茎头显露于外。如果至成年以后，阴茎头仍被包皮包覆，或包皮口过小，包皮不能退缩暴露阴茎头时，则称为包皮过长或包茎。在这两种情况下，包皮腔内易存留污物而导致炎症，也可能成为阴茎癌的诱发因素。因此，应行包皮环切术。手术时需注意勿伤及包皮系带，以免影响阴茎正常的勃起。

2. 阴囊

阴囊是位于阴茎根部下方容纳和保护睾丸的多层结构囊袋，为男性外部性器官。阴囊壁是腹壁的延续，表层为皮肤，没有皮下脂肪。阴囊的皮肤薄而柔软，有少量阴毛，色素沉着明显。阴囊皮肤含有丰富的皮脂腺与大汗腺，其分泌物与外阴的细菌作用后可产生特殊的气味。阴囊皮肤为男性性敏感区之一，性兴奋时阴囊收缩、增厚并提升。皮肤下即为含有平滑肌纤维的肉膜组织，肉膜内含有平滑肌纤维，可随外界温度的变化而舒缩，以调节阴囊内的温度，有利于

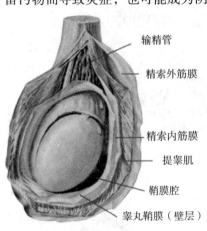

图3-6　阴囊

精子的发育与生存。筋膜和睾丸鞘膜，肉膜与部分筋膜在阴囊中线处伸入深部，形成阴囊中隔，分别容纳左、右睾丸（图3-6）。

（二）内部性器官

1. 睾丸

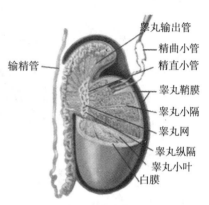

图3-7 睾丸

睾丸为男性生殖腺，位于阴囊内，左、右各一，一般左侧略低于右侧。睾丸呈微扁的椭圆形，表面光滑，分前、后缘，上、下端和内、外侧面。前缘游离；后缘有血管、神经和淋巴管出入，并与附睾和输精管睾丸部相接触。上端被附睾头遮盖，下端游离。外侧面较隆凸，与阴囊壁相贴；内侧面较平坦，与阴囊中隔相依。成人两睾丸重20~30g。新生儿的睾丸相对较大，性成熟期以前发育较慢，随着性成熟迅速生长，老年人的睾丸则萎缩变小。睾丸表面有一层坚厚的纤维膜，称为白膜。白膜在睾丸后缘增厚并凸入睾丸内形成睾丸纵隔。从纵隔又发出许多睾丸小隔，呈扇形伸入睾丸实质并与白膜相连，它们将睾丸实质分为100~200个锥体形的睾丸小叶。每个小叶内含有2~4条盘曲的精曲小管，其上皮能产生精子。小管之间的结缔组织内有分泌男性激素的间质细胞。精曲小管向睾丸纵隔方向集中并汇合成精直小管，进入睾丸纵隔后交织成睾丸网。从睾丸网发出12~15条睾丸输出小管，出睾丸后缘的上部进入附睾（图3-7）。

2. 附睾

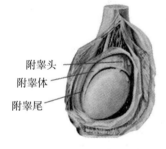

图3-8 附睾

附睾紧贴睾丸的上端和后缘而略偏外侧，呈新月形。上端膨大为附睾头，中部为附睾体，下端为附睾尾。睾丸输出小管进入附睾后，弯曲盘绕形成膨大的附睾头，末端汇合成一条附睾管。附睾管迂曲盘回而成附睾体和尾，附睾尾返折弯向上移行为输精管。附睾为暂时储存精子的器官，分泌的附睾液供给精子营养，促进精子进一步成熟（图3-8）。

3. 输精管

输精管是附睾管的直接延续，长约50cm，管径约3mm，管壁较厚，肌层较发达而管腔较小。触摸时，呈坚实的圆索状。输精管较长，依其行程可分为四部：①睾丸部：最短，较弯曲，始于附睾尾，沿睾丸后缘上行至睾丸上端。②精索部：介于睾丸上端与腹股沟管浅（皮下）环之间，在精索其他结构的后内侧。此段位于皮下，又称皮下部，易于触知，为结扎输精管的良好部位。③腹股沟管部：位于腹股沟管的精索内。疝修补术时，易伤及。④盆部：为最长的一段，由腹股沟管深（腹）环出腹股沟管，弯向内下，沿盆侧壁行向后下，经输尿管末端的前内方转至膀胱底的后面，两侧输精管在此逐渐接近，并膨大成输精管壶腹。输精管末端变细，与精囊的排泄管汇合成射精管（图3-9）。

4. 精索

精索为柔软的圆索状结构，从腹股沟管深环穿经腹股沟管，出腹股沟管浅环后延至睾丸上端。精索内主要有输精管、睾丸血管、输精管血管、神经、淋巴管和腹膜鞘突的残余（鞘韧带）等。精索表面包有三层被膜，从内向外依次为精索内筋膜、提睾肌和精索外筋膜。

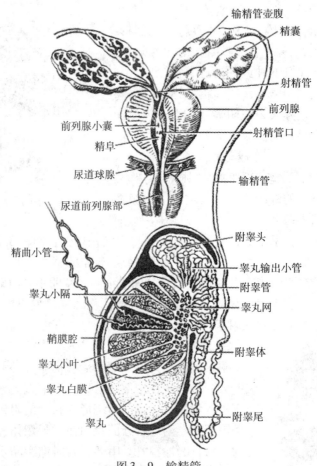

图 3-9　输精管

5. 精囊

精囊又称精囊腺，为长椭圆形的囊状器官，表面凹凸不平，容量 2~4mL，位于膀胱底的后方，输精管壶腹的下外侧，左右各一，由迂曲的管道组成，其排泄管与输精管壶腹的末端汇合成射精管。精囊的分泌物参与精液的组成（图 3-10）。

6. 射精管

射精管由输精管的末端与精囊的排泄管汇合而成，长约 2cm，向前下穿前列腺实质，开口于尿道的前列腺部。平时呈闭合状态，性高潮时出现节律

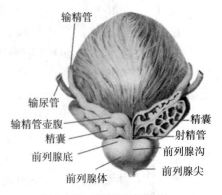

图 3-10　精囊与射精管

性强烈收缩，促使附睾尾、输精管的精子和精囊腺分泌物喷出于后尿道（图 3-10）。

7. 前列腺

前列腺是位于膀胱下方的肌性腺体，外形微扁，如板栗大，底向上尖向下，位于膀胱出口，包绕尿道起始部，射精管贯穿其中，一般分为 5 叶。前列腺是男性附属性腺中最大的有管腺体，其发育受雄激素水平的影响，青春期后才发育成熟。前列腺所产生的前列腺液是精液中的精浆成分之一，在一次射精液量中占 1/6，约 0.5mL。在射精顺序中，前列腺液是精液的前导成分之一（图 3-9）。

二、男性性生理

1. 阴茎勃起

阴茎勃起是一个复杂的心理 - 生理过程，本质是一系列神经血管活动。阴茎勃起受到下丘脑中枢调控和勃起的外周调控，勃起的基础是阴茎动脉的扩张和阴茎海绵体小梁的舒张。阴茎勃起的发生分为启动、充盈及维持三期。①启动期：当心理、神经、内分泌的刺激活动通过自主神经传出冲动，阴茎海绵体内小动脉及血管窦的平滑肌细胞舒张，启动勃起；②充盈期：海绵体血管窦扩张，动脉血流量增加，阴茎海绵体充血胀大；③维持期：随着胀大的阴茎海绵体压迫白膜下的小静脉，使静脉流出道关闭，盆底肌的收缩也可压迫海绵体，使之进一步胀大、坚硬而产生勃起。当交感神经兴奋，小动脉及血管窦的平滑肌细胞收缩，海绵体压力下降，静脉开放，阴茎开始疲软。因此，平滑肌舒张、动脉血流量和血流速度及静脉血流出阻力是阴茎勃起的三个要素。

阴茎海绵体内小动脉及血管窦的平滑肌细胞舒张时，大脑或阴茎局部接受性刺激，从下丘脑或骶髓低级中枢发出冲动，神经冲动传至阴茎海绵体，副交感神经神经末梢及血管内皮细胞在一氧化氮合酶（NOS）的催化下合成释放一氧化氮（NO）增多，NO 进入平滑肌细胞内，激活鸟苷酸环化酶（GC），使平滑肌细胞内的环磷酸鸟苷（cGMP）增多，后者激活蛋白酶 K，作用于钙离子通道，使细胞内钙离子浓度降低，平滑肌细胞舒张，血液流入海绵窦而引起勃起。磷酸二酯酶 5（PDE5）可分解 cGMP 变为无活性的磷酸鸟苷（GMP），使平滑肌细胞内钙离子增加，平滑肌收缩导致阴茎疲软。

除 NO 外，与平滑肌舒张、阴茎勃起相关的物质还包括乙酰胆碱、血管活性肠肽、降钙素基因相关肽、前列腺素 E_2（PGE_2）、环磷酸鸟苷（cAMP）等；与平滑肌收缩、阴茎疲软相关的物质有去甲肾上腺素、内皮素、$PGF_{2\alpha}$ 等。

2. 射精与高潮

射精是健康男性在强烈性刺激下的一种反射。第一步是附睾、输精管平滑肌的收缩，驱动精子移向后尿道，同时膀胱括约肌收缩，防止精液进入膀胱及尿液进入尿道；精子在后尿道与前列腺、精囊腺及尿道球腺的分泌物混合成精液。第二步由于强烈性刺激引起基底部坐骨海绵体肌的节律性收缩，将精液射出体外。

当精液蓄积在后尿道时，就有射精意念。由于压力动态变化，会出现一种射精难以控制的感觉。射精的表现为男性全身的肌肉痉挛、血压升高、脉率加快、面部潮红。射精的喷射力较大，精液射程 15～20cm，最高可达 1m。尿道收缩一次即有一次高潮快感，尿道收缩每次约 0.8 秒，紧迫的收缩为 3 ~ 4 次，缓慢的收缩亦有 3 ~ 4 次，肛门括约肌同时收缩增加了快感。括约肌功能失调时可出现逆向射精，即精液射到膀胱内。药物或心理因素的影响，可导致不射精症。正常情况下，在一次性交时效内只有一次射精，极少有人可以重复射精，即使射精，精液量也会越来越少，浓度越来越稀薄，最后射出前列腺内和精囊内不含精子的液体。

3. 性反应的调控

健康男性性反应的特点是全身性的整体反应，包括了远离原始性接触部位的感觉输入和对这些感觉的感知，并最终通过阴茎的勃起反应来完成性交。阴茎勃起的充血过程涉及神经、血液循环、内分泌、局部解剖结构等的协调和相互作用，同时也受到心理、社会、人际关系等非生物学因素的影响。探讨阴茎勃起反应的调控机制，可为有效预防和治疗勃起功能障碍提供科学依据。

（1）神经系统　与性功能发挥有关的全部神经系统作用还没有完全阐明，但涉及勃起的神经通路和神经递质的研究已成为热点，这主要归因于近年来在治疗男性勃起功能障碍领域的重大突破，即磷酸二酯酶 5 型（PDE5）抑制剂（如万艾可等药物）的出现。

1）外周系统：阴茎勃起是男性性反应的第一步，可以由下列两个因素单独或共同引起：①动情幻想及与五官无关的动情刺激：这种心理刺激通过胸腰部勃起中枢的调节而起作用；②人的 5 种基本感觉：即视觉、听觉、味觉、嗅觉和触觉，能够激发性欲的肉体性刺激，其中触觉的作用最强，性刺激可通过阴茎神经和骶髓勃起中枢的调节而起作用。传统观念认为，勃起是在副交感神经控制下发生的，但研究发现，交感神经在勃起的调节中也具有重要作用。

2）中枢系统：中枢神经系统对性功能的调控包括两类中枢，即皮质中枢和皮质下中枢。皮质中枢可产生和加工能促进或抑制勃起反应的心理刺激，这种刺激可引起心理性勃起；皮质下中枢负责产生基本的性本能反应及对导致性兴奋的感觉传入的器官作出反应，这种来自皮质下中枢（包括脊髓中枢）的反应引起反射性勃起。

边缘系统可能是勃起的主要的和最高级的调节中枢，包括脑干上部的海马、扣带和海马旁脑回，以及由丘脑、杏仁核、基底神经节等组成的若干皮质下神经核团。边缘系统的功能与基本的生理驱动力、情绪和感觉与视觉功能的整合有关。边缘系统接受以触、视、听、嗅等形式传入的外部性刺激，心理性皮质输入形式的心理刺激也在这里得到整合。经过对这些相关刺激的加工与处理后，主要位于下丘脑视前区的勃起中枢，通过自主神经系统向阴茎传出神经冲动。传出神经通路经由中线前脑束到达黑质，通过脑桥腹外侧后，再经脊髓侧索下行至脊髓中胸腰及骶部的交感和副交感神经元。

（2）心理作用　中枢神经系统在性活动中的作用不仅局限于单纯的神经信号整合，在对性反应的个体差异研究中，越来越认识到心理现象在人类性行为中的重要作用。在骶髓部控制勃起的副交感神经中枢损伤后，男性仍然能够发生勃起的原因就在于有明显的心理性倾向。

躯体的或精神的令人分心的刺激可以使处于性兴奋期男性的勃起减弱或消失，因此心理因素也可以对性功能起到抑制作用。

第三节　性　激　素

性激素是指由动物体的性腺、胎盘以及肾上腺皮质网状带等组织合成的甾体激素，具有促进性器官成熟、第二性征发育及维持性功能等作用。雄性动物睾丸主要分泌以睾酮为主的雄激素，而雌性动物卵巢主要分泌两种性激素——雌激素与孕激素。

一、卵巢合成及分泌的性激素

卵巢合成及分泌的性激素均为甾体激素，主要有雌激素、孕激素和少量雄激素。甾体激素属于类固醇激素，类固醇激素结构的基本化学成分是环戊烷多氢菲环。卵巢合成及分泌的甾体激素按碳原子数可分成3组：①孕激素：含21个碳原子；②雄激素：含19个碳原子；③雌激素：含18个碳原子。卵巢组织能将食物中或血液循环中的胆固醇合成性激素。由胆固醇所合成的孕烯醇酮被认为是所有甾体激素生物合成的前体物质。甾体激素主要在肝脏代谢，降解产物大部分经肾小球滤过或经肾小管分泌随尿液排出。

（一）雌激素

1. 化学结构及周期性变化

雌激素是由卵巢合成与分泌的一类含有18个碳原子的类固醇激素。雌激素主要为雌二醇与雌酮，雌三醇为其降解产物。雌激素的生物活性以雌二醇最强，雌酮次之，雌三醇最弱。在排卵前，雌激素由发育中的卵泡合成；排卵以后，则由黄体分泌。

在卵泡开始发育时，雌激素分泌量很少，随着卵泡渐趋成熟，雌激素分泌也逐渐增加，于排卵前形成一高峰，排卵后分泌稍减少；在排卵后7~8日黄体成熟时，形成又一高峰，但第二高峰较平坦，峰值低于第一高峰。黄体萎缩时，雌激素水平急骤下降，在月经前达最低水平。

2. 生理作用

（1）子宫　促使子宫发育，引起肌细胞的增生和肥大，使肌层变厚。血运增加，并使子宫收缩力增强，增加子宫平滑肌对缩宫素的敏感性。

（2）子宫内膜　使子宫内膜增生。

（3）宫颈　使宫颈口松弛，宫颈黏液分泌增加，质变稀薄，易拉成丝状。

（4）输卵管　促进输卵管发育，加强输卵管节律性收缩的振幅。

（5）阴道　使阴道上皮细胞增生和角化，使黏膜变厚并增加细胞内糖原含量，增强局部的抵抗力。

（6）乳腺　促进乳腺腺管增生，乳头、乳晕着色；并促进其他第二性征的发育。

（7）卵巢　协同 FSH 促进卵泡发育。

（8）下丘脑、垂体　能通过对下丘脑和垂体的正负反馈调节，控制促性腺激素的分泌。

（9）代谢　促进钠与水的潴留；在脂肪代谢方面，使脂蛋白减少，降低胆固醇与磷脂的比例，减少胆固醇在动脉管壁的沉积，有利于防止冠状动脉硬化；能与甲状旁腺素共同维持血中钙磷平衡，保证骨基质代谢正常。

（二）孕激素

1. 化学结构及周期性变化

孕激素是由卵巢合成与分泌的一类含有 21 个碳原子甾体激素。天然孕激素有 3 种：孕酮、孕二醇及 17α-羟孕酮，其中以孕酮为主，且生物活性最高。孕酮在化学结构上与肾上腺糖皮质激素和盐皮质激素相似，因此与肾上腺皮质激素在靶细胞受体及血浆运载蛋白的结合上，有一定的交叉和竞争。孕酮既可作为独立的激素发挥作用，又可以作为类固醇激素合成过程的中间体，在卵巢、睾丸、肾上腺皮质以及胎盘等器官，转变为雌二醇、睾酮及醛固酮等。

孕酮是卵巢颗粒细胞合成雌激素时的中间产物，即在黄体生成素作用下使胆固醇合成孕烯醇酮，再转为孕酮。在月经周期中孕激素浓度变化幅度很大，排卵前黄体尚未形成，孕酮水平很低，排卵后孕激素分泌量开始增加，在排卵后 7~8 日黄体成熟时，分泌量达最高峰，以后逐渐下降，在月经前达最低水平。

2. 生理作用

孕酮受体的含量受雌激素调节，因此孕激素的绝大部分作用都必须在雌激素作用的基础上才能实现。

（1）子宫　降低子宫平滑肌细胞膜的兴奋性及缩宫素的敏感性，从而有利于受精卵在子宫腔内生长发育。

（2）子宫内膜　使增生期子宫内膜转化为分泌期内膜，为受精卵着床做好准备。

（3）宫颈　使宫颈口闭合，黏液减少、变稠，拉丝度减少。

（4）输卵管　抑制输卵管肌节律性收缩的振幅。

（5）阴道　促使阴道上皮细胞脱落加快。

（6）乳腺　在已有雌激素影响的基础上，促进乳腺腺泡发育成熟；同时为催乳素及生长激素的作用打下基础。大剂量孕激素对乳汁生成有抑制作用。

（7）下丘脑、垂体　孕激素通过对下丘脑的负反馈作用，影响脑垂体促性腺激素的分泌。

（8）体温　孕激素能兴奋下丘脑体温调节中枢，使体温升高。正常妇女在排卵前基础体温低，排卵后基础体温可升高 $0.3℃ ~ 0.5℃$，这种基础体温的改变，可作为判定排卵的重要指标之一。

（9）代谢　孕激素能促进水与钠的排泄。

二、睾丸及肾上腺合成的雄激素

（一）睾酮的生成与代谢

睾丸最重要的内分泌功能是分泌雄激素，而睾酮是睾丸合成和分泌的主要雄激素。

作为一种类固醇激素，主要由睾丸间质细胞以胆固醇为原料合成。在间质细胞内，胆固醇经羟化和侧链裂解首先转化为孕烯醇酮，后者再经 17 位碳原子的羟化并脱去侧链，形成雄烯二酮，最后雄烯二酮转化为睾酮。在某些靶器官中存在 5α-还原酶，后者可以进一步将睾酮转化为作用更强的双氢睾酮。

在 20～50 岁的正常男性，睾丸每天分泌 4～9mg 睾酮进入血液循环，血浆睾酮浓度约为（22.7±4.3）nmol/L。50 岁以上的男性，随年龄增长睾酮的分泌量逐渐减少。分泌入血的睾酮，98% 与血浆蛋白结合，其中 65% 的睾酮结合于 β-球蛋白的性激素结合蛋白，33% 结合于白蛋白。血浆中少量的睾酮可以被进一步转化为雌激素，但大部分睾酮在肝脏内被转化为 17-酮基类固醇，然后由尿液排出。

1. 睾酮的作用

在一些器官和组织，如肌肉、骨骼和睾丸，睾酮直接作用在靶器官的雄激素受体上发挥作用。在许多外周组织，包括外生殖器、附属腺器官（如前列腺）和皮肤，睾酮在 5α-还原酶作用下转变为双氢睾酮再发挥作用。在另一些组织，如脂肪组织和一些脑细胞，睾酮转化为雌二醇，通过雌二醇受体行使其作用。

在雄性胎儿发育过程中，睾酮引起 Wolff 管分化和发育成精囊、附睾和输精管。前列腺、阴茎、阴囊的发育则有赖于双氢睾酮。

在睾丸生精过程中，需要睾酮来启动和维持生精。男性激素避孕就是通过给予外源性睾酮抑制黄体生成素分泌以及睾丸内睾酮的分泌，从而达到抑制生精的作用。

睾酮对于正常男性的性功能，如性欲和自发勃起是十分重要的，但对视觉刺激而引起的勃起作用很小。睾酮可刺激生长激素分泌而引起青春期的突发性生长，引起声音低沉、喉结增大。

此外，睾酮可影响脂质代谢，睾酮过高或过低均会引起心血管系统的紊乱。睾酮还可增加血液中红细胞数量。低睾酮水平伴有纤维蛋白的溶解活性降低，增加血栓栓塞的危险。睾酮影响肝脏的各种血清蛋白的合成和分泌。通过刺激肾脏红细胞生成素的生成，睾酮对造血系统的干细胞也有直接作用。在皮肤，双氢睾酮刺激胡须、腋毛和阴毛生长。睾酮刺激脂肪生成，引起氮潴留，可导致肌肉组织增加。睾酮引起成骨细胞和软骨细胞成熟，实际上导致骨骺愈合，它也作用于骨细胞，刺激骨形成，维持正常的骨密度。

2. 睾丸内分泌功能的调节

调节男性性与生殖功能的男性生殖激素轴包括 5 个部分：下丘脑外中枢神经系统、下丘脑、腺垂体、睾丸和对类固醇激素敏感的终末器官。这些部分间的相互作用组成紧密结合的负反馈环，决定着类固醇激素的浓度，在保持男性正常性与生殖功能方面发挥反馈性调节作用。腺垂体释放的卵泡刺激素和黄体生成素分别促进睾丸生精功能和间质细胞分泌睾酮的功能，而腺垂体卵泡刺激素和黄体生成素的释放又受下丘脑分泌的促性腺激素释放激素的调控。随着青春期的到来，下丘脑促性腺激素释放激素和腺垂体卵泡刺激素、黄体生成素的分泌量逐渐增加。卵泡刺激素作用于睾丸生精细胞和支持细胞上的卵泡刺激素受体，通过 cAMP-蛋白激酶 A 系统，促进生精细胞完成第一次减数分裂，促进支持细胞合成和分泌雄激素结合蛋白及抑制素。雄激素结合蛋白具有促进曲细精管内睾酮水平的作用，而抑制素则以负反馈方式作用于腺垂体，抑制卵泡刺激素的释放。由于下丘脑不存在抑制素的受体，因此抑制素主要在腺垂体水平抑制卵泡刺激素的分泌，而对下丘脑促性腺激素释放激素和腺垂体黄体生成素的分泌没有影响。黄体生成素的靶器官主要是睾丸间质细胞，黄体生成素与间质细胞上的受体结合后，通过cAMP－蛋白激酶A系统，促进间质细胞内孕烯醇酮的形成，从而促进睾酮的合成。当血中睾酮达到一定浓度以后，睾酮又可以负反馈方式作用于下丘脑和腺垂体，分别抑制促性腺激素释放激素和黄体生成素的分泌，从而使血液中的睾酮浓度维持在一定的水平。上下丘脑、垂体、睾丸激素分泌之间的调节关系又称为下丘脑－腺垂体－睾丸轴。

3. 雄激素对女性的作用

雄激素不是男性所特有，女性体内也有分泌。天然的雄激素有睾酮、双氢睾酮、雄烯二酮和脱氢异雄酮，其中以睾酮及双氢睾酮的活性最高。睾酮不仅是合成雌激素的前体，而且是维持女性正常生殖功能的重要激素。雄激素可减缓子宫生长及子宫内膜的增殖，抑制阴道上皮的增生和角化，促使阴蒂、阴唇和阴阜的发育，促进阴毛、腋毛的生长；另外，还与性欲有关。雄激素可使基础代谢率增加，有促进机体蛋白合成的作用，刺激骨髓中红细胞的增生；在性成熟期前，可促使长骨骨基质生长和钙的保留，性成熟后可导致骨骺的关闭，使生长停止。

三、下丘脑生殖调节激素

下丘脑生殖激素为促性腺激素释放激素（GnRH），是由下丘脑神经元合成和分泌的一类神经激素，为10肽结构。主要作用于脑垂体促性腺细胞，其主要生理作用是促进腺垂体合成与释放促性腺激素。

促性腺激素释放激素的正常分泌呈脉冲式，平均每60~90分钟分泌1次，月经周期前半期，脉冲频率和幅度均较高，而在黄体期中，频率减慢，幅度降低。

四、腺垂体生殖激素

腺垂体分泌与生殖调节直接有关的激素，有促性腺激素和催乳激素（PRL），其中促性腺激素包括卵泡刺激素（FSH）及黄体生成素（LH）。

1. 卵泡刺激素（FSH）

卵泡刺激素为由腺垂体分泌的糖蛋白激素，是卵泡发育所必需的激素。主要作用于卵巢滤泡的颗粒细胞或睾丸曲精管的支持细胞。在男性，在FSH与睾酮共同作用下，睾丸曲精管的支持细胞分泌雄激素结合蛋白，使雄激素积累在支持细胞内，再将结合物释放到输精管腔，将雄激素送到附睾，促使精子成熟。在女性，FSH与LH协同完成月经周期中的卵巢变化：①直接促进窦前卵泡及窦状卵泡的生长发育；②激活颗粒细胞芳香化酶，促进雄激素转变为雌激素；③在卵泡晚期，FSH在雌激素协同作用下，使促靶细胞上LH受体出现并增多，为排卵及黄素化做好准备。

2. 黄体生成素（LH）

黄体生成素为腺垂体分泌的两种促性腺激素之一，为糖蛋白激素，主要作用于黄体及睾丸间隙细胞。LH对男性的主要生理作用是刺激睾丸间质细胞生成睾酮，间接产生生精作用。而在女性，作用为：①在卵泡期刺激卵泡膜细胞合成雄激素，与FSH共同促进初级滤泡的生长、发育；排卵前及排卵期，促使卵母细胞进一步成熟、排卵。②在黄体期，维持黄体功能，促进孕激素的合成和分泌。

3. 催乳激素（PRL）

催乳激素由198个氨基酸组成，为腺垂体催乳细胞分泌的多肽激素。其主要的生理功能是：①女性乳腺：在青春期，PRL协助雌激素及孕激素使乳腺导管及腺泡发育。在妊娠期，PRL与胎盘催乳素、雌激素、孕激素共同进一步促进乳腺发育，但不分泌乳汁，待分娩后抑制解除，催乳素发动并维持乳汁分泌。②妊娠：PRL与LH共同维持妊娠期黄体分泌孕激素。③参与应激反应：个体在心身紧张的情境下会产生应激反应，研究发现催乳素也是垂体释放的"应激激素"之一。

五、人绒毛膜促性腺激素（HCG）

为人胎盘绒毛膜绒毛的合体滋养层细胞所分泌的一种糖蛋白激素。在卵子受精后第6天左右，滋养细胞就形成并开始分泌人绒毛膜促性腺激素，受精卵着床后（受精后第7~8天），母体尿液中就可测得这种激素的存在。

HCG的主要生理功能：①在妊娠早期，维持黄体并促进黄体功能，确保雌激素和孕激素由卵巢合成顺利地过渡到由胎盘合成；②促进男性胎儿性分化，在胎儿垂体分泌黄体生成素以前，可促进胎儿的睾丸分泌睾酮；③保胎作用。

第四节　性　发　育

性发育是指从卵细胞受精起，经胚胎性分化，性器官形成直到性功能成熟的全过程。

一、女性性发育

女性性发育主要经历胚胎期、新生儿期、儿童期、青春期和性成熟期5个时期。

（一）胚胎期

为受精开始至出生的这段时期。

胚胎的性别在受精时已从遗传上确定：23,X型的卵子与23,X的精子结合，形成46,XX受精卵，即发育成女性；23,X型卵子与23,Y型精子结合形成46,XY型受精卵，即发育成男性。第7周时，生殖原基开始向不同性别分化，XY型胚胎在睾酮作用下，形成男性的生殖道；XX型胚胎，由于没有睾丸和睾酮的作用，而形成女性生殖道。在胎儿16周时，外生殖器已开始发育，可辨男女；32周时，男性睾丸降入阴囊，女性大阴唇已发育。

（二）新生儿期

为出生后 4 周内的时期。

女性胎儿在母体内受到胎盘及母体性腺所产生的女性激素的影响，可见外阴部较丰满，乳房略隆起或少许泌乳，出生后脱离胎盘循环，血中女性激素水平迅速下降，可出现少量阴道流血，这些均为生理变化，短期内能自然消退。

（三）儿童期

从出生 4 周到 12 岁左右的时期。

在 10 岁之前，儿童体格持续增长和发育，但生殖器仍为幼稚型：阴道狭长、上皮薄、无皱襞、抗感染能力弱，易发生炎症；子宫小，肌层薄，宫颈与子宫之比为 2∶1；输卵管弯曲且很细；卵巢长而窄，卵泡虽能大量生长，但仅低度发育即萎缩、退化。子宫、输卵管及卵巢均位于腹腔内，接近骨盆入口。

在儿童后期，卵巢内的卵泡受垂体促性腺激素的影响有一定发育，并分泌性激素，卵巢形态逐步变为扁卵圆形。女性特征开始呈现，皮下脂肪在胸、髋、肩部及耻骨前面堆积，子宫、输卵管及卵巢逐渐向骨盆腔内下降，乳房开始发育。在性心理发育方面，开始注意两性间的解剖区别及性别标志，有性别认同。

（四）青春期

从乳房发育等第二性征的出现至生殖器官逐渐发育成熟的时期称青春期。世界卫生组织（WHO）规定青春期为 10~19 岁。在此阶段，性器官逐渐发育成熟，获得性生殖能力。在这一时期的生理特点主要有 4 个方面。

1. 全身体格发育

在此时期体格迅速增长，于月经初潮后生长减缓。

2. 第一性征发育

由于下丘脑与垂体促性腺激素分泌增加及作用加强，促进卵巢发育，性激素分泌增加，促使内、外生殖器进一步发育：阴阜隆起，大阴唇变肥厚，小阴唇变大且有色素沉着；阴道长度及宽度增加，阴道黏膜变厚并出现皱襞；子宫增大，尤其宫体明显增大；输卵管变粗，弯曲度减小；卵巢增大，表面稍呈凹凸不平，皮质内有不同发育阶段的卵泡。

3. 第二性征出现

长出体毛（腋毛、阴毛）、子宫及卵巢发育、乳房发育、骨盆扩大、皮下脂肪增加、出现女性特有气味等。女性的脂肪集中分布在肩、乳房、臀部，因而出现胸部隆起、腰细、臀宽，典型的女性体型。

4. 月经来潮

月经来潮是女性青春期的一个重要标志。青春早期各激素水平开始有规律性地波动，当雌激素水平达到足以使子宫内膜增厚的水平，且出现波动下降时，就可出现子宫内膜脱落、出血，即为月经来潮。由于此期雌激素水平尚不足以引起 LH 高峰，故初潮后的 1~2 年，月经周期尚不规律且多为无排卵性。

（五）性成熟期

又称为生育期，一般自 18 岁左右开始，历时约 30 年。

当达到性成熟年龄，在中枢神经系统影响下，下丘脑 – 垂体功能逐渐成熟，下丘脑加速分泌 GnRH，从而刺激垂体分泌促性腺激素（FSH 和 LH），在 FSH 和 LH 共同作用下，刺激性腺分泌性激素，进一步促进性成熟。在此期，女性性功能旺盛，卵巢功能成熟并分泌性激素，每月规律性排卵；生殖器官和乳房也均相应有不同程度的周期性改变。

二、男性性发育

（一）男性正常性发育

1. 青春期的性发育

青春期是从儿童到成年的过渡阶段。具体地讲，就是从性器官开始发育到成熟、第二性征出现到性功能完全成熟、身高突增到停止的时期，这个阶段人的体格、性征发育、内分泌及心理方面均发生巨大的变化。该时期除了性的发育外，身高也快速增长。青春期的性发育主要包括性腺、生殖器官和第二性征开始发育，直至性和生殖功能的成熟。

（1）青春期的起始年龄　青春期开始的年龄受环境、营养、种族等因素的影响而差异很大，很难具体划分。男孩约在 13.4 岁（10.8~16 岁）阴茎基底部有粗而卷曲并带色的阴毛；约在 13.9 岁（11.4~16.5 岁）耻骨上出现散在粗而弯的毛；约在 14.4 岁（11.7~17.7 岁）毛发增多，但限于耻骨；约在 15.2 岁（12.5~17.5 岁）毛发可以在大腿内侧出现。青春期起始阶段，睾丸体积轻度增大，可大于 4mL，在阴茎根部或阴囊皮肤上，出现少许色泽不深的阴毛；随后，睾丸体积进一步增大，阴茎增长，阴毛在阴茎根部围成一小圈，但较稀疏，长出少许腋毛或胡须，或两者同时出现；青春期末，发育为成人体型，生殖器、阴毛、腋毛、胡须已充分发育。

（2）青春期的启动　青春期的启动是一个受多种因素调节的复杂生理过程，确切的机制尚未完全清楚。从儿童到青春期的过渡是中枢神经系统、下丘脑神经内分泌系统、垂体分泌激素及各种因素相互调节与协同作用的结果。其中，下丘脑和垂体的内分泌成熟对性成熟起重要的作用。同时，环境、营养、种族、文化背景及精神心理等因素均可影响青春期的启动。目前，青春期启动的年龄逐渐提前，除了因国力提高、物质条件丰富、营养状况提升外，社会的开放，影视、书刊等与性有关的信息大量涌入，均可刺激儿童的大脑皮质，进一步启动性生殖轴。

可以说，青春期性成熟过程也是下丘脑 – 垂体 – 性腺轴的成熟过程。进入青春期后，下丘脑性腺中枢和垂体对雌激素负反馈抑制的敏感性减退，正反馈反应建立，垂体对下丘脑促性腺激素释放激素的敏感性增强，性腺的功能被激活，开始启动生殖细胞的发育、性激素的分泌，以刺激性器官的生长和第二性征的发育。随着下丘脑－垂体－性腺轴功能的成熟，性功能便日益成熟。

此外，关于青春期发育的启动，还有几个因素值得一提：①睡眠：儿童下丘脑和垂体在睡眠和清醒状态下分泌激素的水平和方式没有差异，但在青春期启动早期，睡眠时下丘脑分泌的促性腺激素释放激素（GnRH）呈脉冲式。在性成熟后，无论睡眠或清醒状态，下丘脑的激素分泌都呈脉冲式规律释放。②体重：当儿童营养过剩，体重偏重时，一般易出现青春期过早发动倾向。③日照：日照是另一个与青春期启动有关的因素，受日照多的人青春期启动相对较早，盲人的青春期启动一般较晚。

2. 第二性征的出现及其特征

男性和女性在青春期表现出身体形态上的性别特征，即第二性征。男性的第二性征主要由睾丸的成熟所决定。男性在雄性激素的作用下，第二性征日益明显。具体表现有以下几个特征：①产生体毛、胡须、腋毛。②变声及喉结增长。一般而言，幼儿时期的声带长度为9～10mm，进入青春期后喉头的甲状软骨会有急剧变化，因此喉结变得明显，声带也变长，为13～14mm。变声的时间在14岁左右，喉结在阴茎迅速生长停止后才加速生长。③睾丸和阴茎变大。④分泌精液以至出现遗精。

3. 性成熟的表现

（1）**性成熟的特征** 对于男性来说，性成熟有三大特征：①具备生育功能；②性欲产生；③有遗精现象。

（2）**性意识和性冲动的萌发** 随着性器官的逐渐发育和成熟，14～15岁开始，青少年会出现对性的兴趣、想象和欲望，有了性冲动，心理上对异性产生兴趣，开始注重外表、形象，此时渴望与异性接触、抚摸及拥抱，常常出现性幻想和性梦。为了满足性冲动，释放性紧张，青春期青少年常常采取代偿性行为和自慰行为。代偿性行为有观看色情资料、图片等；自慰行为常以手淫刺激获得性快感。男性青春期后，出现遗精、性梦、性幻想，希望和女孩接近，希望发展更为亲密的异性关系。男性的性冲动通常较强而且集中，常常需要射精来缓解性紧张。因此，男孩在青春期常常需要有适当的代偿性行为释放性紧张，手淫是男孩最容易采取的自慰措施。为了避免青春期的不适当性行为，男孩在青春期更需要父母的教育引导，特别是父亲的指引，对于他们顺利度过青春期的骚动十分必要。

三、性发育异常

性发育异常包括两性畸形、性早熟、性发育迟缓。

（一）两性畸形

在胚胎尚未分化出性别时，分化为男性或女性的可能均存在，因此在性分化的过程中，由于某些因素的干扰，可能出现生物性别含糊不清的现象，在社会生活中被称为"阴阳人"，性医学名词为两性畸形。一般有三类：

1. 先天性卵巢发育不全综合征

由于染色体异常而导致的遗传缺陷。这类患者的性染色体只有一条 X 染色体，基因型为 45,X0。在生长发育过程中，两性发育同时受阻的现象并存。这类患者虽然被认可为女性，但第二性征不发育，也没有月经。

2. 睾丸女性化综合征

非性染色体异常，他们的基因型是 46,XY，属于正常的男性基因型，但在性器官分化发育的关键时刻，由于胎儿的组织细胞对雄激素的刺激不敏感，因此性器官向女性发育。患者的外性器官与女性相同，但睾丸位于腹腔、腹股沟或大阴唇内。体内的雌激素相对较高，在发育中各方面都趋向女性化。内性器官为睾丸，因此既无月经，也不具备生育能力。

3. 两性体

在胚胎发育过程中，由于基因突变、激素或其他物质的影响，性的正常分化和发育被打乱，可能形成两性体。两性体分为女性假两性体、男性假两性体和真两性体三种。

（1）女性假两性体 女性假两性体的性腺为卵巢，但外性器官男性化，心理社会性别多为男性。

（2）男性假两性体 男性假两性体的性腺为睾丸，但外性器官女性化，心理社会性别多为女性。

（3）真两性体 真两性体同时兼备睾丸和卵巢，其心理社会性别男女两性的可能均存在。真两性体非常少见，也难以成年，即使个别患者成年后也不具备生育能力。

（二）性早熟

性早熟是指性成熟的年龄显著提前，确切的定义是：任何一个性征出现的年龄比正常人群出现相应体征的平均年龄提前 2 个标准差以上。女孩在 8 岁前第二性征发育或 10 岁前月经来潮；男孩在 10 岁半以前出现男性化特征，阴茎、阴毛发育，即为性早熟。男性性早熟的开始标志是阴茎体积增大，出现腋毛，然后男性化特征持续发展，阴毛、上唇胡须相继出现，四肢汗毛增多，前列腺体积增大，皮脂溢出，发音变调。肌肉逐步发达，阴茎勃起，可有遗精现象。性早熟分为真性性早熟和假性性早熟。由下丘脑－垂体－性腺轴激活所致的性早熟为真性性早熟；不依赖性生殖轴而发生的性早熟称为假性性早熟。

1. 真性性早熟

真性性早熟又称为完全性性早熟，是青春期发育的真正提前，生殖轴已经提早启动，下丘脑激素、垂体激素和性激素已经达到青春期水平。

如果性腺发育与性的发育相平行，这就是一种真性性早熟。真性性早熟有三个主要特征：体态发育提前、骨骼发育提前、性发育提前。表现为提早出现的第二性征渐进性发育，如乳房发育，阴毛、腋毛出现，月经初潮并逐渐达到正常周期的建立；身高和体重增长明显，突增期较同龄儿童提早；血液中的雌激素、垂体促性腺激素水平达青春期或成人水平；骨龄明显提前等。有时生长的加速要早于第二性征的出现几个月或几年，骨成熟的加速往往又要超过身高的加速,骨龄超过身高的年龄。这主要是由于在雄激素作用下,骨骺过早愈合,其结果是在儿童期长得较快,但在成人时变得相对较矮。智力发育一般正常,有时智力年龄稍有提前。当然,如性早熟出现在智力差的孩子,智力迟缓也自然存在。

性早熟会带来一定的精神心理障碍,性早熟男孩常表现为精力过剩,好动爱闹,性欲提早出现,性行为很难控制,还会发生早恋等问题。

真性性早熟的发病多由中枢神经系统的疾病引起,但也有少数性早熟患者经过检查,没有明显原因,称为特发性性早熟。

引起真性性早熟的原因有:下丘脑肿瘤,如间质错构瘤、神经胶质瘤、颅咽管瘤等,这些肿瘤可能通过破坏抑制下丘脑 GnRH 分泌的通道,使 GnRH 分泌增加,过早启动性发育;另外,脑部结核、脑炎、先天畸形和颅脑损伤也可以引起性早熟;松果体肿瘤与性早熟之间的关系亦应得到重视。真性性早熟者常需要接受治疗。

2. 假性性早熟

假性性早熟又称不完全性早熟。这种性早熟并不是由患者的下丘脑 – 垂体 – 性腺中枢的启动引起,而是来自其他途径的激素刺激而引起的。引起假性性早熟的因素很多,能分泌性激素的疾病均可导致性早熟。Mc Cune – Albright 综合征是一种多发性骨纤维发育不良病,可能因患者的脑部有病变导致性早熟。甲状腺功能低下、卵巢或肾上腺皮质出现分泌雄激素的肿瘤或皮质增生,也是引起性早熟的诱因。外源性激素的摄入也可以导致性早熟,如儿童误服避孕药或含促性腺激素的药物、常服含激素的饮料或营养品、接触含雌激素的化妆品等,均可导致儿童性发育过早。假性性早熟的发病率增加与环境、饮食等因素也有密切关系。饮食因素的影响越来越引人注目,例如,日常饮食中的肉类食物来自牲畜和家禽,为获暴利,不法商贩在牲畜、家禽的饲养过程中使用刺激生长的添加剂,儿童如常食用含有类固醇物质的肉类食物,会增加血激素的含量,刺激儿童过早发育。环境污染对儿童性早熟的影响也越来越受到重视,例如,日常生活中使用的塑料制品、熟料添加剂含有类激素物质、蔬菜杀虫剂代谢产物有类雌激素作用。凡此种种,严重影响着儿童的性成熟。

3. 部分性性早熟

部分性性早熟由外源性的性激素进入体内引起,较常见的原因是儿童误服避孕药、含激素的补品等,临床表现为出现某一方面的早熟现象。

(三) 性发育迟缓

性发育迟缓是指比正常人群性征出现的平均年龄晚 2 个标准差以上。通常男孩在 15 岁以后还无性发育,或女孩 13 岁以后仍未出现性征发育,即称为青春期发育迟缓或性发育迟缓。一般有两种情况,一种是持续性的性发育迟缓,另一种是迟发性的正常性成熟。

性发育迟缓可分为特发性、低促性腺激素性、高促性腺激素性、混合性等,不同类型的性发育迟缓的病因和表现各不相同。

1. 特发性性发育迟缓

特发性性发育迟缓又称体质性性发育迟缓，指正常健康的男孩在 15 岁或女孩 13 岁未进入性发育期，各种健康检查无异常，身高通常较矮，骨龄和性发育状况一致，促性腺激素和生长激素水平低下，这种类型的性发育迟缓常有家族史。

2. 低促性腺激素性性发育迟缓

低促性腺激素性性发育迟缓包括中枢性、单纯促性腺激素性和 Kallman 综合征等。这种类型的性发育迟缓主要是由于缺乏下丘脑 GnRH 的脉冲刺激，导致垂体促卵泡激素和黄体生成素分泌不足。主要表现为性幼稚，无生长迟缓，身材与年龄相符，垂体促卵泡激素、黄体生成素和性腺激素水平低下。

中枢性性发育迟缓主要由于中枢神经的肿瘤、损伤、炎症、血管病变、先天性缺陷等引起。位于头部鞍区附近的肿瘤可能干扰下丘脑 GnRH 的合成和分泌，导致性发育迟缓的最常见脑部肿瘤是颅咽管瘤。这些肿瘤常常导致下丘脑、垂体功能障碍，表现为头疼、视觉障碍、身材矮小、糖尿病和肢体乏力，常有眼底和视野异常。与性发育迟缓有关的头部肿瘤还有垂体瘤、松果体瘤、异位松果体瘤、生殖细胞瘤等。

单纯促性腺激素性性发育迟缓仅出现单一的促性腺激素水平低下，不伴有生长激素或其他垂体激素的异常。由于性激素水平低下，骨骺闭合延迟，患者表现为四肢长、指距大、上下身比例缩小。

Kallman 综合征表现为单一促性腺激素性性发育迟缓，伴嗅觉障碍和其他畸形。患者头部磁共振成像显示嗅球和嗅沟缺乏。

功能性促性腺激素缺乏是严重全身性疾患引起的营养不良，神经性厌食症等可以导致神经内分泌系统的紊乱，导致下丘脑脉冲性释放激素的功能障碍；高强度训练的运动员、体格过瘦，也可以导致性发育迟缓。

特发性垂体功能低下性矮小症又称侏儒症。首先表现为身材矮小，继而表现出性幼稚。

3. 高促性腺激素性性发育迟缓

高促性腺激素性性发育迟缓性征不发育是由于卵巢发育不全或功能障碍引起，多数是遗传因素导致的性腺分化和发育异常。如 X 染色体的数目或结果异常，以及 17α - 羟化酶缺陷导致的性激素合成障碍。

4. 性发育抑制

性发育抑制即女性超过 18 岁、男性超过 20 岁仍未出现性发育，且如果不治疗一直不会出现性发育。

第四章 性 伦 理

【重点提示】 性现象与性本质；性的生物属性、社会属性和心理属性；性道德的概念和评价标准；临床诊疗中的性伦理；性病防治中的伦理；变性手术的选择及其伦理；辅助生殖技术的伦理。

【学习目标】 掌握性道德的实质、时代特征及性道德的原则和作用、性医学的地位；掌握性医学的伦理意义、临床医学中的性道德要求；掌握变性手术中的伦理问题和对医务人员的道德要求；掌握人工辅助生殖技术的伦理问题。

性的领域非常广阔，是生物存在、心理存在和社会存在的统一体。性与医学的关系也十分密切。医学工作者要全面了解人的性生理、性心理和性伦理，才能有针对性地处理与性有关的医学问题。

第一节 人类的性与性伦理

一、性现象与性本质

性，《中文大辞典》释曰："人之天赋也。"这是对性的本义的理解，即认为性是人的本能、本性、本质。以生理需要为基础的性行为是人类最基本的活动之一，人类对此早有认识。《荀子·正名篇》中曰："生之所以然者谓之性。"《孟子·告子上》曰："食色，性也。"此外，性还有很多引申含义，可以通"生"，表示生命；表示品性、性情；语法中词的属性；与生殖生育相关等。性的领域非常广泛，可看成生物存在、心理存在和社会存在的统一体。

从生物学上说，性首先是一种自然现象和生理现象，主要以生殖器反应为最终表现形式。人类的遗传与性分化有其自身规律，在受精的瞬间，由精子携带的 X 或 Y 性染色体和卵子细胞内的 X 性染色体组合，从而决定了受精卵的基因性别。每个人生来就有性器官，并以此构成男女不同的性别；同时也具有各自的性身份，承担一定的性角色。长期以来，很多人从生物学观点出发，将性行为解释为人的一种本能。所谓本能是动物遗传固定的、受到一组特殊刺激便会按一种模式行动的行为能力。由于大多数生物的性本能与繁殖有密切关系，因此，持上述观点的人把性行为解释为繁殖的需要，进而认为生育是性行为的唯一目的。繁殖的确是性行为的主要功能之一。但是仅把生育看作是性的唯一目的显然是不够的。对人类而言，参与性活动更大的驱动力是获得肉体的快乐、心理上的慰藉和情感上的满足。

人类的性还具有心理属性。除生育外，性还是情感的交流工具。性的心理存在是指性在人的各种心理活动形式中的具体表现。人类具有思维、推理、想象、记忆等极为复杂的大脑活动，对事物可表现出不同心理反应，并形成不同的性格和精神状态，如表达正面的情感有爱、兴奋、亲密等，而表达负面的情感有愤怒、屈辱、仇恨等。男女之间美好而又健康的性生活必定要有爱情的基础和双方全身心的投入。人类性活动的心理学本质大多是通过丰富的情感体验得以显现，如渴望爱情意识、对性吸引赋以亲近等。当性意识伴有性生活内容时，便可以形成性想象或性幻想。性意识、性想象、性幻想对激发青春期男女渴望了解科学的性知识，对已婚男女增进爱情、提高性生活质量具有积极的作用。但性幻想的滥用也会损及性健康，许多性变态的形成与怪异的性幻想定式有关。

人类的性不仅是生命体的存在状态，同时也被赋予精神和文化的内涵。两性的结合不仅是生理上的需求，也是形成家庭、组织社会关系，使人类自身发展的社会需要。性的社会存在是指性的生物存在和性的心理存在的社会表现形态。人类的性欲、性行为、性心理和性意识的产生不仅有生物学基础，更受到经济、政治、文化、伦理、法律、宗教、传统世俗、民族习惯等社会因素的影响。社会因素可以让人形成对性的不同认识，各种观点可随时代变迁，甚至可持完全相反的观点，并带来一系列错综复杂的社会问题。如当人口过少时，需要鼓励家庭积极生育以促进人口繁衍；而当人口增长过快影响到人类长远发展时，人们要有意识地控制人口增长。性作为本能似乎只是个人的事，但除此之外，还可以直接影响到社会，恋爱、婚姻、家庭、生育、人口都与性有直接的联系。性健康、生殖健康既是个人健康问题，也是社会健康、社会发展问题。

二、性道德概述

早在原始时代，人类就有了性道德的雏形。在原始社会，性道德规范是调节和控制人们血缘关系的最重要的社会意识。原始社会的性道德规范表现为一系列的性禁忌，这些禁忌五花八门。性禁忌中最早的乱伦禁忌否定了近亲间的性关系，随后又发展出特殊时间（女性月经期、狩猎期、生产期、妻子生育期）、特殊对象（处女、战士）的性禁忌。人类既有自然属性，又有社会属性，为了生产和生存的需要，就产生了调节性行为的客观要求。性道德是社会为人类性行为所规定的范围和评价标准。性道德是在人类长期进化中形成，又随社会的发展而变化。家庭产生以后，性道德又演变为婚姻、家庭制度的组成部分，出现禁止婚前、婚外和一切不是以两性性交导致生育后代为目的的性行为的规范，通过法律加以确定并逐渐完善。性道德作为人类文化发展过程中的约定俗成与表达，肯定了社会进化中已有的精神成果，人类的性活动必须与社会所处的时代和生产实践接轨。在这方面，社会舆论、风俗习惯与个人信念、良心组成的性道德观念始终起着不可低估的支撑作用，确保了社会生活的正常秩序，有利于巩固婚姻、家庭关系和社会的稳定。

不同的文化和不同的时代有过不同的性道德，概括起来主要有两种：禁欲主义道德观与维护自然的性道德观。禁欲主义道德观可见于不同的宗教教义，如基督教、佛教中；或见于女权主义的一些流派中，这是从两性关系角度的反性，认为男女两性之间的异性恋关系本身就是一种压迫的关系，应当予以抵制；还存在于不同阶级的性道德标准，如封建帝王与权贵们几乎都不受性道德的约束，而平民百姓，尤其是妇女往往成为男尊女卑"性道德"的牺牲品。禁欲主义道德观往往强调唯生殖目的，以是否有利于生殖作为判断性行为善恶的依据。

维护自然的性道德观认为性不仅有益于生殖，还有益于获得精神上的成长与和谐。中国古代道教在阴阳方面遵循自然法则，认为性可以达到强身健体的效果，所以古代道教留下了很多关于房中术的资料。今天多数人已经不再将生育作为性行为的唯一目的，新的性道德原则正朝着以自愿、自尊、互尊为基础的性道德观而努力。

人的性关系应当是肉体与精神的完美结合。新的性道德观是对本能的正确引导而非压制。性道德的原则有以下几条：①双方自愿原则：这一原则以不违反社会公德为前提的双方自愿。②无伤原则：要求对自己、对对方、对后代都不造成伤害。③爱的原则：表明性爱是高尚的心灵与健康的肉体的结合。④婚姻缔约原则：只有结成婚姻关系基础上的性行为才是道德的、合法的。⑤社会责任原则：性行为不仅是个人私事，也关系到家庭幸福和社会发展，因此必须强调性行为者的责任感，如实行计划生育、某些遗传性疾病者的性禁忌。

性是人的基本权利，性健康和性快乐是人在世时应当追求的正面价值。性道德的作用可表现在以下方面：①性道德是人类文明发展的尺度。马克思曾说过，男女之间的关系是人与人之间直接的、自然的、必然的关系，根据这种关系可以判断出人类整个文明程度。②性道德在文明社会中形成的社会舆论，成为制定婚姻法规、确定家庭制度、惩罚性犯罪的重要依据。③性道德对优化社会秩序有重大意义。人们普遍关注社会秩序上的性犯罪增加、家庭关系上的离婚率上升、男女关系上的纵欲和反常性行为的出现。同时，由于青春期发育提前、婚前性行为以及少女未婚先孕呈现上升趋势，青少年中的性道德问题日趋严重。广泛开展性道德教育，用性道德规范人们的性行为，以优化良好的社会秩序，显得尤为重要。④性道德还有规范医务人员的作用。根据诊治疾病的需要，病人身体的全部或局部（可能包括性器官）在医务人员面前是裸露的，这是社会授予医务人员的职业特权。古今中外，对医生的性道德就有很高的要求。但医务人员如果不重视性道德修养，当在大量接触异性病人身体，尤其是男性医生接触女性病人身体的考验面前，就可能失去理智，作出有损于医务人员职业形象的行为。因此，必须坚持对医务人员进行性道德教育，明确医务人员的道德责任，规范医务人员的道德行为。当然，仅有教育还不够，还应当从制度建设层面杜绝不道德行为的发生。

第二节　临床工作中的性道德

一、临床医学中的性道德

临床工作中不可避免地会面临有关性方面的问题，如身体检查中涉及生殖器官和敏感部位，病史询问时涉及性的隐私，尤其在妇科、泌尿科、男科、性病科、精神科临床中涉及性方面的问题更多，在这一领域中，医务人员往往处于主动地位，所以医务人员应该遵守临床医学中的性道德。

（一）尊重患者的性权利

性权利是基本人权之一，它体现了完整的人格、人性和人生。医务人员不仅要明确和重视人们的性权利和价值，对人们的性健康负责，而且要把自己的工作与保障性权利联系起来，帮助人们解决各种临床的性疾病和性问题，促进和保障性健康。

（二）关注生殖健康

生殖健康是 1988 年由世界卫生组织人类生殖特别规划署首先提出的一个概念。1994 年世界卫生组织将其定义为：人类生殖系统及其功能和过程所涉及一切事宜上身体、精神和社会等方面的完好状态，而不仅仅指无病或不虚弱。这个定义是从人类幸福的全方位角度出发，不仅指医疗问题，还包括人类生殖领域的精神和社会问题。1994 年生殖健康被纳入开罗国际人口与发展会议的行动纲领，在《行动纲领》草案中提出的第一个生殖健康行动是："所有国家应尽早不迟于 2015 年通过基层保健系统致力于使各个年龄段的所有人获得生殖健康。"

（三）注重道德修养

医务人员的工作性质和特殊环境，决定了有更多接触异性患者的机会。这潜在着更多的涉性纠纷产生的可能性。在临床工作中，患者的性权利受到侵犯的纠纷时有发生，因此，古今历代医家无不强调自身行为检点和慎独，注重医务人员的道德修养不仅是品行的要求，也是职业的要求。

（四）严格规章制度

必须建立相应的规章制度，以保证患者的性权利不受侵犯，同时也保护医务工作者的名誉不受损害。过去常常把减少此类纠纷的希望寄托在医生的个人道德修养上，要求医生人人都具有高尚的道德操守。现在认识到建立严格的制度也非常重要，它可以有效地保护医患双方的合法权利。

（五）保护患者隐私

医疗中的性问题往往涉及患者个人、夫妻、家庭或他人的隐私，关系到患者的私生活、名誉或生理缺陷，所以从法律义务和道德义务的角度都要求医务人员有责任对患者的隐私保密。性病对人体健康的损害是多方面的。感染性病后如果不能及时发现并彻底治疗，不仅可损害人的生殖器官，导致不育，有些性病还可损害心脏、脑等人体的重要器官，甚至导致死亡。性病是危害人类最严重、发病最广泛的一种传染病，它不仅危害个人健康，也殃及家庭，贻害后代，同时还危害社会。作为医务人员必须根据《中华人民共和国传染病防治法》，按照《性病防治管理办法》规定的内容、程序、方式和时限上报疫情。

但医务人员为病人保密并不是绝对的，要遵循以下伦理条件：①当保密对他人或社会造成的损害时，可解除医务人员的保密义务，但一般应说服病人同意；②当解密对病人有利，同时也为保护第三者的健康所必须时，可不经患者同意而解密；③当第三者的健康有严重感染危险，而病人拒绝告知，医务人员有理由告知第三人，使其采取合理措施保护自己免受感染。

（六）加强性教育

性教育包括性知识教育、性情感教育和性道德教育。医疗机构是性教育的重要场所，医务人员是性教育的骨干力量。

1. 按照对象年龄与性别适时、适度教育的原则

性教育应男女有别，老幼有别，依年龄增长情况，适时进行有关性知识的教育。适度是指根据对象的理解水平进行深入浅出、通俗易懂的性知识教育。

2. 启发教育为主的原则

以正确的人生观、性意识、性行为为内容和正确的性道德取向进行正面启发教育为主。

3. 家庭、学校、社会同步教育的原则

性教育是一个社会系统工程，必须做到家庭、学校、社会、舆论协调一致，才能收到良好效果。同时，性教育要与人生观教育、法制教育相互渗透，协调配合，保证性教育的系统性和连续性。

4. 群体普及教育与个别咨询指导相结合的原则

性教育既要"点"、"面"结合，将共性问题的防治与个别特殊问题的咨询与解决结合起来。积极开展性知识的普及宣传。要把预防性疾病包括性传播疾病的方法告知广大群众，增强人们性健康的自我保护意识和能力，教育广大群众树立性健康的观念，接受性健康的教育和引导，同时抵制不健康的生活方式，对自己和他人的性健康负责。

（七）重视女性的性健康保护

女性由于特殊的生理和心理特点，负担着生育的特殊使命，从而也承担着避孕的主要责任、不孕的特殊压力、意外妊娠的后果和妇科疾病的困扰。再加上长期的男权社会所形成的男尊女卑的双重道德标准使女性受到性歧视、性骚扰、性虐待和性暴力伤害的机会要远高于男性，性传播疾病对女性的危害也远比男性严重，因此女性的性健康权利更应当受到特别的重视和保护。医务人员必须充分尊重女病人的人格和权利，不强迫她们做各种检查，检查时也要体谅病人，不随便暴露与疾病无关的部位，也不说对病人有不良刺激的话语。对于未婚、已婚患者一视同仁，消除其顾虑和担心。慎重对待女病人的生殖器官疾病，在治疗过程中，必须严格掌握指征，严格掌握适应证和禁忌证，及时处理副作用和并发症，尽可能保护好生殖器官的完整和性功能不受伤害。加强妇女的保健工作，在月经期、围产期、哺乳期、更年期，要根据每个阶段不同的特点，积极、耐心、细致地开展查、防、治工作。实施计划生育，应尊重妇女的自愿选择权，何时生育、避孕方式等决定应由本人自由作出。

二、性病防治中的伦理

性传播疾病是指通过性接触可以传染的一组传染病，简称为性病。所谓通过性传播，不一定就指生殖器性交而言，还包括肛交、口交等方式的性接触，都可使人们受到有害病菌的侵害。性病不仅牵涉病人及病人家属的隐私，而且会给社会的卫生保健带来极大的影响。因此，医务人员的道德水准和责任感强弱，对性病的预防和治疗都有着极为重要的影响。

（一）性病病人的特点

1. 性病是一种传染性强，对社会有较大危害的疾病。性病病原体具有很强的传染性，而且主要是通过不洁的性行为传播。由于人的性行为本身带有隐秘性，加上当事人大都缺少卫生保健常识，导致性病不像一般传染病那样易被发现和主动预防；此外，性生活又是夫妻关系的重要组成部分，如果夫妻有一方患上性病时极易传染给对方。所以，性病不仅给个人，而且给家庭和社会都会带来极为不利的影响。

2. 性病病人有很大的心理压力。性病的发生常常与不道德的性行为有关，一旦被传染，往往要承受周围舆论的谴责，有的人甚至要受到法律的处罚。所以，性病病人大多有自卑、敏感、多疑、内疚和自责等心态，进而导致拖延就诊时间，诉说病情时言辞闪烁，甚至谎话连篇；少数被动受害的性病患者也可能出现情绪激动等状况，这些心态和行为都有可能影响检查和治疗。

3. 治疗不能保证。性病治疗本身需要一定的时间，而且患者要承受一定的社会压力和心理压力，所以很多病人不敢去正规医院，转而寻求那些无正式行医执照的小诊所；治疗过程中患者因害怕泄密，不能坚持治疗，从而影响了疗效，不能彻底根治。这一切都有可能导致误诊、误治、病情加重，增加后期的治疗难度。

（二）性病诊治中的道德要求

1. 尊重病人，消除心理顾虑

基于性病病人的心理特征和对他人和社会可能造成的危害，医务人员要本着对病人和社会负责的态度，对他们一视同仁，不仅要尊重他们的人格，不歧视他们，而且还要热情礼貌，处处维护病人的自尊心，帮助他们消除心理顾虑，使他们积极配合治疗。

2. 明确诊断，积极治疗

由于性病的特殊性，为了确诊，必须检查性器官。为了得到病人的信任，避免发生医疗纠纷，在检查异性病人时要有护士在场。在检查性器官的过程中，应严肃认真、细致全面、尊重病人，获得病人的配合。在进行辅助检查时，医务人员应认真负责，一切从病人的利益出发，不借机谋取私利，不做不必要的检查，并以科学的态度对待检查结果，防止主观臆断。在作出诊断时，更要准确和慎重。发病初期症状不典型或依据不足时，不要急于作出诊断，以免给病人造成不必要的心理负担。一旦诊断明确，医务人员应当拟订全面合理的诊治方案，积极给予治疗。

3. 及时报告疫情，防止传染

为了对社会公众的健康利益负责，医务人员发现性病后，应按规定填写报疫卡，报告传染源和疫情，同时动员病人将性伴侣带往医院进行检查治疗，以减少对他人和社会的危害。在做好上述工作的过程中，应注意为病人保密，不将病人的病情和诊断向其他人员扩散，以免引起歧视和恐慌。必要时还应以妥善的方法将病人隔离，以切断传染源。

4. 普及性病防治知识，预防性病传播

性病的防治既是一项医疗工作，也是一项社会性工作。医务人员在性病防治的过程中，不仅要对病人个体负责，也要对全社会的卫生保健负责。所以，医务人员在治疗性病的过程中，应积极开展防治性病的健康教育，宣传健康的性观念和性道德，讲解性病的防治知识，提倡健康、道德的性行为，使全社会都能重视性病的防治工作，并能采取有效措施，预防性病的发生和传播。

5. 正确处理为病人保密与维护社会公众健康利益的关系

一般而言，就诊期间，医务人员应承担为其保密的道德义务。然而，保密并不绝对，当为病人保密可能危及他人甚至社会的健康利益时，医务人员必须及时向他人和防疫部门报告疫情，通知患者的性伴侣前来检查治疗。同时，医务人员如果有相关的学术研究，在公布学术研究成果和发表科研论文时绝不可透露病人的姓名、照片或其他可能损害病人隐私权的材料。

第三节　变性手术的伦理

一、易性癖的概念和表现

性变异指由于遗传差异或环境因素引起的生物个体间或同种生物各群体间的种种不同，包括体型、生殖形式、行为等各个方面。它可以是正常的或健康的，不属于疾病或障碍的范畴。同性恋、易性癖、异装癖是最主要的三种性变异。易性癖又称异性转换症、异性认同症、性别转换症，是一种要求重新指派自身性别的现象。于 1949 年由考德威尔首先命名，并与同性恋、易装癖区分开来。美国《精神疾病诊断与统计手册》（DSM－Ⅲ1980）中，对易性癖的诊断标准是：①对自己的解剖学性别感到不适应，并

且不能接受；②希望改变自己的生殖器官，以异性的身份生活；③上述情况至少持续2年以上；④身体没有雌雄间性的体征或性遗传学异常；⑤与精神疾病，如精神分裂症无关。

易性癖者的生理发育完全正常，但心理性别与生理性别截然相反。易性癖患者从心理上否定自己的性别，认为自己的性别与外生殖器的性别相反，而要求变换生理的性别特征，属于性别身份识别障碍。此种变态行为男女都可见，以男性较多，男女比例约为3:1。这种人往往着异性装束，言谈举止如同异性，还常到医院请医生做转变性别的手术。男性于青春期前后在心理上认定自己是女性，并经常穿着女式服装，蓄女式发型，抹口红，画眉毛，逼尖嗓音说话，模仿女性的姿态，使用化学剂脱须，垫起胸部乳房，参加女性社会活动，喜爱烹调缝纫，性欲较低，仅有1/3的患者结婚，婚后又有半数离婚。他们纠缠医生，固执地要求用手术改变乳腺与外生殖器的形状，在医生不能满足要求时，常有自行切除外生殖器，或服用女性激素者。抑郁自杀者也常见。女性患者同样从外表打扮到内部感情、习惯爱好，均模仿男性，要求医生做乳房和子宫切除，少数的甚至要求做安装塑料阴茎的矫形手术。

在诊断易性癖时，需要与同性恋和异装癖区别开来。同性恋患者在性伙伴的关系中，是从自己的生殖器上得到快乐，没有切除外生殖器的要求。易性癖患者与性伙伴的关系，一般是追求心理上的满足或心身合一；易性癖虽然也像异装癖一样有穿异性服装、异性打扮的偏好，但这完全是出于心理上的需要，觉得自己就是个异性，因此在穿着异性服装时并不引起性兴奋。而异装癖患者则在穿着异性服装时，伴有性兴奋、得到性满足的特点。

尽管对易性癖的发病机制尚无定论，但医学界有越来越多的证据显示，所谓"易性癖"其实是一种疾病。据了解，20世纪40年代美国整形外科专家提出"易性癖"一说，认为男性或女性性格、心理、行为上的"女性化"、"男性化"是一种单纯的性心理障碍。然而曾在国际上发表的研究报告表明，有变性欲望男性的大脑和正常人不一样。大脑解剖显示，他们丘脑中指挥人体自我性别识别功能的细胞丛存在着发育缺陷，导致男性发生女性思维倾向，产生易性要求。1999年我国出版的权威专著《整形外科学》，明确指出"易性"不是"癖"，而是"病"。有关专家指出，这种大脑发育缺陷引起的病态具有不可逆转性，药物无法治疗，患者只有通过做变性手术，才能获得正常心理。变性人虽是极少数，但他们也是病人，不应被视为"另类"，而应得到人们应有的尊重与理解。医学上只是把他们看成深受心理障碍性疾病困扰、需要帮助和理解的对象。

二、变性手术的选择及其伦理问题

易性癖的治疗以心理治疗为主，根据具体情况，也可做变性手术。

1. 易性癖的心理治疗

包括：①支持性心理治疗，即心理医生与患者建立良好的医患关系，引导患者将内心的痛苦倾吐出来，并给予患者理解、关心和支持。②认知领悟疗法，即让患者确认自身问题，接受现实；让患者宣泄、调整情绪；让患者改变认知，接纳自我，消除自卑感。③疏导疗法，既帮助患者分析易性癖产生的原因及其危害，提高患者对性别的认识，接受现实，使患者从痛苦中解放出来。教给患者一些治疗方法，树立起矫正易性癖行为的勇气和信心，使性心理恢复正常。

2. 变性手术

变性手术是针对性变态中易性癖患者的一种手术治疗方法，是用整形外科手段切除患者原有的男性或女性内外生殖器官，然后再造或移植女性或男性生殖器官来转变患者性别的技术。不论是男变女或者女变男，术后较长时期均需服用相应的性激素。通过变性手术可在一定程度上使患者心理得到平衡。但国外资料报道，有些人术后后悔，认为是个错误。因此手术治疗未可乐观，必须慎重对待。我国已有成功的变性手术报道，但这却是慎而又慎的工作，变性手术不可轻易做，因此更多依赖心理治疗。变性术作为一种手术治疗手段，除了要符合一般外科手术的选择条件，还要考虑这一手术的特殊伦理条件。

3. 变性手术的伦理问题

变性手术虽然在某种程度上满足了患者性别转换的心理需求，但毕竟是一种对其身体具有较大创伤性的、多次进行的且是不可逆转的手术。这种为了治疗心理疾病而进行的创伤性手术，本身就是对医学目的一种道德挑战。所以，变性手术应符合医学伦理的有利原则。大多数的易性癖患者都清楚知道自己的生物学性别，却在心理上感受并深信自己为另一性别，进而强烈要求改变自己的生物学性别，渴望完全按异性的角色去生活。如果不能进行性别角色转换，他们的自我感觉将十分痛苦，有的病人虽经心理医师长期治疗也毫无效果，根本谈不上生命质量。通过变性手术，可以满足患者的心理需求，使他们能如愿以偿地以异性的身份生活从而对未来充满信心，这既解除了病人的痛苦，又不会给别人带来多大的损害。

变性手术时间长，手术次数多，真正的变性可能会带来一定的伤害，是一种对身体有创伤性而且属于不可逆转的手术。不仅病人身体要受到多次创伤，丧失正常的健康器官，还必须定期服用激素。医疗费用相当昂贵，对一般家庭而言是一笔难以支付的开支。而且手术后的患者也不可能是真正意义上的异性，难以取得社会的认同。以如此高昂的经济付出、严重的躯体损失甚至残缺为代价换取一种单纯的心理满足，是否得不偿失？当然患者拥有一定的自主权，因为每个人都有权选择他们的社会存在，追求高质量的生活。

变性手术之后，生理性别并未真正改变，却带来了社会性别确定的困难，进而引发一系列家庭伦理、社会伦理问题。因此医务人员对这种手术应非常慎重，不仅需要经精神心理医生长期观察诊断为易性癖且无其他治疗方法，而且需要监护人同意，公安机关出具无罪证明，最好还要经过律师公证和司法备案。人类的性别一般是按出生时的生殖器外观来确定的，随着青春期的到来，第二性征渐渐明显，不仅形体出现明显的变化，声音及整个内分泌系统都发生了改变。这时如果实行变性，只能改变外表，不可能具有真正的异性所有的生理和遗传功能。那么，他们到底是属于男性还是女性？周围的亲戚朋友可能无法适应其角色的转换，从而使变性者陷入孤独、尴尬、受排斥和歧视的社会困境。

变性人的法律地位如何确定，变性人在手术前后是否为同一个人？他或她是否是通常所说的自然人？如果不是，一旦出现医疗纠纷和有关社会其他方面的矛盾，如何处理？特别是当变性人组成家庭时，如离异或死亡，都将给法院带来很多棘手的问题。这样，不仅无法带来变性人心理的满足，反而会给他们增添新的烦恼。如果得不到法律的认可，会对传统的生命、生活、家庭、亲情观念、国家人口法规造成极大冲击，进而引发许多社会问题。因此，选择变性手术应保守慎重。

4. 变性手术中对医务人员的道德要求

由于变性手术带有极大的损伤性，手术前一定要做到知情同意。医生有义务向病人说明诊断、治疗、预后的详细情况，做好心理疏导和解释说明工作。变性手术一定是在经过心理治疗无效，反复说服无果的前提下的最后选择。手术之前还需要经过心理、精神治疗 1 年以上且无效；未在婚姻状态；年龄必须大于 20 岁；无手术禁忌证。医护人员要尊重病人的权利，保守病人的隐私，不随意泄露。手术要遵从最优化原则，要从手术效果、安全效果、痛苦大小、资源耗费和患者的经济负担等多方面权衡得失，选择最佳的手术方式。最后，还要给予患者足够的心理支持，术前利用各种办法消除其顾虑，术后给予一定的心理疏导。以使变性人更快地适应角色的转换，更好地适应社会。

第四节　辅助生殖中的伦理

人工辅助生殖技术是指用现代医学科学的知识、技术及方法代替自然的人类生殖过程中的某一步骤或全部步骤的手段。人工生殖技术的开展和应用，为众多不孕不育的夫妇带来了福音。但是，人工生殖技术在一定程度上改变了人类的自然生殖过程，必然会引发一系列的社会、伦理和法律问题。

一、人工生殖技术种类

最基本的生殖技术有三种：人工体内授精、体外受精和无性生殖。

1. 人工体内授精

人工体内授精（AI）简称人工授精。它是用人工的方法将丈夫或第三方的精子注入妻子宫腔内，或者丈夫将精子注入愿意代理妻子怀孕的第三者女性子宫腔内的生殖技术。这种生殖技术有 2 种方式。

（1）夫精人工授精（AIH）　用于男性因各种原因不能正常性交受精或少精、弱精症，也用于因宫颈的免疫因素而难于受精的女性。

（2）供体人工授精（AID）　用捐赠者的精液进行的人工授精。这种方式用于男性无精症、男方患有染色体显性遗传疾病、男女双方均是同一常染色体隐性杂合体等。

2. 人工体外受精

人工体外受精（IVF）又称试管婴儿。是用人工方法将妻子或第三者的卵子与丈夫或第三者的精子在体外培养皿中受精，待受精卵发育至一定阶段后植入妻子或第三者的子宫内着床、发育和分娩的一种生殖技术。根据精子、卵子及怀孕者是否为配偶的组合方式，这种生殖技术分为4种，即丈夫的精子与妻子的卵子、丈夫的精子与第三者的卵子、妻子的卵子与第三者的精子、第三者的精子与第三者的卵子。上述4种方式体外受精后均植入妻子的子宫或均植入第三者的子宫（代理母亲），所获子女由不孕的夫妻抚养。

体外受精主要为了解决女性不孕，如双侧输卵管梗阻、子宫内膜异位症、原因不明的不孕症等。由于应用范围的扩大，现也用于男性不育。

1978年9月，世界第一例试管婴儿路易丝·布朗在英国诞生。1985年4月，中国第一例试管婴儿诞生在台湾省。1988年3月大陆第一例试管婴儿诞生在原北京医科大学第三医院。目前，全世界的试管婴儿越来越多，并且路易丝·布朗结婚后以自然方式生育了一个健康宝宝。

3. 无性生殖（克隆）

无性生殖（clone）是简单生命形态的生殖方式，指生物体不是通过性细胞的受精，而是从一共同的细胞、组织或器官繁殖得到一群遗传结构完全相同的细胞、组织、器官或生物个体。1997年2月，英国爱丁堡罗斯林研究所的一个研究小组在伊思·维尔穆特（I. Wilmut）的主持下，首次用无性生殖的方式繁殖绵羊成功，克隆羊的诞生无疑是人类的伟大创举。它不仅是现代生殖技术的重大突破，而且具有十分广阔的应用前景。

二、人工生殖技术的伦理争议

（一）辅助生殖技术是否会破坏婚姻和家庭

支持者们认为，辅助生殖技术的运用，尤其是他精人工授精、体外受精的运用是否合乎道德，应该看它是否促进夫妻之间爱情的巩固和发展，是否促进家庭的幸福并对他人或社会无损害。如果是在夫妻双方知情同意的条件下进行的，而且严格遵守保密规定，那么，生殖技术满足了家庭拥有孩子的正常要求，可以巩固爱情，促进婚姻和家庭和睦。

反对者们认为，辅助生殖技术改变了生育的自然途径，切断了婚姻与生儿育女的必然联系，尤其是他精人工授精、体外受精让第三方干涉家庭，破坏了婚姻关系，是不人道的。有人甚至将他精人工授精、体外受精与通奸相提并论。

（二）辅助生殖技术是否会造成亲属关系的混乱

用第三方体内授精技术在客观上会造成所生的孩子有两个父亲：一个是养育他（她）的父亲，另一个是提供他（她）一半遗传物质的父亲。而采用第三方体外受精技术更可能出现多个父母：遗传父母（提供精子和卵子的父母）、养育父母（孩子出生后负责养育的父母）、完全父母（既是遗传父母，又是养育父母）、孕育母亲（提供子宫的母亲）。但是，在多个父母共存的情况下，谁应该成为孩子的真正父母呢？这涉及遗传学、生物学、伦理学和法学诸多方面的问题。

现在，多数国家和学者主张以法律形式确认养育父母为真正的父母。为此，多数国家都倾向于对孩子要保守遗传父母的秘密，但也有少数国家和学者主张孩子有了解遗传父母的权利，这样就潜在着孩子和养育父母关系破裂的危险。

（三）代理母亲是否合乎道德

人工体内授精和体外受精都有代理母亲的形式，即妇女利用自己的卵供人工授精或利用他人的体外受精卵植入自己的子宫而代人妊娠，分娩后都要将孩子交给提供精液或受精卵一方的夫妇抚养。

20世纪70年代末，在国外开始有代理母亲。现在，代理母亲在一些国家如美国已成普遍现象，我国也有少数代理母亲现象出现。代理母亲是否合乎道德存在争议。

赞成者认为，如果代孕者完全是怀着助人为乐的心理，那么代人怀孕是一件"有美好社会目的之事"，是合乎道德的。它给因子宫疾病或子宫切除而不能怀孕的妇女，以及因患有严重遗传病而不能怀孕的妇女带来了希望。

但是，代理母亲确实也带来了许多社会和伦理问题。反对者认为，代人怀孕很容易成为"商业性行为"，大多数代理母亲动机不纯正，绝大多数的代理母亲是出自经济的原因。代理母亲的出现会导致人类生育动机发生深刻的变化，导致生育的商品化，人类的生殖器官变成机器，婴儿变成了商品。

现在，大多数国家（包括我国）反对代理母亲，有的国家更是明令禁止商业性代理母亲，尽管如此，有关代理母亲的法律案件仍时有发生。

（四）精液、卵子和胚胎是否可以商品化

目前，精液、卵子，甚至胚胎的买卖，在美国、墨西哥等国家均存在。对比，特别是对精液能否商品化，人们有不同的看法。

反对者认为：①提供精液帮助患不孕症夫妇解决生育困难，是一种人道和仁慈的行为，如果以精换金就失去了人道主义的意义；②精液的商品化可能使精子库为追求盈利而忽视精液的质量，也可能使供精者为金钱而故意掩盖自己的某些缺陷，如隐瞒自己的遗传缺陷或传染病，从而影响出生后代的身体素质；③精液的商品化也可能使供精者多次供精，从而造成同一供精者的精液多次使用造成后代近亲婚配；④精液的商品化也会促使其他人体组织或器官的商品化，亵渎了人性。赞成者认为：①精液商品化可以解决目前的精液不足；②精液的商品化虽然可能会引起精液质量的下降或多次供精，但可以采取措施加以控制；③精液和血液一样可以再生，与取人体的活组织器官的损害不同，收集适当的精液对供体无损害，因此精液可以商品化。

就总的趋势来讲，反对精液、卵子和胚胎商品化的人居多。因此，有些国家正在立法或已立法禁止其商品化。

（五）人工体外受精后剩余的胚胎是否可用作科学研究

人工体外受精后剩余的胚胎具有科研价值，如通过体外试验来评价有毒物质和致畸因素对胚胎的作用、研究产生唐氏综合征的发病机制、探索生命发生的奥秘等。但对胚胎进行实验研究涉及胚胎是否具有生存的合法权利，是对现有道德观和价值观的挑战。胚胎具有发展成为人的潜力，因此，在利用人工体外受精剩余的胚胎进行科学研究时，必须十分慎重。

从一些国家的立法可以看出，人们对这一问题的看法并不一致。有的国家不允许用胚胎进行研究，并从法律上规定冷冻胚胎同样具有财产权和继承权，如澳大利亚。有的国家则允许用 14 天前的受精卵进行研究。有的国家规定在严格的控制下可以进行胚胎研究，但必须征得人工体外受精的夫妇同意，夫妻一方死亡后生存的一方享有控制权，夫妻双亡后除非有事先捐赠的意愿，否则国家有关部门或精子库在规定的时限内应予以销毁。禁止其商品化。

（六）非婚姻妇女能否进行人工授精

未婚、同性恋、离婚的女性等是否可以依其请求而实施供体人工体内授精，对此各国的伦理观和法律不太一致。

赞成者认为，将一辈子不愿结婚的非婚妇女列入人工授精的适应者之列是道德的。因为这些妇女有选择独身的权利，也有要求生育的权利，因而主张允许或不干涉使用供体人工体内授精。英国允许给单身妇女实施。美国虽没有明文规定，但对同性恋能否实施，则存在两种不同的意见：一种意见认为，同性恋本身是一种不道德的行为，故不可以实施；另一种意见认为，只要他们愿意负起养育子女的责任，医生应该答应为其实施人工体内授精的请求。

反对者认为，从孩子成长的环境考虑，缺少父爱对孩子不利。因此，多数国家和学者主张限制或禁止非婚妇女实施供体人工体内授精。如挪威只允许给已婚妇女实施，瑞典只允许给已婚或处于永久同居关系的妇女实施，法国禁止给单身妇女实施。

2003 年，我国对《人类辅助生殖技术规范》作出修订，明确规定："医疗机构在实施试管婴儿技术中，禁止给单身妇女实施人类辅助生理技术（包括人工授精、体外受精－胚胎移植、单个精子卵细胞胞质内显微受精以及在此基础上演进的各种新技术）。"

（七）人无性生殖的伦理争论

克隆技术的发展，势必引起人们对人的无性生殖，即克隆人研究的关注。

赞成者认为，无性生殖使人成为生殖的制造者、选择者、设计者，这更合理，更合乎人道；无性生殖可以增加特定基因型的比例，以保持物种中的最佳基因，或阻止有缺陷基因的传播，从而提高和改善人类的遗传素质，无性生殖也为不孕症病人提供了新的选择方式。

反对者认为，在实验室内"复制"人是不人道的；无性生殖破坏了家庭的伦理关系；无性生殖破坏了每个人的独特基因型，使人类失去遗传的多样性，对人类的生存不利；无性生殖具有潜在的试验性危险，克隆人可能出现畸形和缺陷，违背了人体实验的伦理原则；无性生殖一旦被"科学狂人"、仇视社会或毫无责任感的集团或个人滥用，就会造成极严重的灾难。简而言之，克隆技术对人类会造成严重的负面结果远远大于制造克隆人可能产生的正面结果。

对人的无性生殖的研究和应用，不能绝对化，在禁止生殖性克隆的前提下，应按照现代化的伦理规范和法律规范开展治疗性克隆研究，使之服务于社会，服务于人类。

三、开展辅助生殖技术的伦理要求

为了减少辅助生殖技术，特别是他精人工体内授精和体外受精引发的道德问题，我国于2001年2月20日颁布了《人类辅助生殖技术管理办法》和《人类精子库管理办法》，于2001年5月14日发布了《人类辅助生殖技术规范》、《人类精子库基本标准》、《人类精子库技术规范》和《实施人类辅助生殖技术的伦理原则》。随着国内外人类辅助生殖技术、人类精子库技术和生命伦理学的不断进步与发展，特别是从实施情况看，这些规定的局限性也逐步显现。为此，又组织专家重新修订，于2003年6月27日颁布了《人类辅助生殖技术规范》、《人类精子库基本标准和技术规范》、《人类辅助生殖技术和人类精子库伦理原则》，进一步明确和细化了技术实施中的伦理原则。开展辅助生殖技术的主要伦理原则如下：

1. 有利于患者原则

医务人员有义务告诉患者目前可供选择的治疗手段、利弊及其所承担的风险，在患者充分知情的情况下，提出有医学指征的选择和最有利于患者的治疗方案。

2. 知情同意原则

人类辅助生殖技术必须在夫妇双方自愿并签署书面知情同意书后方可实施。接受人类辅助生殖技术的夫妇必须了解实施该技术的程序、成功的可能性和风险以及接受随访等事宜，在任何时候都有权提出中止该技术的实施，并且不会影响对其今后的治疗。医务人员有义务告知捐赠者对其进行健康检查的必要性，并获取书面知情同意书。

3. 保护后代的原则

医务人员有义务告知受者通过人类辅助生殖技术出生的后代与自然受孕分娩的后代享有同样的法律权利和义务；有义务告知接受人类辅助生殖技术治疗的夫妇，他们对通过该技术出生的孩子（包括对有出生缺陷的孩子）负有伦理、道德和法律上的权利和义务；如果有证据表明实施人类辅助生殖技术将会对后代产生严重的生理、心理和社会损害，医务人员有义务停止该技术的实施；医务人员不得对近亲及任何不符合伦理、道德原则的精子和卵子实施人类辅助生殖技术；医务人员不得实施代孕技术、胚胎赠送助孕技术，不得实施以生育为目的的嵌合体胚胎技术。在尚未解决人卵胞质移植和人卵核移植技术安全性问题之前，医务人员不得实施以治疗不育为目的的人卵胞质移植和人卵核移植技术。

4. 社会公益原则

医务人员必须严格贯彻国家人口和计划生育法律法规，不得对不符合国家人口和计划生育法规和条例规定的夫妇和单身妇女实施人类辅助生殖技术，不得实施非医学需要的性别选择，不得实施生殖性克隆技术，不得将异种配子和胚胎用于人类辅助生殖技术，不得进行各种违反伦理、道德原则的配子和胚胎实验研究及临床工作。一个供精者的精子最多只能提供给 5 名妇女受孕。

5. 互盲和保密原则

凡使用供精实施的人类辅助生殖技术，供方与受方夫妇应保持互盲，供方与实施人类辅助生殖技术的医务人员应保持互盲，供方与后代保持互盲。

机构和医务人员对使用人类辅助生殖技术的所有参与者（如卵子捐赠者和受者）有实行匿名和保密的义务。医务人员有义务告知捐赠者不可查询受者及其后代的一切信息，并签署书面知情同意书。

6. 严防商业化的原则

机构和医务人员对要求实施人类辅助生殖技术的夫妇，要严格掌握适应证，不能受经济利益驱动而滥用人类辅助生殖技术。供精、供卵只能是以捐赠助人为目的，禁止买卖，但是可以给予捐赠者必要的误工、交通和医疗补偿。

7. 伦理监督的原则

实施人类辅助生殖技术的机构应建立生殖医学伦理委员会，并接受其指导和监督。生殖医学伦理委员会应由医学伦理学、心理学、社会学、法学、生殖医学、护理学专家和群众代表等组成。生殖医学伦理委员会应依据上述原则对人类辅助生殖技术的全过程和有关研究进行监督，开展生殖医学伦理宣传教育，并对实施中遇到的伦理问题进行审查、咨询、论证和建议。

第五章 性 健 康

【重点提示】性健康是性生理健康性心理健康和性行为健康，其中性知识是基础，性心理是关键，性行为是标志。性健康需要良好的社会环境和正确的性教育。

【学习目标】掌握性健康的概念，了解性健康的意义，认识性教育对性健康的促进作用和医务工作者承担的责任。

第一节　性健康的定义

一、正确理解性在人生中的地位

性与一个人的健康关系极大。传统的观念设立性的禁区，阻碍开展性教育和性知识的传播，误认为这样可以减少人的性冲动、减少性越轨行为和性犯罪的发生。但事实并非如此，性知识的封锁和性禁锢的政策只能造成性的愚昧和偏离，并不能使人文明和健康。

性是人类的本能，本能是任何力量也压制不住的，同时性也从来不是无师自通的，需要通过教育和学习才能懂得性发展的规律，明确性在人生中的位置。性教育是人人都需要的，尤其是处于性发育前后的青年人，如果缺乏性的知识，很容易成为影响身体健康的因素。例如手淫常常成为一些青年人严重的思想负担，他们既无法克服手淫的冲动，杜绝手淫行为的发生，同时又不了解手淫对身体究竟是否有害？因而陷入一种自责、矛盾和焦虑的心理状态，影响学习、生活、人际交往。个别人甚至会因此而自杀。又如处于恋爱期间的年轻人，常常不知道如何对待自己的性欲冲动，不知道该不该发生性行为？也不知道如何拒绝恋人提出的性要求。尤其在社会转型期，当社会日益开放，性的信息也从严密封锁而非常神秘的状态转向公开到有些泛滥，人们在受惠于性的禁区被打破、性知识容易获得、性生活远比过去要满足的同时，也产生了另一种新的焦虑：在性信息泛滥和性诱惑无处不在的社会环境中无法作出选择的不安。婚前性行为和一夜情可以接受吗？网络性爱可以取代真实的性爱吗？同性恋究竟是不是病态？无性婚姻还算是婚姻吗？归根到底，究竟什么才是健康的性？

不可否认，性在人的一生中占有十分特殊的地位。正确地认识性，用科学的态度积极处理自己所遇到的各种性问题不仅对个人的健康有促进作用，也是家庭幸福和社会稳定的重要保证。过去衡量一个人是否健康的标准是有没有生病，但这种看法是机械的，也是不完整的。早在 1948 年，世界卫生组织对健康所下的定义是："健康不仅仅是指有病或没病，而是指一个人在生理上、心理上和社会适应上的良好状态。"以此为标准来衡量，性的健康必须建立在科学的性知识基础上，包括性生理的健康、性心理的健康和性行为的健康，三者缺一不可。

二、性生理健康是性健康的基础

性健康的基础是性生理的健康。也就是说，身体上的这一部分器官是完整的，功能是健全的。虽然男女性器官是与生俱来的，但直到青春发动之前，这一部分一直保持在幼稚状态，也不具有相应的功能。当人类进入青春期，在性激素的作用下，伴随着全身的生长发育，性器官也开始迅速成熟。现代人由于营养条件、环境等多种因素的共同作用，有性发育提前的现象，但如果过分提前也是病态。如女孩子在 7 岁之前，男孩子在 9 岁之前就有性发育的迹象，如乳房或阴茎迅速增大，出现月经初潮或遗精现象时，就一定要去找有经验的儿科医生检查，是不是发生了性早熟。提前的反面是延迟。如果性器官到了超过应该发育的年龄，女性超过 18 岁，男性超过 20 岁仍未出现性器官的发育和第二性征，男性不长胡须和阴毛，没有喉结，也不发生初次遗精；女性乳房不发育，也不来月经时，就提示出现了性发育的抑制，也同样需要找医生进行诊断和治疗。

三、性心理健康是性健康的关键

如果光有正常的性发育和健全的性器官，而不同时具备正常的性心理和正确的性观念，能够用科学的性知识从容地处理所遇到的性问题，也不能称为是性健康的人。在性器官发育成熟的同时，性心理也开始成熟，产生了性的冲动和性的欲望，这是正常的现象。由于性的冲动而发生的自慰行为在大多数青少年和缺乏性伴侣的单身男女身上都会发生，只要正确认识和对待，是不会影响身体健康的。在睡觉时会梦到心仪已久的梦中情人和与性有关的场景，这被称为性梦，有的人甚至会在做这种梦时遗精，《红楼梦》中所描绘的"贾宝玉初试云雨情"，就真实反映了一个情窦初开的少年的性梦情景，这本来也属于正常的性心理现象，不必惊慌失措，但如果不懂得科学的性知识，表现焦虑不安，甚至想入非非而不可自拔，那就成为一种病态。

四、性行为健康是性健康的标志

性生理和心理的正常表明了人类具有性行为的功能，但与谁发生性行为、在哪里发生和如何发生性行为则考验着人们的价值取向和道德水准。虽然具有性欲是人类的本能，但是人类同时是有理智、有思想、有感情的生物物种，而恰恰在这一点上把人类和动物区别开来。以此为衡量，凡是符合道德规范的，安全卫生的，双方自愿的，有节制的，没有欺骗和伤害的，不带任何功利目的，有利于促进爱情和家庭幸福的性行为是健康的性行为；反过来，那种没有任何感情基础的卖淫嫖娼行为，夹杂欺骗或者暴力的性行为或窥阴癖、露阴癖、都不是健康的性行为，有些行为甚至触犯了法律，会受到法律的追究。

第二节　社会文化与性健康

社会环境对人们的性观念影响极大，深刻地影响着性健康。无论是禁欲主义的性禁锢，还是自由主义的性放纵，都会使人的性观念出现偏离，与性健康的目标背道而驰。

改革开放之前，我国内地基本上实行的是性禁锢的政策，将与性有关的一切看成是洪水猛兽，禁止出版与"性"沾边的书籍，甚至连医学书籍也不能幸免，在文艺作品、电影和戏剧舞台上也禁止与性有关的任何表达，这在"文革"中登峰造极，所有有关爱情的描写都被当作资产阶级的腐朽文化而受到批判。在社会生活中，男女都穿一样颜色的衣服。但是性禁锢的政策不但没有使中国人的性欲消失，反而产生了人口爆炸以及恶性性犯罪的增加，这一局面一直延续到"文革"的结束。

人们或许认为，性封锁可以降低人们的性欲望，减少性犯罪，使社会变得"干净"，然而性道德的基础是掌握性科学知识，在无知的基础上不可能建立道德。性欲属于人的本能，凡属本能是压制不住的，压制的结果反而会使性欲在背离正常的方向上加强，这也就解释了为什么在改革开放初期，性犯罪，尤其是青少年性犯罪急剧上上升。既与日益开放的环境，各种文化和思想观念的冲撞有关，也是对长期性禁锢所形成的性无知的一种报复。正如吴阶平教授所指出的："中国历史上并不缺乏性教育，但那是一种封建的、有害的性教育——靠性封锁、性压抑式的各种观念和规范来限制人们的欲望，而否定了人类'本能'已经在社会文化发展中被后天所修饰。今天社会生活中，这种封建色彩的东西仍然影响很深，这既不利于人们的身心健康，也不利于精神文明的建设，反而使庸俗有害的东西泛滥。"

性健康教育首先需要性科学知识的普及。改革开放以来，我国在性科学图书的出版、性知识的普及宣传和学校开展青春期性教育方面确实已经取得了初步的成果。20世纪80年代以前，国内只出版过极少数的几种性知识读物，许多医生对性知识的了解也不比普通人多，且无书可读，无师可问。但随着改革开放形势的推动，性知识读物出版的禁区迅速被打破，吴阶平教授主编的《性医学》和阮芳赋教授主编的《性知识手册》在1982年和1985年先后出版，标志着现代性学和性医学作为一个专门学术领域在我国的建立，具有不可磨灭的历史功绩。这两本书的出版，对整个性学和性教育领域同样意义巨大。它作为一个信号和榜样，促进了性学禁区的打破和性教育的开展。

在性学图书出版方面，1992年时有人初步统计我国出版的性学书籍已达273种之多，其中既包括像弗洛伊德、霭理斯等性学创始人和先驱者的著作，也有像金赛、玛斯特斯和约翰逊等现代性学奠基者的著作，还有长期被视为禁书的《中国古代房内考》等一批古今中外的性文化著作，这些性学书籍的出版数量超过自清政府以来我国出版的这类书籍的总和。更不用说，充斥坊间的中国禁毁图书集成、世界性文学大观，以及人体摄影画册，其开放和暴露的尺度甚至超过国外。这一方面对普及性科学知识，推动人们性观念的现代化起了极大的作用。20世纪80年代的性学书籍的出版还只是主要是翻译国外性学历史上的著作和现代的研究成果，90 年代开始，我国自己的性学著作也开始问世，如 1992 年李银河、王小波合著的《他们的世界》，1995 年潘绥铭所著的《中国性现状》，分别对处于社会边缘状态的同性恋群体和地下性产业问题进行了深入的研究和阐述，而 1998 年中国大百科出版社出版的《中国性科学百科全书》和上海辞书出版社出版的《性学辞典》则标志着性学研究和性教育在我国已经有了自己的学术地位。另一方面也提出了一个值得反思的问题：什么是合适的性教育？我国在大量地引进、翻译、出版性的图书同时，应不应该构建自己的性文化、性观念和性价值的体系呢？现代中国社会的核心性价值观究竟是什么？

第三节　性教育与性健康

一、性教育促进性健康

性教育是关于性知识和性道德的教育。前一部分内容涉及的是生物学方面的基本事实，如关于男女生殖器官的解剖学知识、人类生育知识、性的发育、性器官卫生、性心理知识、性行为知识、手淫问题、遗精问题、月经问题等，这些内容纯属科学范畴。后一部分内容与社会制度、法律体系、文化传统有密切的联系，东西方有许多不同。因此，在进行这方面教育时，不能照搬照抄西方的内容，应适合中国的国情。重点对象是青春期的青少年，其长远目的在于打破性的神秘感，让青少年获得有益的性生理、性心理知识，帮助青少年树立正确的性态度，提高他们与他人（尤其是异性）的交际能力，促进人类的性健康；其现实目的是，减少青少年怀孕，防止性越轨行为的发生。

人类自古以来就有性教育，通过长辈对子女的口头传授，将有关性的知识和观念教给后代。有两种不同的性教育，一种是正确的性教育，传授科学的性知识；另一种是错误的性教育，灌输错误的性知识。在现代社会里，如果没有性教育，文化教育、道德教育可以说是残缺不全的，而性教育倘若游离于文化、道德教育之外，也会成为无源之水，无本之木。因此，应该把性教育作为整个教育事业中的有机组成部分。

性教育的三个最主要的途径是家庭、学校和社会，三者各有不同的侧重，相互补充。

二、家庭的性教育

我国 20 世纪 80 年代开始的性教育主要是在学校中对初中学生开展的青春期教育。而另一个重要的场合，即家庭中的性教育尚未引起足够的重视。家庭性教育的缺乏，对青少年的健康成长极为不利。事实上，家庭中的性教育既是学校性教育的必要补充，同时也是比学校性教育更为直接、深入，对孩子影响更大的教育。

家庭是对一个人成长起最主要影响的场所，性又是一个人在成长过程中不能回避的重要问题之一，但目前它在一般家庭中却都被回避了，青少年不能从家庭中得到他想得到的任何与性有关的知识和信息。会出现这种局面主要原因是：

1. 长期的封建传统和性禁锢政策。所谓"非礼勿视，非礼勿听，非礼勿言，非礼勿动"，使得性成为一个在家庭中不得不回避的话题。中国的家庭成员之间一般是不谈论性问题的，即使夫妻之间也很少或者从不就性问题开展讨论和交流。人们不敢正视"性"，一谈到往总是与黄色、淫秽联系起来，家长绝不会主动与子女议论与性有关的话题。如有一位参加东方电视台做的一档性教育直播节目的男嘉宾说："我有一个上中学的女儿，我想和她谈性教育问题时，她反而说：'你那能介下作？'弄得既是教师又是父亲的我哭笑不得。"

2. 在改革开放的形势下，许多家长也知道性教育的重要性，也想对孩子进行性教育，但由于自己从小生活在没有性教育的社会环境中，许多问题自己也不懂，因此对孩子的教育也无从谈起。

3. 许多家长认为性教育是学校和老师的责任，主要在课堂中进行。加上家长对性教育有心理方面的障碍，因此放弃了家庭性教育的责任。人们在抱怨社会环境的日益复杂，担心随处可见到的性刺激对青少年可能产生的不良影响时，为什么要放弃家庭住教育这个最重要的阵地？有没有想过家长可以在性教育方面做一点什么？

家庭是性教育的第一课堂，家长是孩子性教育的第一任教师。因为性教育不仅仅是有关生殖器官的功能等生理知识教育，而且是培养一个健全的人的成人教育，是人格教育和人生观教育的重要组成部分。它的目标是教育一个人怎样做人，担当起自己的性角色，做一个好儿子、好女儿、好男人、好女人。将来的好丈夫、好妻子、好父亲、好母亲。因此，就不光是学校和教师的责任，而是学校、家庭、社会共同的责任，家庭在性教育方面有学校无法替代的地位。

性是一个人生来就有的生物事实，性的发育在胎儿阶段已经开始。因此，性教育如果等到孩子上学后，或到青春期才开始，已经太晚了，亦即错过了性教育的最好时机。国外性学家认为，性教育应从0岁开始，性教育两个最重要和最关键的时期，一个是5岁以前，另一个是13岁之前。

5岁以前是儿童性身份的确立和性角色的培养时期，所谓性身份是一个人对自己性别的私下体验，而性角色就是性别的公开表现。家长给孩子取什么名字，穿什么衣服，做什么打扮，买什么玩具，允许他玩什么游戏，和谁一起玩等都包含有培养、确立儿童性身份的意义，也是最初的性教育，而这种教育是在家庭中完成的。

13岁之前即青春期发育开始之前，目前我国的青少年生理发育已大大提前，这个阶段的孩子身体已经出现或将要出现巨大的变化，心理、性格上也出现了相应的改变。孩子面对这些巨大变化会一下子适应不了，也产生了许多自己无法解答的问题。学校开展的性教育能够为他们解决部分问题，但许多个人的具体问题依靠课堂的教育无法回答。朝夕相处的父母亲如果能及时发现孩子身上的细微变化，及时通过交谈解除孩子的疑虑，对帮助孩子放下包袱、成长进步是大有益处的。

家庭作为个人成长最重要的场所，有着学校性教育无法取代的地位。没有一个学校或老师能够比父母更了解自己孩子的需要，老师也不可能解答每一个学生的问题。学校可以为学生提供系统的性知识，但不可能对孩子的人生观产生像家庭那么大的影响。

三、学校的性教育

家庭中的性教育虽然是基础，但因为受到家长本身所掌握的性知识的局限，以及家长心理方面的一些障碍，因此也有不足的地方，如不够系统、科学化。这就需要学校中的性教育来补充、提高。对学校要不要开设专门的性教育课程是有争议的，一种意见认为，性教育具有独立的体系，是一门专业，应设置课程；反对者认为，性教育的内容可分散在其他相关课程中进行。目前已经有越来越多的人认识到性教育对培养合格人才的重要性，在我国许多大中城市中，中学生的青春期性教育已作为一门独立的课程，并列入了健康教育计划。

学校性教育的另一个长处是，除了学习比较系统和科学的性知识之外，也是良好的性心理和性角色的培养场所。学校是男女学生频繁接触的地方，对于学习两性之间的正常交往、尊重异性、良好性角色行为的形成等，都有积极作用。

学校的性教育必须针对青少年的特点，采用他们能够和乐意接受的方式进行。比较常用的性教育方法有：讲课、放映电影或录像、课堂讨论、请人做报告、事例分析、演示、游戏、小组讨论、个别指导等。讲课一般适宜讲授学生比较敏感的问题，如手淫、性交、异常性行为等。讲课时教师应注意运用典型事例，避免照本宣科。许多学生都喜欢课堂讨论，通过这种方式接受社会关系和感情方面的教育，如自我意识、获得独立能力、承担义务、约会、爱情、性价值等。对于生殖系统的解剖、生理知识和怀孕、避孕、胎儿发育、分娩、性传播疾病等比较适合用电化教育手段，通过图片、幻灯、录像等给学生以形象的教育。课后不拘形式的小组讨论，也不失为一种有效的方法。

学校的性教育要贯彻循序渐进的原则，并根据此原则制订纲要。从认识自己的身体和自己的性别特征开始，逐步地学习有关的性生理、性心理和性道德知识，要针对各年龄段孩子的认知特点，进行适时、适度、适量的性教育，培养青少年掌握科学的性知识，树立正确的性观念，完成性的社会化。

学校的性教育除了在课堂进行之外，也要根据在学生中发现的情况，如早恋、私下传看黄色物品等，做个别的教育和辅导。

学校的性教育应当与家庭性教育口径一致，不能向孩子提供相互矛盾的教育，因此学校可以定期与家长联系和沟通，取得比较统一的认识。

学校的性教育必须由受过专业训练的教师来承担。从外面请来的专业人员无论是医生还是社会工作者都不能胜任这项工作，其原因是，很少有人既具备儿童成长的知识，又懂教学法并热心于这项工作。另外，从外面请人也会对孩子们产生不利的心理影响，把事情搞得很神秘，反而引起他们的好奇，其结果有害于青少年身心的健康成长。因此，有关生育和性方面的教育必须由教师来完成。但是目前这方面的教师还很缺乏，从事性教育工作的教师无论在思想上还是在知识上，或在其教学法的训练上都没有做好准备，水平也参差不齐。而性教育是需要教学上的特别技巧和能力的课程，训练过的教师往往更能够理解学生这方面的需要，并能提供更实际的帮助和指导。因此，师范院校应开设青春期性教育的专业课程，培养这方面的师资队伍。

四、社会的性教育

社会的性教育是在政府的支持下，通过性教育的专业机构和群众团体组织教育、卫生、新闻、出版、司法等各界人士通力协作，充分利用书籍、报纸、广播、电影、电视、讲座、咨询、展览会等各种渠道进行。性教育是一个系统工程，必须依靠家庭、学校和社会的密切配合，才能取得最大的效果。当今世界上黄色文化泛滥成灾，书刊、杂志、广告、银幕，各种性的挑逗随处可见，性的商业化和商业的性化并存。小孩子从小就处于各种性信息的包围之中。通过扫黄净化环境是必要的，但更重要的是要用科学战胜愚昧。可以说，书籍是社会性教育的最基本方面。通过性学方面的专家编著各种适合不同层次读者需要的性教育读物，传播科学的性知识和健康的性观念，抵制黄色文化和错误性信息的误导，促进社会的文明和进步是社会性教育最根本的任务。

第六章　人类性反应

【重点提示】性反应是现代性学的一个重要概念，通过严格的实验研究而建立。性反应周期分成性兴奋期、持续期、性高潮和恢复期四个阶段，在每个阶段，男女两性表现出各自的可测量和观察到的身体变化。

【学习目标】熟悉性反应的科学概念和建立性反应概念的意义；掌握性反应周期的四个阶段的分型和身体主要变化特征，以及影响性反应的各种因素；了解男女两性性反应的相同点和区别。

性是人类生活中不可回避的主题，因此人类创造了众多涉及性的诗歌和浪漫故事，但若从生理功能的角度看，人与动物的性反应是完全相同的，它们均以体内客观的物质改变为基础。人们经常在性的生理（physiology）或者身体方面，与心理（psychology）或者精神方面作出严格的区分，就好像身体和头脑完全各行其是一样。显然这是不正确的，生理和心理与组织的各个层面有关联，这种关联并非随意而为。从生理学的层面研究器官和器官体系的组织和相互关系，而在心理学层面，则集中关注人类整体的功能。1966年，美国妇产科专家玛斯特斯（W. Masters）和心理学家约翰逊（V. Johnson）通过大量的实验研究而发表的代表作《人类性反应》的出版，第一次系统地描述了在整个性反应过程中各个时期男女的生理变化，并提出了性反应周期的概念，性反应的奥秘才被彻底揭开。

第一节　性反应的概念

一、性是种系进化和社会演化的产物

从生物进化史中可以发现，在生物进化的初级阶段，性原本与生殖无必然的联系，生物界中最简单的有机体——细菌、真菌和某些原生生物的繁殖方式是无性繁殖，只是通过细胞分裂来进行。而随着生物的进化，无性繁殖的方式因为不能适应环境的变化逐渐被有性繁殖的方式取代，高等生物都以有性的方式繁殖。在生物进化的这两极之间，性与生殖的联系非常紧密，以至于发展到性与生殖相互融合，你中有我，我中有你。而到了生物进化的最高阶段，到了人类这样一个最复杂的生物有机体，由于发明了避孕术

和试管婴儿技术，性与生殖成功地分离。克隆技术的发明则进一步展示出人类运用无性繁殖方式创造生命新个体的可能。

人类性进化有两个最显著的标志：面对面的性交和女性发情期消失。

1. 面对面的性交

人类的性除了保留了某些动物的基本特征以外，更具有独特的进化优势。手脚分工和直立行走不仅是从古猿进化成人的决定性进化条件，而且促成了人类的外生殖器官向正面移位。人类的这种性进化打破了动物界普遍的"后入位"性交模式，使得人类的两性可以面对面地采用独特的"前入位"性交。这种由于身体结构的进化所促成的行为模式的改变具有多方面的作用。

首先，扩展了人类性感受的接触部位和接触面积，不仅生殖器、口唇等可以用于性活动，而且女性的乳房也特化成性器官，她们更有阴蒂这个高度进化的性感受器官。其次，人类的双手在性交中用于性爱抚行为，增强了性交效果，还可使女性掌握性交的主动权（高等动物中的雌性个体在交媾过程中基本处于被动地位）。第三，人类在性交时可以运用视觉功能"审视"异性的表情，加强性兴奋和促进性信号的交流。

2. 女性发情期消失

高等动物的生殖活动受发情期的制约，它们只在一年中的特定季节里繁殖后代。人类的性进化使女性发情期消失，这种性生理的进化增大了人类繁衍的机会。在生物进化的阶梯上，唯有人类两性的性成熟个体可以在任何时候共同发起和推进性行为及共同充分享受性快乐。因此，人类性活动的内容与质量在动物的基础上获得了最大限度的拓展和提高。人类的性是种系进化和社会演化的共同产物。

二、性行为实验研究确立了性科学的地位

虽然早在 1855 年，费利克斯·鲁鲍已发表过有关人类性交的研究资料。1908 年，德国性学家亚尔伯特·摩尔的世界上首本论述儿童性问题专著中首先提出人类性反应有四个阶段。1942 年，Wilhelm Reich 在他的《性高潮的功能》一书中声称发现了器官能量，也提出了人类性反应的四个阶段。而早在 1920 年就有美国心理学家 J. B. 华生首创人体性行为的实验室研究。但具有权威性和科学性的性行为的研究结果，当属美国实验性学家玛斯特斯和约翰逊于 1966 年发表的著作《人类性反应》。

这一研究成果标志着性科学的科学地位真正确立。有人把《人类性反应》一书喻为人类性研究从黑暗走向光明的一颗启明星。

三、人类的性冲动和性反应

（一）性冲动的产生由来

性冲动是个体在性激素和内外环境刺激的共同作用下，对性行为的渴望与冲动，它不仅限于性器官而且也涉及整个身体和心灵。它常伴随生殖器官的充血现象以及心理上的激动和欣慰出现，是生理和心理的综合反应。

性冲动是随着生理、性心理的发育，性功能的日趋成熟，性意识的产生而出现的。男女两性从青春期开始，都会产生性冲动，只是引起的原因有所不同。男性的性冲动容易被视觉刺激所引起，如女性形象，或裸体的艺术品、图片等；女性的性冲动虽然也能被各种带有"性"色彩的视觉形象所激起，但她们的性冲动更易被触觉和听觉刺激所引起。

（二）性反应的定义

性反应是指人体在受到性刺激后，身体出现的可以感觉到、观察到，并能测量到的变化。这些变化不仅发生于生殖器官，也可以发生于身体其他部位。

性反应是由心理、生理条件反射和非条件反射形成的，非条件反射是由遗传决定的本能行为。条件反射与人类的意识相关联，是后天形成的，如视觉、听觉、嗅觉和触觉是通过大脑调节形成的。非条件反射是由遗传决定的本能行为。性反应就是通过一定刺激条件产生的性欲望。当性刺激引起性冲动达到一定程度时，使性器官兴奋，兴奋强度积累时，便通过性交来达到性能量的释放。

性交的前提必须是性欲望的唤起。性的冲动是神经系统的一种反射作用，当机体受到内外环境刺激时，便可通过中枢神经系统而产生一种应答性反射。当性冲动到来时所引发的反应，就称为性反应。

性反应就是通过一定刺激条件产生的性欲望的满足，它取决于三个因素：一是外在刺激的强度；二是受激的敏感程度；三是性生理反应强度。

性反应的主要方式有两种，即测定性活动时性器官的变化和其他身体反应，或收集受试者的主观感受。

具体地说，当两性受到内外环境的刺激，如异性体味体貌、抚摸、想象等，就会产生神经冲动，这种冲动传导到大脑的有关中枢即形成性兴奋，并通过血管、内分泌、神经系统作用于生殖器官，导致其发生变化。男性表现为阴囊收缩，阴茎勃起，性高潮时还会有射精现象；女性表现为阴蒂和阴道壁的充血膨胀，黏液分泌增多。在生理上产生这些变化的同时，心理也会产生激动和欣快感。

人类的性生活是一种极为复杂的心理和生理活动，并受各种因素的影响。当性器官成熟后，在足够的性激素刺激下，男性的睾丸及附属腺体不断产生精子和精液，数量越多膨胀感越强烈，并促使精液排泄，当没有性行为时，即以遗精的方式排出。而女性的卵泡成熟，雌激素分泌增加，性敏感程度增强，前庭大腺和阴道也有分泌物积聚，需要排放。产生这种排泄与排放的欲望是正常的生理性现象。性能量过多的蓄积，使人精神紧张，焦躁不安，性交就是排解这种生理性现象并使机体松弛、消除紧张心理的一种有效方法。

男女的性反应有时间上差别，男性的性反应过程快，而女性的性反应过程慢。如男性不注意女性的这种性反应特点，往往在性交过程中，双方的性过程不能同步进行。即男性已经到了性高潮（射精），性交已结束，而女性还没有到高潮期，因此得不到性满足。另外，男性的性反应消退期短，而女性的消退期长，如果男性射精后就疲惫而昏昏欲睡，女性性满足的情绪就会受到一定的影响。为了使性生活和谐，使女性能得到性满足，准备阶段要长一些，男方通过语言、抚爱、接吻等去激发女性的性欲，等女性进入了兴奋期再进行性交。性交结束后，男性继续爱抚女性，等女性的性欲完全消退后共同结束性生活。

四、性的激发

如同在很多重要的生理功能中一样，大脑在性唤起中也扮演着重要的角色。大脑解释这些刺激，不管是视觉的、嗅觉的，还是其他方面的，并启动"激活"其他身体部位的过程。

大脑包括两个主要的组成部分：大脑皮质（表层部分）和皮质下部（下方的部分）。皮质下部包括小脑（对应身体的运动功能）、延髓（调节心跳、呼吸及其他基本生理过程）、脑桥（调节睡眠周期）和间脑。间脑由丘脑和下丘脑组成，有调节情绪等功能。丘脑把感官的冲动从神经系统的其他部位传至大脑皮质。下丘脑是性唤起中的重要结构，它是自主神经系统中主要的激动器，这一系统调节激素平衡、体温恒定及血管的收缩和扩张等基本生理过程。

1. 大脑与性反应

当遇到与性相关的刺激时，无论是何种形式的，这种信号经神经传递到大脑。一旦兴奋抵达大脑，信号通过网状激活系统接受或传至边缘系统和丘脑。接着，下丘脑被激活，依次通过经由神经传送的信号或者释放至血流中的物质激活自主神经系统和内分泌系统。

没有两个人是完全一样的，所以也不能指望任何两个人对性刺激作出同样的反应。首先，一个人觉得可唤起性欲的东西，另一个人可能认为不可以。因此，当看到人们性行为的画面时，一些人可能会经历生殖器勃起或阴道分泌润滑物，而另外一些人可能会厌烦这类事物而无动于衷。其次，由于疾病或伤害，某些典型的反应可能对于一些人并不存在。例如，一位脊髓受伤的男性可能没有勃起的能力，尽管同样的场景经常会让其他男性产生性兴奋。此外，一些人对某些明显的不自主反应有很弱的自制力，而另一些人能够去锻炼这种自制力。例如，虽然射精被认为是针对性刺激的不自主反应，如果他们愿意这样选择，人们往往能够学会控制（推迟）射精。总的来说，即使针对性刺激有一些典型的反应方式，但是在性反应上，仍存在着很多的变化。

2. 自主神经系统

自主神经系统有两个部分，它们都与性功能有关，即交感神经系统和副交感神经系统，这些"低级神经系统"通过神经与身体的各个部位关联。无论是兴奋还是抑制性反应均同时有这两种神经的活动。自主神经的基本功能之一是通过控制动脉的收缩来控制血流量。对生殖器官内的血管来说，交感神经使动脉收缩，而副交感神经则使动脉舒张。当存在唤起性的刺激时，生殖器官部位的动脉扩张，让更多的血液流过，这也是阴茎和阴蒂勃起的原因。

3. 激素在性唤起中的作用

内分泌系统与激素的分泌有关，激素会运输到身体的各个部位，指导它们如何运转。例如，当压力太大时，垂体、肾上腺、甲状腺及其他腺体分泌的激素会储存在血液中，并被运输到身体的各部分，引起心率加快、肌肉紧张、血压升高，以及排汗增加。

性唤起的方式也是相似的，当遇到性唤起的刺激时，内分泌系统被激活，开始分泌激素，身体也发生变化。这是一个人幻想性体验的情景，幻想转换为性反应，这种反应建立在以特定身体部位和身体功能为靶子的激素的释放。

性激素产生于睾丸和卵巢。睾酮，一种主要产生于男性睾丸间质细胞和男女肾上腺（也有少量产生于女性卵巢）的雄性激素，可影响性欲。睾酮越多，性欲就越强，相反，睾酮越少，性欲就越弱。

五、对性反应的其他科学认识

玛斯特斯和约翰逊的研究还对性生理提出了许多新见解。主要有以下几个方面。

（1）论证了男性与女性的性反应极其相似，而不是女性比男性迟钝或性反应相差甚大。他们的研究结论纠正了弗洛伊德所主张的女性性反应高潮分为"阴道高潮"和"阴蒂高潮"两个阶段并极力贬低"阴蒂高潮"的错误，这一科学结论为消除许多女性性高潮障碍和某些社会错误的性观念提供了性生物学的理论依据。

（2）实验表明，男性阴茎的大小与男女的性快感强弱并无必然关联。只要女方性兴奋发展充分，阴道的下1/3壁因高度充血膨胀而明显增厚，此部的阴道腔变狭，就对阴茎起到一种增强的"紧握"作用。因此，男女的性快感并不减弱。

（3）虽然阴茎和阴蒂在器官发生上属于同源器官，但并非是功能上的类同器官。两者虽在性兴奋时都会因充血膨胀而勃起，但两者在功能上各有特征。阴蒂是女性性高潮时外周性感受的中心器官。

（4）女性在性兴奋时，会从阴道口流出液体。前庭大腺和子宫颈管腺的分泌物参与组成这种阴道润滑液。阴道壁通过一种"发汗"感应的性反射作用能在性兴奋时产生大量的润滑液。研究证实，阴道壁无腺体分布，因此阴道壁漏出的液体，并不属于腺体分泌物。

（5）实验发现，女性体内也含雄激素，男性体内也含性雌激素，但含量差异极大。男性体内所含的雄激素是女性的7~10倍；女性体内所含的雌激素则是男性的10~15倍。

（6）实验发现，手淫过程中性反应的性生理现象和消耗的体能与性交相仿。所以，正常的手淫不会损伤身体。这为彻底否定自18世纪以来就盛行的"手淫有害论"这一错误观念提供了科学证据。

（7）实验明确了脊髓勃起反射中枢位于脊髓末端。共有两个：一个是自动反射中枢，位于脊髓骶部，接受肉体接触等第一信号系统的性刺激；另一个是联想反射中枢，位于脊髓骶部的上方，接受诸如语言、幻想等第二信号系统的性刺激。确切的发生机制目前尚不清楚。

第二节 性反应周期

人类的性生活是一种极为复杂的生理活动，并受各种因素的影响。性生活不仅是繁衍后代的需要，也是夫妻爱情的一种体现。处理好性生活是建立美满幸福家庭的重要条件。性生活是夫妻双方的协调活动，只有双方都有正常的性反应，才能使性生活相互满足。

一、人类性反应周期

人类的性反应，从性兴奋的开始到高潮的平复是一个持续的过程。在这一过程中，人的心理和生理都会产生一系列的变化。因此，根据性反应各阶段中人的生理和心理不同的特点，可以把性反应的整个过程划分为 4 个阶段。玛斯特斯和约翰逊根据他们多年的实验研究成果，在《人类性反应》一书中提出：人类的性反应从性欲开始被唤起到重新平复，可划分为四个阶段，即兴奋期、平台期（又称持续期）、高潮期、消退期。每次完整的性反应都是如此，循环往复，周而复始。因此，性反应的整个过程也被称为性反应周期。性反应周期指的是由性刺激引起的性生理、性心理、性行为的阶段性变化模式。

这种人为划分的性反应周期的各期之间并不总是可以很明确地区分，并且一个人在不同时间内也可以有相当大的差别，以及各人之间也可以存在很明显的差异。性反应周期中各阶段的持续时间差别很大，性兴奋期和消退期最长，持续期次之，高潮期最短。这一模式毕竟有助于人们理解性活动期间所发生的解剖学和生理学方面的变化，也有利于加深对环境、疾病或药物影响性功能方面知识的理解。正确地认识性反应的过程，有利于男女两性双方相互配合，获得和谐美满的性生活。

（一）兴奋期

人类性反应周期的第一阶段即兴奋期是指性欲被激发（性唤起），身体进入性紧张和性活跃的阶段。兴奋期是性生活的准备阶段，也被人们称作性生活的前奏、热身期。在这一阶段，男性往往处于主动地位，这种性唤起起因于任何躯体性的或心理性的刺激。这一刺激会使人体发生许多生理变化，如"心率加快、肌肉紧张、生殖器充血"等。若能够保持足够的性刺激时间和强度，则兴奋期的反应强度会迅速增强、加速或缩短时程。若刺激不当而引起生理不适或者有效刺激中断，则兴奋期可能延缓，甚至夭折。

（二）持续期

持续期是在兴奋期的基础上，许多性生理反应呈持续和发展的阶段。在兴奋期和持续期之间并没有突然变化的生理标志，而是许多生理反应在性兴奋期的基础上进一步加强。持续期预示着性高潮的生理紧张、肌肉紧张和神经紧张均达到更高的强度。此时呼吸加深、加快，生殖器官血液充盈更加明显，阴茎增大且坚硬，欣快感在男女两性之间都很强烈。在这一阶段性紧张度越来越强烈，继而达到极高的水平，并最后由此进入高潮期。如果配合和谐，男女双方的身体运动特别是骨盆的运动会调节得非常得当，这样双方会同时进入性高潮，要做到这一点，两性双方的情感交流是非常重要的。持续期的持续时间很大程度取决于所用刺激的有效性，并与为使性紧张度增强以至达到顶峰的个人性驱动力因素有关。如果刺激不够或性驱动力不足，或刺激撤除，个体将不能达到性高潮，并将缓慢地从持续期性紧张水平降为过度延长的消退期。

（三）高潮期

性高潮的生理学系统调查直到 20 世纪 60 年代才由玛斯特斯和约翰逊首先进行。此后，陆续才有了其他补充性或更正性研究（如 Bohlenetal，1980；Bohlen，1981），新科技也为生理研究提供了机会。性高潮期是性生活的巅峰，处于高潮期的两性能够得到极大的快感。

高潮期是性反应过程中最短暂的一个阶段，大约只持续几秒钟，但它带给两性的快感却是长久性的。科学研究表明，人体具有一个性高潮的阈值，一旦性刺激和性兴奋强度达到或超过此阈值，便由神经反射引发性高潮的出现。在特定偶然的场合下，代表最大强度的性紧张度可使不随意的性高潮达到任意水平。主观的性高潮意识（动情的）集中在盆腔，在女性特别集中在阴蒂体、阴道和子宫。在男性则集中在阴茎、前列腺和精囊腺。尽管从生理上已经熟知，而主观感觉则是建立在个体反应类型的基础之上。女性性高潮体验在强度和持续时间方面的个体差异很大，反之男性几乎都是经历典型的射精，个体差异很小。在金西的研究对象中，性交中的男性一般会在 4 分钟内达到高潮，反之女性达到高潮则需要 10 ~ 20 分钟。然而当女性靠自己进行刺激时，她们可能会像男性一样很快地到达高潮（Kinseyetal，1948，1953）。

（四）消退期

消退期包括身体紧张逐步松弛和恢复的过程。生殖器充血消退，身体的各种变化复原。男性的消退期包含长达数分钟到数小时的不应期，在此期间，不能再发生性唤起。女性则没有这样的不应期，可再次达到性高潮。在每个阶段内，机体内均出现一系列的规律性生理变化。在这些变化中，男女性欲反应基本是相同的。

性反应周期的四个阶段是一个连续的、不可分割的、完整的性兴奋的动态过程。研究发现，男女性反应都有相似的、明确的规律，但也有各自的特征（图 6 - 1）。

二、男性性反应周期的表现

男性性反应的特点是能迅速地进入性兴奋状态。这和男性的性欲冲动具有"主动性"和"进攻性"有关。

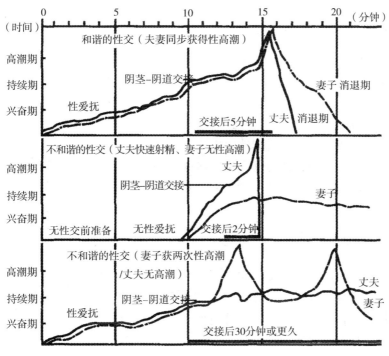

图 6 - 1　男性与女性性反应周期比较

（一）兴奋期

男性对有效性刺激的初始反应是阴茎勃起。性兴奋期男性性器官变化如图所示（图6 - 2）。

在这一阶段，男性出现以下的生理反应：阴茎由于受性刺激后，海绵体充血开始勃起。勃起所需要的时间因人或刺激的强度等不同而各不相同，青年男性可在几秒钟内勃起，而老年人勃起就需要较长的时间。阴茎充血变得胀大、逐渐变得粗壮坚挺，勃起的阴茎血容量可

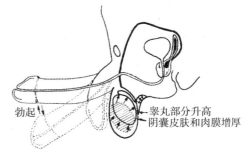

图 6 - 2　男性盆腔：兴奋期

达 80～200mL。性刺激使提睾肌产生收缩，向会阴部提升睾丸，阴囊皮肤充血使阴囊壁增厚、变紧；血压不断升高，心跳加速，呼吸急促；同时，四肢、下腹以及骨盆区肌肉出现自发性收缩和颤抖，有些男性的乳头还出现耸起变硬的现象。

兴奋期持续的时间可以从几分钟到几小时不等。

（二）平台期（持续期）

平台期，也称持续期，是兴奋期和高潮期的过渡期，持续时间相对较短，往往在0.5～5分钟。这时性兴奋和性冲动更加强烈。性平台期男性性器官变化如图所示（图

6-3)。

这阶段男性出现的主要生理反应是阴茎完全勃起变得粗硬，阴茎头膨胀，茎部直径增大，龟头颜色进一步加深。尿道部进一步增宽加长，阴囊收缩，睾丸的位置进一步提升充盈更甚，体积可增至原来的 0.5~1 倍。面部及腹部肌肉强直，呼吸急促，心跳加速，血压升高。性红晕依次出现，最初自腹部产生，随即播散到前胸、面部、颈部，有时波及肩和前臂。

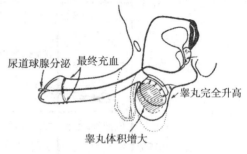

尿道球腺分泌　最终充血

睾丸完全升高

睾丸体积增大

图 6-3　男性盆腔：平台期

（三）高潮期

在开始讨论男性性欲高潮反应时，应该提到特征性的平台反应，经常可以观察到性欲高潮时有分泌物的排出，分泌物的特征为黏液性，通常总量不超过两三滴，不经意地从尿道口流出。此分泌物来自男性的尿道球腺，其功能主要是润滑尿道。

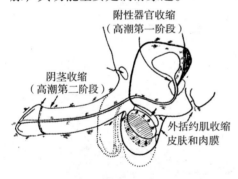

附性器官收缩
（高潮第一阶段）

阴茎收缩
（高潮第二阶段）

外括约肌收缩
皮肤和肉膜

图 6-4　男性盆腔：高潮期

高潮期是性反应最强烈的阶段，这个阶段持续时间虽然非常短暂，只有短短数秒钟，但却是性冲动最强烈的宣泄过程。男性性高潮是男性在性反应的过程中，性兴奋强度最高阶段。在高潮期，阴茎硬度达到顶峰，并伴随着有节律性的收缩。在高度性紧张状态下，输精管、精囊腺、前列腺和尿道等组织和器官产生强烈的收缩，精液向外喷射而出，出现射精。射精是精液在强大的压力下从尿道口喷射而出的生理过程，射程可达

0.5m 或更远。但随着年龄的增长，这种射程越来越近，甚至不是射出，而是从尿道流出。这是与射精有关的肌肉收缩力减弱的结果，并非病态。性高潮期男性性器官变化如图 6-4 所示。

玛斯特斯和约翰逊把射精过程分为两个阶段。在第一阶段，睾丸、附睾、输精管、精囊腺、前列腺一起产生平滑肌收缩，使精液汇集于尿道的前列腺部。同时尿道球腺也分泌液体加入精液，此期内括约肌关闭，阻断了精液逆行到膀胱的通路，此时有一种射精不可避免的感觉。在第二阶段，由尿道中充盈的精液产生冲动信号经骶神经传到脊髓射精中枢，然后有节律的冲动从脊髓送到骨骼肌；致使球海绵体肌、坐骨海绵体肌、尿道括约肌共同有节律地收缩产生压力，迫使精液从阴茎部尿道口喷射而出。经 2~5 次收缩后，收缩频率很快降低，间隔时间延长，力量逐次减弱。根据射精收缩次数多少来判定性高潮的强度与质量，凡收缩次数低于 2 次者为低弱；3~4 次者为一般；超过 5 次者为强烈。射精收缩间隔约 0.8 秒，精液喷射的力度因（括约肌）收缩强度而定，青

年人精液的射程可达 30 ~ 60cm。此期直肠括约肌也有节奏地收缩，心率每分钟高达 180 次，收缩压升高 5.3 ~ 13.3kPa，舒张压升高 2.6 ~ 6.6kPa，呼吸每分钟可多达 40 次。男性性高潮的强度决定于疲劳的程度、性心理状态、性刺激强度以及两次性交的间隔时间。

（四）消退期

消退期是高潮期之后身体恢复常态的阶段，男性在这一时期的生理反应是高潮期出现的各种生理变化，如全身肌肉颤抖、呼吸急促等都开始逐渐消退。性消退期男性性器官变化如图 6 - 5 所示。

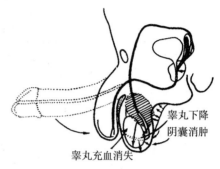

图 6 - 5　男性骨盆：消退期

射精后阴茎充血减退，阴茎硬度下降，一般在 5 ~ 10 分钟始出现局部软垂，全部软垂在 5 ~ 30 分钟。阴囊和睾丸在高潮后 5 ~ 30 分钟下降，如果没有进入高潮期，软垂过程需要时间更长，有的甚至几个小时。红晕按照其出现的反向依次消失，掌心和足底的排汗现象先后出现。从解剖学等变化方面来看，消退期正是兴奋期的相反过程。

男性消退期的一个最显著的特点，是经历过性高潮之后，存在一个对进一步的性刺激没有反应的时期，即不应期。

三、男性性反应模式

男性的性反应模式只有一种（图 6 - 6）。目前公认男性性反应尚存在许多可以识别的不同改变，然而这些变化通常只与持续时间有关，与反应强度无关，更多的图示将只是重复，而不能说明说明新问题。

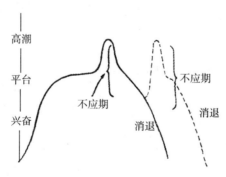

图 6 - 6　男性性反应周期

四、男性性反应周期总结以及生殖器内外的反应

1. 男性性反应周期总结

见图6-7。

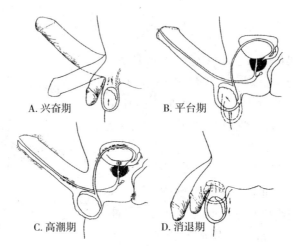

A. 兴奋期　　　　　　　B. 平台期

C. 高潮期　　　　　　　D. 消退期

图6-7　男性性反应周期总结

2. 人类男性性反应周期——生殖器以外的反应

见表6-1。

表6-1　人类男性性反应周期——生殖器以外的反应

	Ⅰ兴奋期	Ⅱ平台期	Ⅲ性高潮流	Ⅳ消退期
乳房	乳房勃起(不一致,且可延迟到平台期才出现)	乳头勃起和肿胀(不一致)	未观察到变化	乳头勃起消退(也可能延长)
性红晕	未观察到反应	斑丘疹样红晕出现在末期(不一致)首先见于上腹部,继而遍及前胸壁、颈部、面部、前额,偶尔波及肩部和前肩	性红晕充分发展;其程度与性欲高潮强度相平行(估计发生率25%)	以性红晕出现时的相反顺序迅速消退
肌强直	随意肌紧张;不随意肌活动的一些证据(睾丸部分升高,腹壁和肋间肌张力增加)	随意的和不随意的肌紧张度进一步增加;面部、腹部和肋间肌出现半痉挛性收缩	随意的控制消失,肌肉体发生不随意的收缩和痉挛	进入本期后肌强直很少能延伸到5分钟以上,但是它的消失并不像许多血管充血的迹象消失得那么快
直肠	未观察到反应	按照刺激的技术直肠括约肌随意性收缩(不一致)	直肠括约肌以0.8秒的间隔不随意收缩	未观察到变化

	Ⅰ 兴奋期	Ⅱ 平台期	Ⅲ 性高潮流	Ⅳ 消退期
换气过度	未观察到反应	反应表现发生在本期末	呼吸频率高达 40 次/分，换气过度的强度和持续时间表明性紧张的程度	未观察到变化
心动过速	心率增加直接平行于性紧张度的升高，而与刺激技术无关	记录到的心率平均为 100～175 次/分	记录到的心率范围在 100～180 次/分	恢复至正常
血压	血压升高的发生直接平行于性紧张度的升高，而与刺激技术无关	收缩压升高 2.67～10.7kPa 舒张压升高 1.33～5.33kPa	收缩压升高 5.33～13.3kPa 舒张压升高 2.67～6.67kPa	恢复至正常
出汗反应	未观察到反应	未观察到反应	未观察到反应	不随意的出汗反应（不一致）通常限定于脚心和手心

3. 人类男性性反应周期——生殖器反应

见表 6-2。

表 6-2 人类男性性反应周期——生殖器反应

	Ⅰ 兴奋期	Ⅱ 平台期	Ⅲ 性高潮流	Ⅳ 消退期
阴茎	勃起迅速发生，当本期延长时，勃起可能部分失去，随后再次获得，勃起在非性刺激介入时也容易受到损伤	在冠状沟边缘的阴茎直径增加；龟头颜色改变（不一致）	阴茎尿道全长的排出性收缩；开始时收缩间隔为 0.8 秒，在前 3 或 4 次收缩后，频率和排逐力减少；微弱的收缩可持续数秒钟	消退的发生分为两个阶段：（1）血管充血迅速消退到阴茎比平时仅大 50%（2）缓慢复原到正常状态，通常是延伸的过程
阴囊	阴囊包被绷紧，增厚；阴囊变扁平并提升	无特殊反应	无特殊反应	充血和阴囊绷紧的外表迅速消失，外被膜早期的皱褶外表重新出现，有时为延迟的过程
睾丸	两侧睾丸向会阴部部分提升，伴有精索的缩短	睾丸增大可比未受刺激时未充血状态增大 50%；睾丸继续升高到达紧密顶触会阴的位置；睾丸的充分升高是性欲高潮迫近的特殊指征	未记录到反应	睾丸的血管充血性增加消失，睾丸充血下降到松弛的阴囊内；可能迅速或缓慢发生，取决于平台期的长短
附属器官	未观察到改变	附属器官的收缩产生射精（不可避免的和起始的射精过程感觉）	未观察到改变	

续表

	I 兴奋期	II 平台期	III 性高潮流	IV 消退期
尿道球腺	未观察到改变	已提出是射精前流出的 2 或 3 滴黏液的来源；其发生的时间基本上与女性前庭大腺的分泌活动相同；在这一液体中观察到活动精子	未观察到改变	未观察到改变

五、女性性反应周期的表现

女性性欲冲动表现为"被动性和容受性"，这种差别和受精过程中精子的"主动性"与卵子的"被动性"完全相适应。在对性反应能力进行检测评估时要包括性生理和性心理两个方面。女性的性反应能力可从以下 5 个方面进行判断：

1. 与异性交往中的感受

与异性交谈时自己能感到愉悦和兴奋，最为明显的生理反应是会感到紧张、激动、脸红，甚至心跳加速。出现这些反应和感受是正常的，也是性反应能力不错的表现。

2. 性幻想

在性幻想中，自己常会与意中人一起坠入爱河，甚至发生身体上的亲密接触。这时心理和身体上都会有一种强烈的满足感。表明个体的性功能及性反应能力较好。

3. 性梦

在梦中能够梦到自己喜欢的、模糊的异性形象，或梦到自己与对方交往、相爱、性接触等。在极度的兴奋和喜悦中醒来时，会发现自己的阴部仍在抽动，分泌物也明显增多，这是性反应能力不错的真实反映。

4. 媒体刺激

自己有兴趣阅读、收看一些描写性知识、性活动的科普书刊或影视作品。在阅读或收看时，会不自觉地进入"角色"，自身还会出现与媒体中人物类似的愿望、情感和生理反应。这种反应和感受越强，则表明自己的性反应能力越好。

5. 性自慰

用手轻抚自己的乳头，乳头会逐渐勃起胀大。用手刺激会阴部，会发现此部位的感觉明显强于四肢躯干。如果性反应能力强，完成上述过程，只需要 2 分钟。

6. 性态度

性态度是指对异性个体及自身和异性的性器官、性反应及性活动的认知态度，是影响性反应能力最重要的心理因素。如果自己在思想上认为"性"是自然现象或是人类美好的活动，并能采取接纳、亲近的态度，这种积极的态度可提高自己的性反应能力。《人类性反应》一书指出：女性性欲最强的年龄是在 40 多岁至 50 多岁之间，许多学者的论证也肯定了这一点。

女性的性反应周期分为以下 5 个阶段：

（一）性欲期

这一时期是指心理上受非条件和（或）条件性刺激后对性的渴望阶段。此期以性幻想和性渴望为特征，只有心理变化，无明显生理变化。

（二）兴奋期

女性对任何形式的性刺激发生反应的第一个生理学征象是阴道润滑作用的产生。性兴奋期女性性器官变化如图6-8所示。

这一阶段，女性在性唤起后10～30秒阴道出现渗液，使阴道湿润，阴道黏膜呈紫红色。阴道外1/3其腔膨大2.5～3.1cm，阴道内2/3膨大震颤。阴道腔呈球形膨胀。子宫由于兴奋升至骨盆，宫颈向上抬升。大小阴唇充血、肿胀，有一半妇女的阴蒂头膨胀约有1倍以上，常伴有阴蒂体部增长。由于上述各种作用使阴道相应变深。未产女性大阴唇可变窄耸起，已产女性大阴唇充血水肿，比平时大2～3倍。小阴唇此时呈粉红色或红色。在兴奋期有2/3的妇女乳头竖挺，常伴有乳房增大、乳头竖起、乳晕扩大。

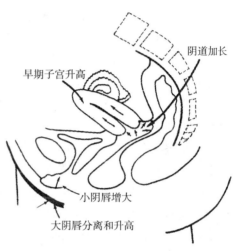

图6-8 女性骨盆：兴奋期

整个兴奋期因为刺激因素或生理因素不同，持续时间由几分钟到几小时均有可能。

（三）平台期

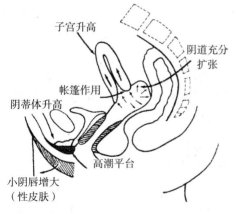

图6-9 女性骨盆：平台期

随着平台期性紧张度水平的到来，阴道外1/3发生显著的局部血管充血反应。性平台期女性性器官变化如图6-9所示。

这一阶段，持续30秒～3分钟，阴道继续产生大量渗液，阴道更加润滑。阴道外1/3收缩，阴道下端肿胀，阴道口变窄，此时对插入的阴茎呈"紧握"状态。子宫呈强烈挛缩，阴蒂不断收缩，大阴唇增大，小阴唇呈紫红色，大小阴唇间距加宽，形成前庭漏斗，前庭大腺出现几滴分泌液以润滑前庭，乳房比平时膨大1/4。大多数妇女出现"性红晕"，腹部先出现，发散到乳房、颈部、面部。在双臂、大腿和臀部也会出现。

（四）高潮期

在性反应过程中，高潮期最短暂，仅有 3～15 秒。但又是十分重要的阶段，此阶段女性心跳加快，呼吸急促，血压升高。性高潮期女性性器官变化如图 6-10 所示。

这一阶段阴道渗液（分泌物）增加，使湿润达到最大限度。阴道外 1/3 段出现节律性收缩为其（重要）特征，有些女性还会出现全身颤抖的现象，节律性收缩的多少和收缩力的强弱，是衡量性高潮程度的决定性指标，强烈的性高潮可有 10 多次的节律性收缩。子宫也表现为痉挛，孕妇和中年妇女表现尤为强烈。乳房静脉血管向外膨胀，乳房开始震颤，皮肤性红晕达到高峰，直肠有节奏地回缩。心率加快到 110～180 次/分，呼吸达 40 次/分，收缩压升高 30～80mmHg，舒张压升高 20～40mmHg，在短暂的时间里通过强烈的肌肉

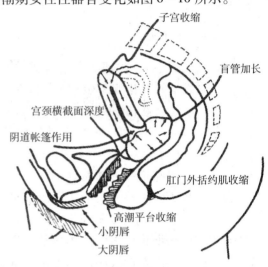

图 6-10　女性骨盆：高潮期

痉挛使逐渐积累的性紧张迅速释放。心理上感受到极大的愉悦和欣快感。

针对女性性高潮，弗洛伊德认为，女性有两类性高潮，即阴蒂型（clitoral orgasm）和阴道型（vaginal orgasm）。阴蒂型性高潮指直接刺激阴蒂所引起的高潮，通常由手淫来获得；阴道型性高潮指由性交刺激阴道所致。这种二元性高潮观点认为，年轻女性的主要性兴奋部位是阴蒂，随着性心理的成熟，该兴奋点由阴蒂移至阴道，所以青春期后，阴道便成为最主要的性兴奋区域。这使得阴道型性高潮比阴蒂型性高潮更"成熟"，这个模式以各种形式被弗洛伊德的追随者们重申。然而，现代的心理分析学家并不都同意这个观点。其后，玛斯特斯和约翰逊（1966）提出在生理学上仅有一种类型的性高潮，无论阴蒂、阴道或其他任何形式的刺激，性高潮的反应都是相同的。其他一些研究者在赞成单一类型的高潮模式方面走得更远。尽管如此，研究者们仍在探寻性高潮的其他模式。费舍（Fisher）（1973）在对其心理和生理研究进行评估的基础上重申了阴蒂型高潮和阴道型高潮的区别，同时拒绝其心理分析含义。森格（Singer）（1972）将女性性高潮分为三类：第一类是外阴型性高潮，其特征是阴道口不随意的节律性收缩，并认为这一类就是玛斯特斯和约翰逊所描述的性高潮；第二类称子宫型性高潮（u-terine orgasm），它以子宫的反复移位为特征，与外阴型不同的是，必须由性交或使用类似替代物来获得；第三类为混合型性高潮，即上述两类的混合（blended orgasm）。

在关于 G 点的著作的延伸部分中，莱达斯（Ladas）、惠普尔和佩里（1982）将早期的性高潮模式修改统一为性高潮反应连续性模式。这一模式的一端是阴蒂型性高潮（相当于森格的外阴型性高潮），它由刺激阴蒂而触发，涉及耻骨尾骨肌（circumvaginal muscles）的收缩，女性的主要性兴奋感受是从阴道的性高潮平台获得；模式的另一端

为阴道型性高潮（相当于森格的子宫型性高潮），由 G 点受刺激而触发，涉及子宫的收缩，因此主要的感受来自于盆腔内器官。阴道型性高潮是性兴奋的最高形式，一次便足以获得性满足。而阴蒂型性高潮必须重复多次才能得到性满足。这一主题在文学中也有体现，在英国女作家 Doris Lessing 1962 年出版的《金色笔记》（Golden Notebook）中这样写道：阴道高潮是一种情绪反应，在感知上与一般的情绪没有任何区别；它是一种模糊的、隐秘的、全身性的知觉扩散过程，人就像躺在温暖的漩涡浴池里，被不断地旋转着一样，而阴蒂快感则有多种不同体验，它比阴道快感更强烈（这是男人的说法）。尽管性兴奋与性体验会有千差万别，但对女人来说，真正的快感只有一种：那就是当男人以他全部的需要和渴望要一个女人，并想得到她全身心的反应的时候，其他一切都是暂时的、虚假的，就连最没有经验的女人也能本能地感觉到这一点。

不管人与人的经验何其不同，最佳策略是不要试图在几种女性高潮模式之间分出高下。女性过去曾因"阴蒂型高潮不够成熟"的想法而承受了不必要的负担，现在却又被要求必须经历多重高潮和射精高潮。每一位女性都应该发现自己的潜能，没有人必须符合别人的标准。

（五）消退期

在此阶段，强烈的性欲望迸泄之后，阴道充血在数秒钟内消退。性消退期女性性器官变化如图 6 - 11 所示。

若无高潮期，充血需要持续 20～30 分钟才会逐渐消退。阴蒂体部在 5～10 秒恢复正常，5～30 分钟全部消肿。大小阴唇 2～15 分钟恢复原状，肿胀消失。子宫缓慢下降，逐渐恢复原态。宫颈颜色和大小在 4 分钟左右恢复原状，10 分钟回归原位。30 分钟左右乳房恢复到正常状态。皮肤大量排汗，红晕现象按反次序逐渐消退。女性在性交中如果不能进入高潮，消退期延续的时间会很长，多者长达数小时。

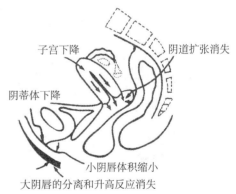

图 6 - 11　女性骨盆：消退期

六、女性性反应模式

女性的性反应有三种不同的模式（图 6 - 12）。应该强调的是，这几种模式是那些最常见的模式的简化，仅仅是女性性反应无穷无尽变化过程的代表，当评价女性性反应时，反应的强度和持续时间都是应该考虑的因素。目前公认男性性反应尚存在许多可以识别的不同的改变，然而这些变化通常只与持续时间有关，与反应强度无关，更多的图示将只是重复，而不能说明新问题。

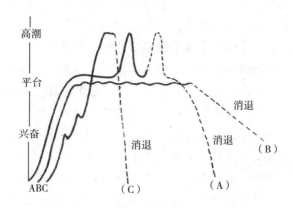

图 6 - 12　女性性反应周期 3 种模式

注：A. 表示女性完整的性反应周期，但在性高潮后没有不应期，如果继续给予有效刺激，可以获得不止一次的性高潮；B. 表示女性未能获得性高潮，性紧张水平仅仅波动于平台水平，由于未能达到高潮释放，其消退期变缓，持续时间较久；C. 表示女性性反应来得迅猛，很快达到性高潮又很快消退，不过女性这时往往还有继续的性要求

七、女性性反应周期总结以及生殖器内外的反应

1. 女性性反应周期总结

见图 6 - 13 ~ 图 6 - 15。

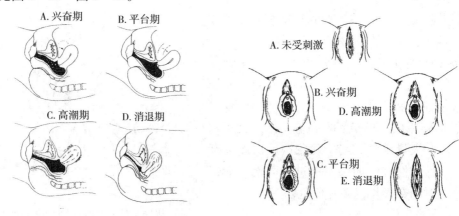

图 6 - 13　女性性反应周期总结（内生殖器）　图 6 - 14　女性性反应周期总结（外阴部分）

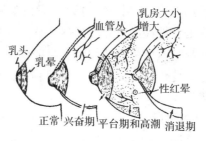

图 6 - 15　女性性反应周期中的乳房

2. 人类女性性反应周期——生殖器以外的反应

表6-3 人类女性性反应周期——生殖器以外的反应

	Ⅰ兴奋期	Ⅱ平台期	Ⅲ性高潮流	Ⅳ消退期
乳房	乳头勃起，皮下静脉树走行的定界和扩展范围增加；乳房增大；乳晕肿大	乳头饱满；乳房进一步增大，乳晕显著充血增大	未观察到变化	乳晕充血和乳头勃起迅速消退；乳房体积缓慢复原并缓慢恢复到正常的静脉树走行
性红晕	兴奋后期出现斑丘疹状红晕；首先见于上腹部，迅速波及乳房	红晕充分发展；后期遍布全身	红晕的程度与性高潮经历的强度相平行（估计发生率75%）	以性红晕出现时的相反顺序迅速消退
强直	随意肌紧张，不随意肌活动的一些证据（阴道壁扩张，腹壁和肋间肌张力增加）	随意的和不随意的肌紧张度进一步增加；面部、腹部和肋间肌出现半痉挛性收缩	随意的控制丧失；肌肉群发生不随意收缩和痉挛	进入本期后肌强直很少能延伸到5分钟以上，但是它的消失并不像许多血管充血的迹象消失得那么快
直肠	未观察到反应	按照刺激的技术，直肠括约肌随意性收缩（不一致）	在高潮平台收缩的同时，直肠括约肌发生不随意收缩	未观察到变化
换气过度	未观察到反应	反应表现发生在本期末	呼吸频率可高达40次/分；换气过度的强度和持续时间表明性紧张的程度	早期即恢复正常
心动过速	心率增加直接平行于性紧张度的升高，而与刺激技术无关	记录到的心率平均为100~175次/分	记录到心率范围在110~180次/分以上，女性比男性更高反映出性欲高潮强度上的更大变化	恢复正常
血压	血压升高的发生直接平行于性紧张度的升高，而与刺激技术无关	收缩压升高2.67~8.00kPa，舒张压升高1.33~2.67kPa	收缩压升高4.00~10.7kPa，舒张压升高2.67~5.33kPa	恢复至正常
排汗反应	未观察到反应	未观察到反应	未观察到反应	出现遍及全身的排汗与肉体活动程度无关

3. 人类女性性反应周期——生殖器反应
见表6-4。

表6-4 人类女性性反应周期——生殖器反应

	Ⅰ兴奋期	Ⅱ平台期	Ⅲ性高潮流	Ⅳ消退期
阴蒂	阴蒂头肿胀，阴蒂干直径因血管充血而增加；阴蒂干增长	阴蒂主体（干和头）从正常的阴部悬垂位置退缩，反作用倚靠在耻骨联合前界	未观察到变化	高潮平台收缩终止后5~10秒恢复到正常位置；消肿和血管充血的消失缓慢

续表

	I 兴奋期	II 平台期	III 性高潮流	IV 消退期
阴道	在任何形式的性刺激开始之后 10~30 秒出现阴道湿润；阴道管扩张；阴道壁颜色由于血管充血由正常的淡紫红色变为深紫红色	阴道外 1/3 段出现高潮平台，阴道管的宽度和深度进一步增加	高潮平台的收缩在开始以 0.8 秒的间隔开始，反复 5~12 次，在 3~6 次收缩后，收缩之间间隔延长，收缩强度减弱	高潮平台迅速消退，阴道壁松弛；恢复到正常颜色（可能需要长达 10~15 分钟）
子宫	前倾子宫部分升高；子宫体应激性建立	子宫充分升高至假骨盆；宫颈升高在阴道中点平面产生帐篷作用，增加子宫体的应激性	子宫体收缩自底部开始，进行性通过中段，并终止于子宫下段。收缩过程平行于高潮体验的强度，经产妇女子宫大小的增加估计为 50%	宫颈外口轻度张开可持续 20~30 分钟；升高的子宫回到直骨盆内未受刺激的休息位置；宫颈降至精液池内
大阴唇	未经产妇：大阴唇变薄，分开，并离开阴道外口向前侧方提升 经产妇：直径因血管充血而增加，轻度侧向移动离开中心线	未经产妇：当本期延长时阴唇因静脉充血严重肿胀 经产妇：进一步的血管充血性肿胀取决于静脉曲张牵连的程度	未经产妇：未观察到反应 经产妇：未观察到反应	未经产妇：恢复到正常厚度的中线位置 经产妇：阴唇血管充血消退
小阴唇	小阴唇增厚和扩张使阴道管伸长近 1cm	出现明亮的颜色改变，范围由亮红色到紫红色，性皮肤反应是性欲高潮迫近的特殊指征	未观察到反应	在 10~15 秒颜色由暗红色或亮红色变为浅粉色；血管充血所致大小增加消失
前庭大腺	未观察到改变	在长时期保持的性器官交媾中，分泌 1 或 2 滴黏液物有助于阴道口的润滑	未观察到改变	未观察到改变

在性周期中，男性和女性均在经历他们的高潮期达到高峰后进入最后阶段——消退期。这种性紧张消失的不随意时期可以发展为一个逆行的反应模式，它可使个体通过持续期、兴奋期水平恢复到未受到刺激的状态（即不应期）。女性性反应周期中不存在不应期，在性高潮结束后，性兴奋又可能因刺激增强而再次出现性高潮。因而女性可有多重性高潮，即性高潮在较短时间内持续出现。而男性的性周期存在不应期，这导致了男性在第一次性交后必须经历一个强制性休息期后才能对进一步的性刺激再次发生反应；在此期间，无论受到什么强度的性刺激，男性也不能再次达到性高潮；只有不应期结束之后，才有可能采用有效的重新刺激使性紧张水平再度增高。除少数例外，男性对再次刺激反应的生理能力要比女性慢得多。

不应期的长短会因人、因时而异，但和年龄关系最密切。在青年期不应期可以短至数分钟，而在老年期可长达数小时以上，甚至数天。如在数小时内重复性交，则不应期顺次延长。与男性相比，女性多数有重复达到性高潮的性潜力。因此，有人认为，只有男性才有不应期。了解男性和女性的这一生理差别对于促进性和谐有很大意义。从功能意义上讲，不应期是男性为了积蓄性能量，使精液量得以补充，以适应新的性紧张而必需的间隔。男性在整个性反应过程中的体力消耗要比女性多得多，而且还有大量精液排出。正是因为存在"不应期"，才可以避免过度性交而造成身体的损害和精液的缺乏。特别值得指出的是，有严重早泄的男性常常表现出不应期的过度延长。唤醒能力不仅受不应期的影响，同时也受复杂的相互作用因素的影响。在许多哺乳动物中，与新配偶之间的性反应是最强的，并且新配偶的引入会唤醒性兴趣（Michael 和 Zumpe，1978），通常这一现象［称为"柯立芝效应"（Coolidge effect）］在雄性中要比在雌性中更为强烈。相似的机制是否作用于人类还没有被正式认定，但对新的或多个性伙伴的渴望可能是一种表现形式。无论是男性还是女性，如果没能经历一个势如破竹的性高潮释放，则性紧张度的生理残余通常将缓慢消散。完全的恢复只是在所有的性刺激手段都撤除之后才能完成。应该时刻记住，对于性刺激所产生的每一种特殊的生理反应的持续时间和强度是有很大的个体差异的。但很明显有些生理反应如阴茎勃起、阴道润滑等发生在性反应周期的早期，而且在性反应几个时期中持续下去没有中断，即在整个周期中均如此。然而有些生理反应的特性是瞬间即变，可仅限定在周期中的一个特定时期。例如，持续期女性小阴唇颜色的改变和男性阴茎充血等。

八、其他有关性反应的理论模型

其他一些描述人类性反应的模型也被提出，这些模型是多年性咨询与治疗经验的产物。其中较为著名，并可以作为玛斯特斯和约翰逊提出的人类性反应模式补充的是卡普兰的三阶段模型。

最初，著名性学临床医学家海伦·辛格·卡普兰提出一个关于人类性反应的两阶段模型。那个模型把性反应概念化，认为它有两个可以确认的阶段。第一个阶段包括生殖器的血管充血，第二阶段由高潮中自发的肌肉收缩组成。卡普兰指出，每一个阶段分别由神经系统的不同部分控制：血管充血由副交感神经控制，而高潮由交感神经控制（都是自主神经系统的组成部分）。她还解释说，两个阶段分别涉及不同的组织结构：血管与充血有关，肌肉与高潮相关。卡普兰也给出了其他支持两阶段模型的理由，她发现，对充血的阻断会引起男性勃起方面的问题，然而不同的性功能紊乱（早泄和射精受阻）是高潮损坏的结果。对于一些女性，即使存在高潮方面的问题，正常的充血和兴奋也可以经历，因为充血方面的问题与高潮的问题是大不相同的，并且是互斥的，卡普兰相信两阶段模型是有充分根据的。

经过若干年，卡普兰的两阶段模型发展成为三阶段模型，认为性反应是由欲望阶段、兴奋阶段和消退阶段构成的。卡普兰发现性功能紊乱落在这三个范围其中之一，而这三个范围是分离的、独立的（也就是有可能一个阶段出了问题，而另外两个阶段功能完好）。欲望阶段是卡普兰三阶段模型中独特的成分——心理上的运动前性反应期，玛斯特斯和约翰逊的性模型忽略了性反应中的这个部分。

第三节　影响性反应的因素

一、影响性反应的生理及心理因素

（一）感觉系统

人的基本感觉有 5 种，即视觉、听觉、味觉、嗅觉和触觉，没有专门用来接收性感觉的特殊感觉神经。

但这五种基本感觉都可以向大脑输送性信息。尽管视觉和听觉在传递语言和非语言性性信息方面特别重要，但最能激发性欲的还是触觉。几乎所有能导致性高潮的性唤起都离不开身体间的接触。实际上，触觉是唯一一种脱离高级心理中枢而能引起机体反射性性反应的性刺激方式。即使一个人因为失去知觉或脊髓损伤而使生殖器上的任何感觉均不能输送到大脑，只要低段脊髓的性协调中枢完好无损，如果抚摩其生殖器或大腿内侧，也可以引起阴茎勃起。同样地，脊髓受伤的女性也会在类似的刺激下产生阴道润滑。

某种特定的性暗示引起性唤起反应是有其内在的机制的。犹如动物对给予的"性触发剂"有性反应一样，人对某些特定的性讯号同样也有反应。如裸体具有一定的普遍性，窥视整个裸体或只是生殖器官被认为能够普遍引起性唤起。声音的效果没有那么明显，但也是非常重要的。语调和温柔的嗓音决定了谈话内容的情色效果。在性交中发出的叹息、呻吟和鸣咽声能更好地激发性伴侣的性唤起（对能听到的其他人也是如此）。某些搏动节律类型的音乐和浪漫音乐也可诱发性唤起或渲染性交时的气氛。感官刺激在性唤起过程中是相对重要的。但是，场景、声音和气味同样也可以具有明显的性欲控制作用。有些人在这方面尤其敏感，一点点不愉快的干扰就会让他们失去性欲。例如，一个人可能看起来非常性感，却很可能因为不好的体味而失去性吸引力。因此，较好的性唤起既取决于性伴侣间能否输送信息，又取决于能否避免抑制性欲信息的发出。

（二）神经系统

一般来说，神经分布愈丰富的区域，对刺激就愈敏感。体表的敏感区域中，有些部位尤其易于引起性唤起，这些部位被称为动情区，包括阴蒂、大小阴唇、阴道口、阴道前壁、阴茎头（特别是阴茎头冠和阴茎头腹侧）、阴茎体、外生殖器和肛门之间的区域、肛门、臀部、大腿内侧、嘴（尤其是嘴唇）、耳（尤其是耳垂）、乳房（尤其是乳头）。尽管上述区域对性刺激最为敏感，但不能认为身体的其他部位就没有这样的功能。对少数人来说，对颈部、手掌、指尖、脚底和脚趾、腹部、腹股沟、背部下方的中央区域甚至身体的任何部位的抚摩都可激发性欲。极个别女性只要被抚摸眉毛或对其牙齿施加压力便可达到性高潮。

（三）激素

雄激素和勃起能力之间的关系更为复杂。出现性腺功能衰退的男性可能会发生夜间阴茎肿胀障碍（NPT），用雄性激素治疗可以明显改善其睡眠中发生勃起的能力。这些发现表明，性唤起和勃起反应的某些方面具有雄激素依赖性，而另外一些方面则不然。具有抗雄激素功能的药物可干扰性功能，尤其是性欲。环丙孕酮和甲羟孕酮的效果非常明显，分别在欧洲和美国广泛应用，可用来治疗性骚扰者。但是，不缺乏睾酮的正常男性，雄激素水平同性兴奋和性交频率无明显联系。换句话说，如果一个人具有正常雄激素水平，那么给他更多的雄激素也毫无作用，如同杯子满了再多加水也无益。从激素对雄性性行为的影响可以得出一个有趣的推论：睾酮可能同攻击性行为有关，反过来它又可能对性行为有重大影响。一般喜欢寻衅闹事的人其睾酮水平同其他人之间并无可见的差别，但是睾酮很有可能对某些人发展这种行为起了促进作用。

（四）疾病因素

性腺功能低下是性欲低下的重要原因之一，无论是下丘脑性、垂体性还是卵巢自身的内分泌性疾病都可以造成性腺功能低下，它导致的是器质性性欲低下或完全无性欲。全身性疾患如心肌梗死等心血管疾患、肝、肾、糖尿病、肿瘤、慢性感染性体质恶化（结核病是一个例外）、营养不良（如蛋白质缺乏和锌缺乏）也可造成性欲低下。

（五）药物因素

许多常用药物等化学因素会影响性欲和性功能，如某些降压药、抗精神病药物或镇静药、酒精、吸烟、大麻等均是性欲低下的可能原因之一。营养过剩、过度肥胖也可出现性欲低下。

（六）年龄因素

男性在青春期的性欲最强，在18～20岁达到一生中性欲的顶峰；而女性的性欲觉醒则较晚，一般在30岁之后才旺盛起来，一直持续到40多岁达到一生中性欲的顶峰，然后随着年龄的增长性欲会日渐衰减，到了老年期，性功能衰退，性欲显著降低。

（七）心理障碍

往昔甚至童年时曾有过性创伤史，尤其是不愉快的首次性交体验、被强奸、乱伦、性骚扰等经历等都可能使女性对性产生厌恶；恋爱或婚姻失败后自以为被欺骗，甚至形成对男性的报复心理；对青春发育期出现的身体形态的某些变化不理解，害怕被人知晓或听到一些人不负责任的议论而产生自卑感；生孩子后体态发生变化，自以为失去对异性的吸引力，或将对丈夫的注意力过多转移到孩子身上（也有因婴儿吸吮乳头所产生的快感满足了性欲的），或因家务繁琐而失却往日的性爱热情；某些女性存在自身阴部不洁感，怕污损配偶。患者自身的心理冲突往往可以反映到夫妻性生活之中，如对性能力的过分焦虑或对不能满足丈夫性要求的内疚感。

（八）恐惧症

担心怀孕、刮宫、性病等可能带来的痛苦，从而避免性接触。性交痛或不适使之害怕性生活。

二、影响性反应的社会及行为因素

性反应是健康男女的正常生理现象，也是和谐性生活的必要前提。然而，在现实生活中往往由于各种因素的影响，致使性反应出现各种各样的问题。

从社会学角度：政治、历史、文化、思想意识、宗教信仰、社会规范、道德观、世界观、价值观，尤其性禁锢所造成的性无知、性愚昧。

（一）错误信念和信息

由于性欲的形成和发展也是性心理成熟的过程，性观念的形成与所受教育和社会影响直接相关。从小接受的不当教育使许多女性存在根深蒂固的错误信观念，如认为"好女人不会对性感兴趣"、"女人不能主动提出性要求，否则就是淫荡"、"夫妻生活中应是男方主动性交，女方被动配合"、"性交是一种无耻行为"、"性是肮脏的、下流的"、性活动会影响人的寿命、造成人的元气大伤等等。而男性接受的教育则认为"一滴精十滴血""射精会大伤元气"，这些均是错误观念，甚至导致射精恐惧心理，紊乱正常反应。认识多停留在"传宗接代"的生物学水平上，除此目的外的都是淫秽的、可耻的、不道德的，不懂得性生活是为了提高生活质量，在正常的性反应中，射精对健康是有益的。

（二）婚姻冲突

由于情感交流不够，特别是性需求、性感受的交流不够；缺乏共同兴趣和彼此间的信任；夸大性生活中男性的作用而把女性的性满足说成是男性的责任，否定双方协调参与的重要性，造成男性的"操作焦虑"、"性表现畏惧"、阳痿、早泄。把非性问题的冲突带进性生活中。性问题和非性问题可以单独存在，也可以互为因果。不过，只要它们其中之一出现之后，总会使问题加重或复杂化。心理因素对性欲有着至关重要的影响，对女人来说尤其如此。

（三）生活方式与环境

紧张而充满压力的工作环境，长时间伏案工作，家庭居住条件太差，缺乏隐蔽和安全的条件，夫妻工作时间冲突，两地分居。季节与气温因素的影响也不容忽视。

（四）性技巧贫乏

千篇一律、方式单调、缺乏新鲜感的性生活方式，使之成了索然无味的例行公事，甚至连时刻表都提前安排好。性爱已完全不是情感交流的最高级形式，在缺乏激情、缺乏变化、缺乏乐趣的情况下，必然导致性欲低下。

（五）不良生活习惯

男女某一方吸烟过多、饮酒过量、饮食过饱，及其他不良癖好等因素，均可影响正常的性反应周期。

第七章　性　心　理

【重点提示】 性心理是性医学的重要组成部分和基础，许多性问题的根源是性心理失常。性功能的正常发挥除了必须有性器官的解剖和性生理功能的正常，也必须依赖健全的性心理。从医学的视角认识性偏离，通过性教育和积极的治疗处理性偏离问题。

【学习目标】 了解人类性心理的基本概念；掌握人类的性欲及其影响因素，了解性行为的基本概念及其分类，掌握性偏离的现代概念；认识同性恋的定义、发生原因和处理原则；认识性偏离的分类；懂得主要的性偏离疾病的诊断标准和实际处理。

第一节　性　欲

一、性欲的概念

性欲，也叫性动机或性冲动，是一种促使通过性行为解除性紧张的驱动力。性欲通常表现为性饥饿或性张力，而它往往要通过性交来获得满足。性欲既是人类的一种本能，也是受到性刺激后产生的复杂的心理活动，还受到社会环境和文化传统的影响。

性欲的指向通常有两方面：当体内的激素水平达到一定的浓度，来自体内的刺激导致性欲产生，使性器官发生充血，在男性表现为阴茎的勃起；女性则表现为阴道的湿润。充血的性器官有一种要把积聚起来的能量排放出去的愿望，有一点类似膀胱中充满了尿液，需要及时排解一样，需要通过发泄来解欲。因此，有人形象地把性欲的这一表现称为"胀满缓解欲"。除了上述发泄的一面，另一面是针对异性，想和异性接触、亲近，甚至结合为一体。所以又称为"接触欲"。性欲既有受本能驱使不易控制的特点，同时因为人类的性欲是一种高级的神经心理活动，因此它也受自主控制。

二、性刺激的主要来源

（一）性触觉

为人类性行为中最重要的刺激因素。人体身上最大的感觉就是触觉，触觉信号是通过皮肤来传达。成人的皮肤约占面积 $2m^2$。在皮肤表面，分布着许许多多的神经末梢，这些神经末梢负责传递各种感觉信息：冷、热、痛、痒、软、硬、湿、燥、光滑、粗糙等。据估计，成人的皮肤包含了 64 万个感觉接受单位，从皮肤的表面延伸到脊椎的神经纤维数目达 10 万之多。不过，这些感觉接受单位不是平均分配的，在性器官和乳房等处的神经最丰富，因此感觉接受单位也最多。一般意义上的性行为，要借助肉体的接触才能唤起兴奋、达到高潮和满足。无论是性交前的爱抚或正式的性交，以及性交后的温存，全都离不开触觉。

痒的感觉与性欲的关系最为密切，痒感觉发达的区域往往是性感区。未婚女性都十分怕痒，有人说，痒是天生以保护女性免受性的侵犯。女性因为怕痒的缘故，便严密遮蔽性欲发达区域，不轻易与男性接触。初恋的青年男女对触觉最敏感，双方身体上任何一点小小的接触，例如，手与手的接触，就会产生像通了电似的感觉，引起心跳和呼吸加快、面部潮红。但对许多已婚夫妇来说，往往需要较长时间的爱抚，刺激最敏感的部位，才能达到性唤起的效果。

男女两性对触觉的感受有所不同。男性与性欲有关的触觉集中在性器官及其周围，需要对阴茎进行直接的刺激才能达到性高潮。而女性对触觉的要求则比较广泛，并不一定局限在性器官上面。身体其他方面的接触，如拥抱、接吻、耳鬓厮磨、抚摸乳房、背部搔痒等都能引起性兴奋。当然性感觉最集中的还是在性器官的周围，特别是阴蒂、阴唇等处，对这些部位的刺激要比其他部位更有效。

（二）视觉

为人类仅次于触觉的性兴奋诱发因素。异性间的相互吸引，最初是通过视觉来传递的。原始部落中的择偶风俗，从舞蹈到文身，无不包含刺激视觉的因素。而现代社会中也到处充满了视觉上的刺激。例如人们都很注重身体的外观，包括个人的打扮、穿着、以及化妆品的广泛使用；在商品广告上，性感的形象往往是使用频率最高的。

在各类杂志中，以男性为读者对象的杂志广受欢迎，似乎意味着男人比女人更容易接受视觉上的刺激而引起性兴奋。早期的一些研究也支持该结论。如金西报告中就提到有较多的男性报告在视觉刺激（色情照片或春宫表演）下，能感受到性兴奋。但是，上述发现未能揭示一个现实：社会因素允许男性接触和使用色情材料，却限制和反对女性这么做。后来的一些研究纠正了这个偏差，因为后来的研究能在实验室中控制良好的情况下，利用生理记录仪器来测量性兴奋的程度。1981 年和 1983 年的一项相同的研究结果显示，不管男性还是女性，对于视觉上的色情刺激的反应有很大的相似性。另几位研究者，在 1984 年和 1985 年报告了他们的研究结果，他们发现，利用当事人的自我报告而不是用生理记录仪器来测量性兴奋时，女性比男性少报告会被色情的视觉刺激而引起性兴奋。这可能反映了女性至今仍不能摆脱传统的影响而羞于报告自己被色情刺激引发性兴奋的事实，或因为女性比男性难于发现她们身上发生性兴奋的症状，也可能是上述两个原因的综合结果。

（三）听觉

为次于视觉的性兴奋刺激因素。听觉是人的智力发展的高级感觉领域，在人类的进化中，它起的生理和社会心理作用仅次于视觉功能。动物界有一个有趣的现象，通常是雄性被赋予了音乐才能。这种才能在求偶期间得到了充分的发挥，能歌善唱者在性选择中具有优势。在我国一些少数民族中间，有运用对歌来寻找伴侣的风俗，这也是听觉在择偶中作用的例证。现代人在性爱中更注意语言的力量，择偶的主要方式是谈恋爱。通过交谈，把一方的思想、感情、愿望转达给另一方。可以使双方相互了解，表达爱慕之情，相互激励，克服障碍，实现思想和感情的交流。听觉在这里也起了很大的作用。

听觉在性活动中的意义也十分重要。已婚男女在每一度的性交之前，同样是男女求爱阶段的一个缩影，双方之间的喁喁私语，对于双方的感情交流，以及促进双方进入性的兴奋，都是必不可少的。在性行为时是否出声，乃因人而异；而对方的反应，也随每个人的情形大有不同。有人觉得说话、呻吟及性高潮时的喊叫等声音，很能使他兴奋起来；相反地，有的人较喜欢他的伴侣在性行为时保持安静。

音乐对性行为会产生特殊的影响。而这又往往与人的音乐修养有关系。一般说来，在爱的萌发过程中，人的音乐才能越高，音乐所起的作用也越大。美国心理学家海曼曾在 1975 年就音乐与性欲的关系做了一项研究，结果表明：①描写性行为的音乐会使大多数的男性和女性受到性刺激，女性对性行为音乐的自我评定和生理的反应是强于男性的。②女性主动型或以女性为中心的音乐最易引起性唤起。③有些时候，音乐可以使妇女产生意识不到的自身生理性性唤起。

（四）嗅觉

是动物最主要的性兴奋刺激因素，但对人类却比较不重要。对动物而言，气味常常是比视觉更能引起性反应的刺激。很多种雌性动物在其繁殖期间，都会分泌某些称为弗罗孟斯（pheromones）的物质。这是一种外激素，它通过皮肤和身体的开口部分分泌出来而发挥作用，以吸引同种的雄性个体前来与之交配。如发情期的雌狗所散发的气味可以引诱几里地以外的雄狗。有些种类的动物（如白鼠和仓鼠），缺乏外激素就不能交配。20 世纪 70 年代早期，研究人员从雌恒河猴的阴道分泌物中分析出称为柯普林（copulins）的脂肪酸，这也是一种弗罗孟斯；这些物质有很强的气味，而且是很有效的性吸引作用。后来在性兴奋的女人的阴道分泌物里也发现了与恒河猴的弗罗孟斯相似的物质，但不能确定这是不是属于人的外激素。研究人员又发现了一种其气味可能对人类会有性兴奋作用的物质，是称为阿尔发 – 男脂霆（α – androstenal）的强力弗罗孟斯。这种物质是从猪的分泌液中找到的，而在人类的一些分泌物（包括汗水）中，也发现有这种物质。有人推测人的阴毛和腋毛会散发外激素。精明的商人一直希望找到能刺激人欲的物质来制造香水，各种男用和女用的香水也纷纷出笼，但其作用却是值得怀疑的。大部分研究者都认为没有令人信服的证据显示有任何气味是人类的天然吸引物质。即使人类真有外激素，它对人体的作用也是相当微弱，因为嗅觉在诱发性兴奋中的作用，在人类长期的进化中早已退化了。

（五）味觉与性

为与嗅觉相似，在人类性兴奋中起相当轻微作用的因素。部分是因为人类太多地使用化妆品、除臭剂、清香阴道喷剂等产品，会掩盖人身体上许多与性活动有关的自然味道。同时，一般人在性活动时也极少运用味觉来作为刺激因素。但对一些在性生活中喜欢口交活动的人来说，味觉似乎有特殊的魅力。

第二节　性　行　为

一、性行为的概念

性行为指以生育和获得性的满足为基本目的的行为。人与动物的性行为有很大的不同，动物的性行为的是一种在体内性激素的作用下导致繁殖目标的本能行为，其主要方式是交媾；人类的性行为不仅有与动物相同的导致生育目的的性交，也有出于娱情、结偶、示爱、探索、解闷、发泄、显示、商业等需要的非生育方面。尽管生育是人类性行为最基本的功能，但仅仅把导致生育目的的男女性交看作是性行为未免过于简单，人类的性行为从目的、对象、方式和结果诸方面来考察，有远比繁殖后代更为广泛的内涵和外延。从儿童期的手淫、性游戏，青春期对异性追求的约会，成年期婚姻和婚姻之外的性生活，直到老年期的性满足，可以说性行为伴随人的一生，并对个人和社会都产生影响。

二、性行为的分类

（一）自身性行为

也称自淫行为。是发源于个体自身的性兴奋，并通过自己来解欲的行为，主要包括性幻想、梦遗及手淫等。自身性行为在青少年性发育过程中比较常见，因为缺乏性伴侣以及社会道德禁止他们发生性交，所以自身性行为就成为唯一的选择。成年人在独身或性伴侣不在身边时，偶尔也会发生自身性行为；但成年人如果将自身性行为作为自己的唯一选择，而排除其他任何社会性性行为时，就成为一种病态，需要接受治疗。

1. 性幻想

又称性爱的白日梦。是在非睡觉状态时意识中出现的与性爱有关的场景。在人们的头脑里有一个完整的性活动世界：各种色情画面，错综复杂的幻想，淡忘的性记忆和新的期望，反复在意识中进出。显然，性幻想是所有性现象中最为普遍的一种。

性幻想和其他形式的自淫一样，到了成年时期仍然存在，有人甚至在性交时，也会出现幻想，想的会是另一个对象。但成年人出现性幻想的频率会随年龄的增加而逐步减少。据统计，18～22岁的人想到性的时间占20%；28～35岁是8%；而那些60岁以上的人只有1%。即使那些对性生活很满意的人也会沉溺于过去的经历（尤其是失去的机会）和对未来的期待。这是一种潜意识，与那些未得到满足的希望有关。

性幻想和梦一样，是一种绝对私人的体验，非第二人所能窥探。它必须以当事人的讲述为依据，这给研究带来了困难。但因为它是自身性行为的很重要的表现，又是很有研究价值的。

2. 性梦

有关性爱的梦是许多人都具有的经验。据金西报告，几乎所有的男性和三分之二的女性都做过性爱的梦。很多男人还会在睡梦中射精，这种现象通常称为"湿梦"，临床上称为梦遗（wet dream）。睡眠中的性兴奋不独见于男性，通过特殊的仪器测定，女性在睡眠中也有性兴奋，表现为阴蒂和阴唇的肿胀以及阴道的分泌物增多。如同其他种类的梦，有性内容的梦可能合乎逻辑，也可能杂乱无序。梦中的性表达方式更是千变万化，从一般的性活动到被禁止的行为无所不有。性梦和性幻想一样，可能都是经验、感觉和欲望的表达方式及探索新的精神世界。

性梦中可能还会出现性高潮。睡眠中的性高潮（无论是白天还是夜晚）在全部性生活中并不是一个重要的部分。据金西的调查，发生的比率妇女中占2%～3%，男性中占2～8%，但总有可观数量的人至少有过一次夜间睡眠中的性高潮。在男性中，最频繁地发生在青春期后期和20多岁时，而妇女是在30～50岁。金西还报告，梦遗在受过高等教育的人中比教育程度低的人更为频繁。

性梦是一种不受意识控制的行为，它受到的道德非难较小。心理学家认为，作为一种自然发泄，性梦起一种安全阀的作用，以缓和积累起来的性张力。单身的、离异的或在狱中的男性比有配偶的男性的确表现出略高的梦遗比率，但当通过其他手段使性发泄减少时，梦遗却并未显著增加。

3. 手淫

又称自慰或自渎，是性行为的一种。狭义指通过手摩擦生殖器，达到性欲高潮的行为；广义指任何通过非性交的触觉刺激，达到性欲高潮的行为。手淫不是人类特有的现象，刺激自己的生殖器以求发泄的行为在动物界也很常见。如狗和猫在交媾前后舔它们的阴茎；象则用鼻子这样做；被捕获的海豚在池底摩擦它的阴茎，母猪在发情期在猪栏上摩擦阴部等行为都可以看作是"手淫"。观察发现，动物的手淫在雌性要比雄性少得多。

从字面上看，手淫必须要通过手，但事实上要想达到性高潮却不一定非要通过手。比如可以用双腿交叉挤压生殖器，这在女孩子中间很常见。还有滑滑梯、骑木马、坐板凳角，在家具的突出部位来回摩擦等刺激生殖器的行为，也是手淫的一种；甚至有人借助工具，例如用发夹、圆珠笔、体温计、香蕉等物品塞进尿道或阴道内进行刺激，这是可能发生危险、有损健康的手淫。

手淫是一种相当普遍的行为，可以发生在两性的各个年龄段。例如婴幼儿尽管性器官未发育成熟，但也会有手淫；成年人用手淫来取代性交；同性恋者之间的一种常用的解欲方式；以及一些性心理反常的人排除了其他性行为方式的无法摆脱的手淫等。但手淫最多出现在青春期的青少年身上，可以认为是青春活力爆发的表现。

手淫在性心理发育中起着重要作用。从自我探究开始，孩子发现了其生殖器官令人愉快的潜能，这反过来又成为进一步学习性刺激方法和促进性成熟的工具。在青少年中，手淫继续在自发探测中完成了发育的功能，并为性释放和性满足提供了初步手段。

手淫尽管普遍，但自古以来，"手淫有害"的观点长期占统治地位。随着性学研究的发展，越来越多的医生开始接受"手淫无害说"，最有决定性的手淫无害的证据来自玛斯特斯和约翰逊的实验，他们用仪器描记了性交和手淫引起的身体所有变化，结果毫无差异，因此，没有什么根据支持性交是正常的而手淫是有害的。

以往有一种观点认为，手淫往往过度，因此有害。但在一般情况下，一个人手淫不会过度，因为身体有一种保护机制防止过度的行为发生。出现过度，往往是心理方面出现了问题。区别手淫是否过度，可以依据如下标准：一个人如果是有了性冲动，再进行手淫，就是正常行为；但如果本身没有性兴奋，依靠手淫来达到性兴奋，就是过度。

（二）社会性行为

性行为的动力倾向是指向外部或别人的时候称为社会性行为（金西）。包括：异性恋行为，同性恋行为，性偏离行为（儿童、老人、尸体、动物、物品、露阴、窥阴）。

第三节　性　偏　离

一、性偏离的概念

与性解放运动之前相比，如今对正常性行为的定义要宽泛很多。婚前性交、口交、同性恋这些禁忌的话题现在可以公开讨论。但并不意味在性行为方面已经取消所有限制。

一些违反正常性行为标准的行为被认为是"性偏离"

性偏离是现代性学的专用名词，是一个无价值评判的中性用语，主要指在统计学上和文化意义上的性活动非标准化，即占少数的或不符合一般常规的性心理与性行为现象。由性心理学创始人霭理斯在1930年首先使用。

性变态（sexual abnormality）的准确翻译应该是性欲反常或性欲异常；而我国现阶段所使用的性变态含有明确的贬义，被用滥了。

性变异（sexual variations）是近年来被科学界所乐意接受的定义。

性欲倒错（paraphias）是指违反了正常性行为标准的行为模式。尽管现在对正常性行为的定义远比过去要宽泛，但并非是取消了所有的限制。

（一）性偏离的定义

正常的性行为还是由自愿的成年人之间非破坏性的相互作用构成。（美国《精神障碍诊断与统计手册》DSM－Ⅳ－TR）

凡通过并非自愿的和与两性生殖器性交无关的方式直接引起性兴奋，并达到性高潮或满足性欲需求的习惯或嗜好性行为，均属于性偏离。

（二）性偏离的特点

心理学的研究揭示了性偏离的表现有以下特点：①这种异常情况长期存在，且相当容易被激发，同时个体对性欲的认识存在少见的错误见解；②个体的性活动在一定程度上受到性幻想的支配；③个体按传统方式与性伴侣发生性行为时常出现性功能障碍。

（三）性偏离的起因

1. 性偏离起因假说

性偏离是由综合因素，即生物 – 心理 – 社会因素引起。生物学因素中，最重要的是遗传假说和内分泌假说。

（1）遗传假说　遗传作用表现在一个家族中发生同一种性偏离的实例，而且连续数代发生。

（2）内分泌假说　内分泌作用则表现在，一些性欲反常者存在真正的性能力低下，而性能力低下部分属于内分泌异常导致的。

2. 心理学对性偏离起因的解释（两大流派）

（1）心理动力学派　以弗洛伊德的精神分析理论为基础。

（2）行为主义心理学派　强调后天学习对性偏离形成的作用。

在社会因素中，需强调社会文化背景对个体性行为的影响，社会政策对性放纵和禁锢的都可能助长性偏离。

（四）性偏离的分类

性偏离通常分两大类：一类称性变异（易性癖）；另一类称性欲倒错（恋物癖、异装癖、性受虐癖、性施虐癖、窥阴癖、露阴癖、恋童癖和其他症状等 8 种。）

二、性变异

生物学上的变异用于指遗传差异或环境因素引起的生物个体间或同种生物各群体间的种种不同，包括体型、生殖形式、行为等各个方面。它可以是正常的或健康的，不属于疾病或障碍的范畴。

原来的性变异中包括同性恋，但随着科学的进步和认识的变化，已经不再将同性恋看成是不正常。

1. 易性癖

又称"心身异性人"是一种要求重新指派自身性别的现象。属于性别认同障碍（GID）。易性癖者的生理发育完全正常，但心理性别与生理性别截然相反。

易性癖的特点：性别焦虑（不喜欢自己的性别），渴望变成另一种性别（变性）。

2. 易性癖的诊断标准

美国《精神障碍诊断与统计手册》（DSM – Ⅳ1994）以下面 4 条作为易性癖诊断的金标准：①一种强烈而持久的交换性别的身份认识（不仅仅是想以作为另一性别而获得社会文化上的好处这种欲望）；②为患者自己的性别感到持久的不舒服，或者认为自己目前的性别角色很不合适；③此障碍并不与躯体上的两性人同时存在；④此障碍产生了临床上明显的痛苦烦恼，在社交、职业，或其他重要方面的功能缺损。

三、性欲倒错

（一）性欲倒错定义

性欲反常，又称性欲异常、性心理障碍。这类行为通常含有某种性敌意，因此可能引起有害于他人或社会的后果。

美国《精神障碍诊断与统计手册》（DSM－Ⅳ）认定八种性欲倒错行为：恋物癖、异装癖、性受虐癖、性施虐癖、窥阴癖、裸露癖、恋童癖和其他症状。

（二）性欲倒错的分类

性欲倒错可分成两类：

（1）不构成对他人和社会的危害或危害较小　包括恋物癖、异装癖、摩擦癖、裸露癖、窥阴癖、受虐癖等主要受医学关注的性现象。

（2）严重侵害他人权益、违背法律和社会公德　包括恋童癖、施虐癖等要受到法律追究和惩处的性现象。

（三）性欲倒错的表现

1. 恋物癖

又称物恋，大多见于成年男性。

患者的性兴奋和性指向与所恋的某一种物品牢固地联系在一起，本来无任何性意义的物品成为发泄性欲和达到性满足的唯一目的物，其行为具有强迫性。所恋的物品往往与性别特征有关联，如女性的长发、内裤、胸罩、鞋、丝袜、月经带、阴毛等。恋物癖者通常对正常的性活动毫无兴趣，在实际生活中性能力低下，也无法从正常性交中获得性满足，对他人通常无侵害性或仅有间接的轻微侵害性。

2. 异装癖

又称"异性装扮癖"，通过穿异性的服装来获得性满足。

异装癖的诊断标准（DSM－Ⅲ）：

（1）男性异性恋者反复一贯地穿着女装。

（2）他们男扮女装的目的是激发性兴奋，至少在这一行为出现的早期有这一目的。

（3）当他们的换装行为受到阻碍时，能引起强烈的受挫感。

（4）不符合易性癖的诊断标准。

3. 裸露癖

成人为了性的满足，在正常性生活以外和不适当的环境中以暴露自己的性器官或手淫来引起异性的紧张恐怖反应，并由此获得性快感的变态性行为，称为裸露癖。患者以男性多见，女性极少见。男女之比为14：1。其性能力一般是低下的，有时伴有各种障碍。

裸露癖的病因：

（1）由于蒙受各种严重的心理创伤后失去正常的异性交往能力，心理发生退缩而导致，在一般人格上没有重大的改变，可称为退行性裸露癖。

（2）由于人格自身的严重缺陷所致，往往伴其他人格障碍。

4. 窥阴癖

必须经由偷看他人的裸体或性行为，特别是对陌生人，而得到性兴奋和性满足的行为。这种行为人通常是男性，大多数是年轻人。他们喜欢将自身置于某种危险中，被发现的危险性越高时，越能激发强烈的性兴奋。缺乏正常的与异性交往能力，面对女性常表现出腼腆、自卑和没有安全感，不能够发展与异性的关系，窥视变成了一种代替性满足的行为。

窥阴癖的产生与人的好奇心有关，也与社会文化有一定的联系。社会如果采取禁欲主义的性封锁政策，使社会成员的正常性欲的表达渠道受阻，转向偏离的渠道释放性能量，就会产生这一类的性偏离。国外也有社会调查证实这个理论，如丹麦取消色情文艺的限制 11 年后，窥阴癖下降了 80%。

5. 施虐癖与受虐癖

施虐癖：通过折磨他人的肉体与精神，作为自身获得性的刺激与快乐不可缺少的手段的行为。受虐癖：除非被伤害或被羞辱才能获得性刺激与满足的行为。这二者是一体两面，其表现出来的性行为都与疼痛有关。有人曾建议开放红灯区，让卖淫合法化，以减少性犯罪行为。但娼妓制度下必然会滋生出一批性虐待狂，这是不争的社会现实，东西方的历史都已经证明了这一点。性行为是人的尊严的一部分，绝不能成为一种任意出卖的商品。

6. 摩擦癖

指对一个未同意的人进行碰触或摩擦，以此来获得性满足的行为。

往往在公交车、地铁或商场等人多拥挤处，他们会碰触对方的乳房或生殖器部位，或者用自己的阴茎摩擦对方的大腿或屁股，甚至将精液射在对方的衣服上。

7. 恋童癖

任何社会中，与儿童发生性关系都是不被允许的行为，因此恋童癖涉及对儿童权力的侵犯，儿童因此会受到严重的心理伤害。

恋童癖者会在抚摸儿童的同时手淫；或者让儿童抚摸他（她）的性器官；或者让儿童拍色情照片；甚至尝试性交。

四、性偏离的处理原则

诊断上注意：①原发性和继发性的区别。②作为一般性心理反常的性偏离与具有反社会人格者的故意犯罪行为的区别。前者可通过心理咨询和心理治疗加以治疗；后者则需要通过法律的手段达到纠治的目的。

性偏离的处理是一个社会性的课题，积极预防的价值远胜于治疗和惩罚。

适当的性教育是预防性偏离的重要措施。从窥阴癖产生的原因来看，大多数与童年的经历有关，加上性知识的缺乏，受色情的影响所致。因此，在青少年时期进行性教育是十分必要的，可以预防窥阴癖的形成。或者在窥阴癖形成的早期阶段就给予控制，治愈效果会很好。

第四节　同　性　恋

一、同性恋的概述

1. 同性恋的定义

倾向于选择与自己相同性别的人作为性满足的对象，便是同性恋。这里的性满足，必须同时包括情感兴趣、性器官兴趣和性生理兴奋三方面，但三者的比重变化范围可以很大。

"同性恋"源自希腊字根"homo"，其意思是"同一的"，最早创立同性恋（homosexuality）这个词的是一名匈牙利医生卡罗利·班科特（Karoly Benkert），他在 1869 年首次用"同性恋"来描述同性恋现象。这个词既可以概括地指男女同性恋，也可以特指男同性恋。后来通过德国医生赫希菲尔德使该词在德国流传开来，霭理斯又将其引入英语世界。

同性恋不是现代社会才发生的，在古希腊、古代中国、古印度都产生过大量的有关同性恋的文学艺术作品或文字记录。已经发现，同性恋存在于各国家、民族历史的各个阶段。在各种社会文化背景（无论是禁止或纵容同性恋行为）中，在社会各阶层、各种职业中，都存在。不仅人类有，动物也有。

2. 同性恋在人群中的发生率

20 世纪以来，研究人员对同性恋问题做了大量的调查研究，发现在不同的历史发展阶段和不同的经济文化背景的国家和地区，各种被调查人群中都有一定比例的人是同性恋者。其中，最权威的数据来自金赛的调查，他报告说 37% 的男性和 13% 的女性在他们的一生中，有段时间有过明显的同性恋倾向或经验；其中绝对的同性恋者在男性中占 4%，女性中占 2%。金赛之后的一些调查也得出了相似的结论。李银河 1991 年对北京市成年男性市民的调查表明，同性恋者所占的比例，保守数字为 1% ~ 2%。一些学者估计，中国大陆地区有同性恋者至少 1000 万人以上。

3. 同性恋的表现

不存在特别的同性爱行为，口交、肛交，或其他同性恋这身体密切接触的行为在异性恋中也存在，只是同性恋者没有阴道性交。感情以及性器官以外的情欲刺激也是性活动中的重要部分。与一般人的想象不同的是，肛交并不是男同性恋者间最普遍的性表达方式。

二、同性恋的起因

据国外一项最新研究报告表明，同性恋具有生物学的基础，同性恋者大脑不同于异性恋者。研究发现，男性信息素对男同性恋和女同性恋大脑的相同区域都有刺激作用。而异性恋男女大脑中的该区域则只对发现于女性尿液中的雌激素化合物 AND 有此反应，对男性信息素无反应。

由瑞典卡若林斯卡大学医院的伊万卡·莎维科领导的研究小组发现，AND 是信息素的一种，是男性汗液中一种源自睾丸激素的化学物质，它能使男女同性恋这大脑中的视丘下部前端和中间区域变得活跃。他们认为正是大脑中这个区域将荷尔蒙和感官刺激结合起来，从而指导性行为。

对同性恋的形成原因探讨至今尚未统一。一般认为同性恋不能以单一的原因解释，它是由"心理动力学的、社会文化的、生物学的、情景的因素等多重原因决定的。"

一些心理学家认为，人类的性倾向有双向发展的可能。同性恋的原因与异性恋的原因没有什么不同，二者同样都是有意义的生活方式，其差别只是选择对象的性别不同而已。但也有一些心理学家不同意这种看法，他们认为同性恋是一种神经精神症状，是恋母情结在青春期未能克服、阉割恐惧的结果，由此出现了与异性交往中的心理障碍。并强调了大多数同性恋的男性来自母亲强有力且富有魅力，而父亲则软弱和疏远的家庭中。

对双胞胎的性爱指向研究发现，同卵双胞胎兄弟中若一人是同性恋，那么另一人也是的几率高达 50% 以上。1994 年被评为世界 10 大科研成果之一的一项研究报告指出，男性同性恋由母系遗传所决定。据认为，同性恋的发生 70% 与遗传因素有关。还有一些研究则揭示了同性恋形成的先天因素，指出胎儿在脑分化阶段所受的性激素刺激以及母亲在怀孕期间所受到的心理创伤等也可能影响胎儿未来的性倾向。

社会学习理论强调个体在儿童期的性别认同紊乱和性发育过程中的性经历（尤其是性挫折）与同性恋的发生关系，要注重社会环境对个体行为的影响。

三、正确认识同性恋

同性恋长期以来并不被社会接受和认可，充满争议，经历了罪恶行为 - 病态行为 - 正常行为的演变过程。在 20 世纪之前，在欧洲和美国占主导地位的思想认为，同性恋是罪恶行为或是异端。

西方人对同性性行为有罪的观念，起源于 12 世纪后半叶，最初出现在通俗文学中的敌意和攻击，后来又传播到神学文献中，最终形成对同性恋歧视的法律。同性性行为因其"违反自然"和"不导致生育"，被基督教会谴责为罪恶行为。在一些欧洲国家同性恋被定为违法，甚至可能因为同性恋遭到起诉和监禁。20 世纪 20 年代，在德国产生了一个同性爱运动，并在柏林建立了图书馆和中心。1939 年，纳粹摧毁了这个中心，焚烧了那个图书馆。随后不久，政府颁布法律禁止同性性行为，数以千计的同性恋者被监禁并死在集中营中（Plant，1986）。

在 20 世纪，同性恋是罪恶的观点被医学模式所取代。同性恋不再被认为是罪恶，而被看作是一种心理疾病，美国精神卫生协会（APA）在其《精神障碍诊断与统计手册》中将同性恋作为一种心理障碍疾病列入其中，从"罪恶行为"变成"异常行为"，同性恋者的地位有所改善。但是强迫同性恋转换成异性恋的"转换疗法"却作为治疗常规流行了 100 年之久。甚至有使用电击、阉割，或脑手术等粗暴和不人道的治疗手段对同性恋进行性取向转换治疗，但所有的治疗方法没有一种获得成功。

　　由于同性恋者发起争取少数人权利运动，坚持长期抗争，同时也由于医学研究和金赛调查发表后转变了人们对同性恋的歧视态度，尽管还有争议和不同看法，但平等对待同性恋者的权利已逐渐成为共识。1973 年，美国精神卫生协会开全国代表大会，以58%赞成、38%反对、4%弃权通过决议，把同性恋从"异常行为"中剔除，同性恋第一次被正式承认为"一种并非病态的性行为方式"，承认了同性恋者的合法地位。1975 年，美国精神科学会宣告"所有心理健康的专业人员应率先除掉长久以来认定同性恋为心理疾病的耻辱"。玛斯特斯和约翰逊报告了异性恋者与同性恋者在性反应和性行为方面的差异和共性。他们发现，同性恋和异性恋男人或同性恋和异性恋女人在性反应上没有解剖或生理上的差异。

　　在我国的史书上，并不乏同性恋的记载，虽也被视为不雅和变态，但没有什么严厉的镇压措施，总体上要比西方宽容许多。但将同性恋看成不正常的情形还比较普遍，以往的精神医学诊断标准中也将同性恋视为需要接受治疗的病态。随着改革开放和社会进步，中国对同性恋的认识也发生了变化。《中国精神障碍分类与诊断标准》第 3 版于2001 年 4 月 20 日出版发行，我国重新定义精神病标准，同性恋不再被划为病态。这不但是我国精神病学界的一件大事，也会对社会生活产生深刻的影响。我国制订新标准比美国晚了 28 年，但不再把同性恋看作一种病态心理，无疑是中国社会的一个进步。

　　人类学的大量研究已经证实，同性恋是与社会道德水平无关的现象。国际上从 20 世纪 70 年代开始已经把一般的同性恋排除于心理疾病的范畴之外。现代性学认为只有自我否定型的同性恋才需要治疗，治疗方法有心理治疗和行为治疗，包括系统脱敏、厌恶疗法等。

　　需要指出的是，同性恋不是个人意志自由选择的结果，而且一般同性恋者并不具有侵害性，不需要通过法律解决。

第八章　一生中的性

【重点提示】儿童期的性生理、性心理性行为特点；青春期的性生理、性心理和性行为；婚姻生活；老年期的性保健。

【教学目标】人生的不同年龄阶段有不同的性生理现象、性行为表现，也具有不同的性心理特点，需要给予有针对性的性教育，以促使其性身心健康发展。

性是人类最基本的生物学特征之一，性活动也是人类社会生活基本的内容之一。人生的不同年龄阶段有不同的性生理现象、性行为表现，也具有不同的性心理特点，需要给予有针对性的性教育，以促使其性身心健康发展。

第一节　儿童期的性

儿童期（childhood）是人生自胎儿期至青春期的阶段，是人生发育的重要阶段。这一时期总的特点是全身组织和器官逐渐发育，体格、心理和精神状态不断完善。

一、儿童期的性生理

性的生理基础是由性染色体的组合方式决定的，早在精子和卵子结合的一瞬间，由精子携带的 X 或 Y 染色体和卵子中的 X 染色体组合，就决定了胎儿的基因性别。当婴儿出生时，两性的差别在其内外生殖器的解剖上是显而易见的，而性别本身就是性的差别。新生男婴的阴茎偶尔会自发性勃起．女婴的阴道偶尔会流出阴道分泌物，有的会从乳头分泌出乳汁。儿童期由于性腺尚没有发育成熟，其调节系统也没有启动，因而性激素水平升高幅度较小。儿童期性器官生长缓慢，但到了儿童期末期，身体各部位都在迅速发育，身高也在迅速增长，青春期的性发育开始萌动。

二、儿童期的性行为

1.“手淫”开始出现

手淫是通过任何非性交刺激而达到性高潮的行为，儿童期并没有严格意义上的手淫。对幼儿期的孩子来说，“手淫”是他们探索其性存在并从中获得快乐的一种很自然的方法。儿童中摆弄生殖器等“手淫”现象是较为常见的。婴幼儿可能是无所顾忌的，但到 7 岁左右的儿童就开始知道害羞了，这可能是文化环境和社会教育的作用。根据研究，在幼儿时期，儿童就可以通过刺激阴茎和阴蒂获得快感。弗洛伊德把从性器官开始得到快感的时期定在 3 岁以后的"阴茎崇拜期"或叫"奥狄浦斯期"。有些幼儿还爱端详甚至抚摸母亲的乳房，有些儿童喜俯卧使生殖器受到一定的压迫，这都说明儿童有一定的性感觉。

有关的研究表明，手淫只要不过度，对身体并无危害。但是许多教师和家长对幼儿的"手淫"（并不一定是真正意义上的手淫，而仅仅是无意中玩弄、抚摸生殖器而已）却感到深深的不安，他们往往会严厉地排斥、惩罚幼儿，这种做法表面上可能会产生一定的效果——幼儿"手淫"的次数明显地减少了。但是，本来对幼儿来说是无特殊意义的动作，却给他们带来忧虑、紧张和愧疚，有人因此背上了沉重的精神包袱，更糟糕的是，孩子会因此而刻意地压抑自己，形成"性压抑"心理，甚至终生难改。

2. 开始对异性的兴趣，性游戏出现

好奇是孩子的天性，在性问题上也是同样。孩子出于好奇，常会向父母提出一些问题，有些问题是与性有关的，使得有些父母不知如何回答。儿童对异性的兴趣大多停留在解剖学结构上，对男女不同的性别差异表示好奇，如果家长和学校对性器官的名称闭口不谈。这样不但会造成孩子对性的神秘感，而且会造成错误的性观念。

到了五六岁，儿童已经清楚意识到性别的不同，一些性游戏开始出现。他们假扮医生或扒裤子，借以察看他人的生殖器；三四岁的孩子有时会对父母或自己喜欢的人说："我们结婚吧"；还有的孩子自发地玩"过家家"游戏，并模仿"亲吻新娘"等。儿童的性游戏在很大程度上是出于好奇，而不是受性欲的驱使。性游戏本身对孩子们并不会带来身心方面的伤害，但是如果因此受到成人的责骂或惩罚，可能会使孩子产生罪恶感，认为性是罪恶丑陋的，而对其今后性心理的成长产生消极的影响。

三、儿童期的性心理

人类的性表现和性行为不是无缘无故发生的，要受到性心理的制约，而性心理的发展又受到生理因素和社会因素两方面的影响。儿童期的性心理主要表现为以下三要素的形成和发展。

1. 性别角色认同意识的形成

性别角色是指社会规范和他人期望对男女两性的行为模式的要求。性角色认同是在孩子们所处的文化中，人们以不同的性角色出现，而社会对不同的性角色有不同的期望和要求，不同的性别应该有不同的社会行为和责任等，是儿童在性自我意识的基础上，发展儿童社会行为的同时建立起来的。大多数孩子到三岁左右的时候，都有比较清楚的性别角色的认同。性角色的规范是从幼儿开始就逐渐灌输形成的，父母对孩子行为的赞许与批评、起名字、买服装和玩具等都要考虑到符合性角色的规范。

2. 建立和同性成人的"同化"

在儿童心理发展过程中，当孩子发现自己与父亲或母亲有某种一致性时，就趋向获得这种他所欣赏的品质，导致他们对同性家长或对他所欣赏的英雄人物或崇拜的同性人

物进行"认同"。也就是说,被他认同的人"同化"。这种同化作用可以促使男孩向"男子汉"、"丈夫"、"父亲"的方向发展,女孩向"贤妻良母"、"女强人"的方向发展。如果孩子对同性家长的某种品质特别欣赏,为了提高自己,他将加倍努力地寻求和家长一致,同时,也促进他向同性成人的"同化"。有时儿童也会与父母同时发生"同化"作用,吸取父母双亲气质中良好的方面,在父母良好的"同化"作用中健康成长。

3. 性角色的情感化倾向

性角色的情感化倾向是指一个人对与性别相联系的活动所持的态度和偏好。三岁左右的孩子就具有了比较稳定的性角色情感倾向。这种情感倾向的形成和发展受多种因素的影响:首先决定于个人素质,如果一个人的秉性和素质都适应于某种性别的规范,他就会趋于这些规范,并朝它的方向发展。其次,决定于"同化"作用,孩子越欣赏某种性别的家长,就越趋向于按其方式行动。再者,决定于社会环境因素,社会环境(社会价值观、影视传媒等)对某一性角色有某种评价和暗示,这对性角色倾向性影响很大。但这种情感化倾向在一生中可有多次变化。

四、儿童期的性教育

儿童期是人类性成熟的初始阶段,正常人保持适当的性兴趣是性健康的标志。正如罗素指出的:"回避绝对自然的东西意味着强化这些东西,而且是以最病态的形式加强对它的兴趣。"儿童期的性教育要注意以下几个问题。

1. 顺应自然的性别发展

人类性心理的发展和性角色的形成有一定规律,任其自然发展,往往是正常的。应以对待男孩的态度对待男孩,以对待女孩的态度对待女孩,对男女要一视同仁。孩子在1岁半至2岁左右有个性别自认阶段,即认识自己是男是女,在这个关键时期,如果有的家长按照自己的意愿把男孩打扮成女孩,或把女孩打扮成男孩,就可能使孩子产生"性别同一性"方面的心理障碍,往往终身难改。另外,如果父母有意无意地流露出轻视女孩,也会使女孩产生自卑心理,或是信心不足、不思进取,这也可能对孩子的一生产生严重的不良影响。

2. 妥善纠正不良行为习惯

让孩子顺应自然的性别发展,并不是放任自流,如果发现孩子在性方面有不正常的表现,应加以纠正。家长及教师应及时发现问题,不可以恐吓或体罚,而要科学地进行引导和教育,这种教育并不是系统地灌输什么,更不是说教,而是自然地、科学地,甚至不露痕迹地引导孩子如何正确对待有关性的问题。例如,如果发现孩子喜欢玩弄自己的生殖器,应使用其他有趣的活动把孩子的注意力引开,或是自然地和孩子讲道理,如要讲究卫生等,不宜采取训斥、责骂的态度。

3. 支持正常的两性交往

父母不要有男孩、女孩不可以在一起玩的界限,更不能用成人的眼光去看待天真纯洁的男女同学交往。否则会由于父母不正确的言行,使孩子产生不健康的性观念。父母都要多与自己的子女接触,要考虑到在家庭生活中的一举一动对孩子造成的影响。另外，注意不要在孩子面前谈论有关男女情爱和性的问题，夫妻之间的性行为不要让孩子看见等。

第二节　青春期的性

青春期（puberty；adolescence）是人的身体发育完成的时期，以生殖器官发育成熟、第二性征发育为标志的初次具有繁殖能力的时期。通常青春期与儿童期区分的界限是性的成熟。对于男性来说，性成熟的标志是遗精，（通常在夜间睡眠时遗精）；女性是月经，即第一次来月经。青春期是人体生长发育最为迅猛的时期，也是继儿童期后，人生第二个生长发育的高峰期。就我国目前情况而言，青春期的启动时间，女性在10～18岁，男性在12～20岁，世界卫生组织规定为10～20岁。

一、青春期的性生理

在青春期不论男孩还是女孩，生理上都有了明显的变化，而且在心理上也常会发生很大的变化。因此，掌握和了解这一时期身体内的变化，对孩子顺利度过青春期来说，无疑是一件十分重要的大事。

进入青春期，男性性征开始出现：面部开始长出细茸的胡须、喉结渐渐变得突出、声音低哑而深厚、皮下脂肪减少、肌肉发达，出现腋毛，骨骼发育坚实。男性性器官在儿童期体积都很小。如主性器官睾丸，在儿童期体积小于3mL，至青春期发育成熟，其体积增大到11.5～25mL；12～13岁时，阴茎变长，睾丸和阴囊仍在继续生长，出现阴毛，前列腺开始活动；14～15岁，阴囊和阴茎开始继续增大，阴茎头充分发育，睾丸发育成熟，出现遗精等生理现象。首次遗精的年龄为12～14岁，初期的精液中并无精子，要等到睾丸成熟后能够产生精子时，精液中才会有精子，这标志着男性的性成熟。

由于卵巢比睾丸发育早，所以女性青春期的身体发育要比男性早1～2年。女性随着卵巢发育与性激素分泌的逐步增加，生殖器也有了明显的变化：外生殖器从幼稚型变为成人型；内分泌系统发育成熟，肾上腺开始分泌雄性激素刺激毛发生长，出现阴毛、腋毛。卵巢开始分泌雌激素、孕激素及少量雄激素，刺激机体内、外生殖器官发育，出现第二性征如：乳房丰满而隆起、皮下脂肪丰满、骨盆宽大、音调变高等。月经来潮是青春期最显著的标志，女性的性成熟是以每月规律性的排卵为标志的，青春期月经初潮，卵巢并未排卵，月经周期也不规律，一般1年左右可形成规律，1～2年后可出现排卵，即达到了性成熟，具有了生育能力。

二、青春期的性行为

青春期由于性功能趋向成熟而产生了性欲望，这是发育的正常现象。但性欲望的满足要受到社会道德规范和法律的制约。因而人们常用自慰行为去缓释性欲，以达到性心理平衡，其中包括手淫、性幻想和性梦等。至于两性间的性行为，无论从道德规范，还是从公众卫生和健康，都应限在夫妻之间。

1. 手淫

手淫从儿童期就已经出现，但与性不一定有直接的联系。进入青春期，手淫的目的往往是为了得到性满足。对于手淫，古代曾经认为是有罪的。现代医学认为，进入青春期，人们就开始产生性欲，手淫既非病态，也非道德败坏，而是性功能发育成熟的表现。按照正常生理周期，以手淫方式排解性欲是不会损害身体的。手淫作为既不害人，又不伤己的自慰方式是比较合适的。但如果手淫过度，经常寻求此种性刺激，将有损于身体，严重的可能导致性功能障碍或心理障碍。

2. 性幻想

性幻想是大脑皮质活动的产物之一，介于意识和潜意识之间，是对现实生活中暂时不能实现的希望的精神满足，可强化躯体刺激，加深性体验，提供更深层的性满足。性幻想男性多于女性。一般来说，青少年时期的性幻想，可为其散漫的性冲动提供一条出路，尤其在当今日益开放，性刺激渐多的社会环境中，可以为其性冲动的释放提供一条可行的通路，因此可以说它也是一种自慰行为。但有些性幻想是病态的，需要治疗。如有的男青年因幻想与某异性发生性关系而精神恍惚、身出虚汗、甚至遗精，使身心受到损害，有的女性因性幻想而导致精神分裂症等。

3. 性梦

性梦即在梦中通过某种性行为达到性满足的现象，是一种生理活动。在睡梦中神经系统兴奋下降，抑制作用减弱，性活动便可进入梦境。性成熟的青少年以及成人，在不能及时得到性满足时，一般都会有这种现象，并非异常。性梦的出现尽管不受意识支配，但它可起到排解性欲的作用，且对他人无任何伤害，因此也是一种自慰方式。性梦时，男性会发生遗精，即梦遗；这也是正常的生理现象，不必为梦遗而担心。性意识越强，压抑越深，性梦出现的可能越大。

三、青春期的性心理

1. 渴望性知识

由于第二性征的出现，青少年渴望认识自身与异性，渴望解释一些自己新奇的生理感受，同时他们会关心自己的性征是否与他人相同，会产生一系列性疑惑，迫切希望明白自己一些新的生理要求的产生原因和满足的方式。因此，他们会从各种途径去探索和获得满足自己需求的性知识。

青春期性心理的闭锁，是男女性的共性，但女生在年龄低时，她对母亲的依赖性较大，常与朋友和母亲谈论有关性的问题。随着年龄的增大，她们更愿意自己去阅读相关书刊，或与朋友交谈。相比女生，男生内心闭锁倾向性更强，他们的性知识很少是从父母或老师处获得，这在家庭与学校实施主动教育方面需特别注意。

2. 对异性的好奇与向往

青春期的少年由于性的发育和成熟，出现了与异性交往的渴求，当青少年发觉异性与自己的差异，他们好奇，很想去了解；青春期不像儿童期那样男女在一起玩耍"两小无猜"了，而是对异性由吸引到爱慕，逐渐发展到对异性无限的关心和难以抑制的热烈。在与异性朋友的接触和了解中，他们感到有一种相互吸引的力量，还感到互补性的愉悦和新异。他们希望自己应在异性面前表现得更加出色，却常常由于过于紧张而失常。男女交往过程中心理变得很复杂，一方面渴望接近对方，另一方面又很害怕被别人发现，结果，交往过程神神秘秘，羞羞答答，显得别别扭扭；他们喜欢结交异性朋友，发展友谊。这并不是真正意义上的恋爱，而是一种生理与心理需要的结合，多数并不与性行为相关。只是彼此有共同的语言，喜欢一起交流和彼此欣赏；而且，一部分孩子还会对同性产生一种朦胧的情愫，这种心理并不是同性恋，只不过是性心理萌芽的一部分。只要不过分，对孩子的心理成长没有影响。

3. 面临性冲动的挑战，逐渐形成自己的性观念

性冲动是一种追求异性或想与异性发生关系的愿望。性冲动产生的生理基础，主要是性激素的作用。每个正常发育的人，性成熟后都会产生这个现象，有时这种愿望是不顾一切的，若不受理智约束，会造成终身遗憾。一个青少年能否用理智克服性冲动，是他性心理成熟与否的标志。性观念是社会文化结合性心理在性意识上的反映，它具有传统性、系统性和群体性的特点。一个人的性观念受到家庭、社会和受教育程度等的影响。人进入青春期后开始整理自己头脑中多种来源的性观念，而形成自己的性观念，来指导自己的行为。

四、青春期的性教育

青春期生理上的变化来得突然而剧烈，心理幼稚又缺乏科学知识的青少年必然产生恐惧、疑虑甚至焦虑的心理。由于受传统观念的影响，青少年往往羞于或不敢正大光明地去了解和探讨。由于各种条件的限制，使得他们心理的成熟远远落后于生理的成熟。因此，抓紧、抓好青春期教育是学校、家长乃至全社会的重任。必须特别关心处于青春期的孩子们。

1. 性知识的教育

对于女性来讲，"曲线美"、"乳房长大隆起"是青春美的表现，但紧腰、束胸对身体发育有害；来月经是女性的正常生理现象。在月经期，人体会出现一些变化：如大脑兴奋性降低，机体抵抗力减弱，子宫内膜剥脱而敞开伤口，如有细菌侵入容易引起感染，必须注意经期卫生；对于男性而言：遗精是正常的生理现象，要给予男性科学的指导。男女两性青春期发育成熟，就具有了生育的能力，但发生两性关系，不仅是冒险的，而且是有害的。

性冲动是青少年青春期身心发展必然遇到的问题，它是正常的生理和心理现象。但是，这并不意味着就可以随心所欲地满足自己的性冲动。因为性行为既是个人的行为，同时也带有一定的社会、道德法律层面的影响，必定要受到诸多方面的约束。因此，青年人必须学会用理智驾驭自己的性冲动。首先要培养良好的生活习惯，从生理上克制性冲动。如养成严格的作息习惯，每天按时睡觉，按时起床；上床后不胡思乱想，尽快入睡；注意外生殖器的清洁，避免不洁之物刺激生殖器官；内衣裤要宽松，睡觉的姿势要放松，不要采用俯卧姿势，以免对外生殖器的压迫和摩擦，引起冲动；最重要的是要远离淫秽物品和兴奋药品。实践证明，一个有理想和目标的人，较少受到自身欲望和外界的干扰，他会把精力放到自己感兴趣的事情上，这样他的兴奋点就始终在自己专注的学习和工作上，比较容易克制内心产生的冲动。

在日常生活中，可以广泛和异性交往，以消除对异性的神秘感和好奇心，多参加集体活动和体育锻炼，这样，自己会感到心情非常舒畅，内心非常坦然。通过这样有意识的"脱敏"训练，可以减少性冲动的欲望和次数。

2. 理性对待早恋行为

恋爱是在性成熟后，男女之间产生的一种情爱，是一种美好的感情。早恋是指在经济尚未独立，思想极不成熟，而年龄距法定婚龄（男22岁，女20岁）甚远的情况下产生的情爱。青春期初始的青少年，常把对异性的好奇、好感当成了爱。实际上，此阶段青少年对己、对异性的了解甚少，既不知道什么是爱，更不知如何爱对方。中学时代正是青少年增长知识、开阔眼界、丰富阅历、提高认识水平的时期，也是人生观形成的重要时期。以后在对待爱情、婚姻等问题的看法会有很大变化，恋爱的对象往往也会重新选择，因此中学生的早恋是不稳定的。两人一旦相爱，即会非常投入，从而疏远了同学、朋友，甚至荒废了学业。中学生因早恋或其他原因而发生性犯罪的人数逐年增多，少女怀孕率亦逐年上升。

学校、家长和社会关注青春期早恋现象，要注意以下几点：不要把早恋看成是可耻的事情，而采取过激的做法，结果会越搞越糟；也不要对早恋行为置之不理、听之任之，而要指导他们以学业为重，处理好自己的感情，不要放纵性欲，否则会抱憾终生。

3. 传播性道德观念，反对性自由思想

道德是一个历史的、社会的范畴，在不同的历史时期、不同的社会和不同的民族对性行为的道德评价是不同的。但"一夫一妻"制，反对婚前性行为、婚外性行为是主流性道德，卖淫、嫖娼则是法律制裁的行为。性从一开始就不是个人的事，受到社会、历史、民族、道德的制约，性爱也是和义务、责任和婚姻、家庭联系在一起的。性解放、性自由是对两性行为不负责任的表现，对于青春期少年来说，持有"性自由"道德观念是危险的。

第三节　婚后性生活

一、新婚夫妻的性保健

古语云："洞房花烛夜，金榜题名时，久旱逢甘露，他乡遇故知"是人生的四大喜事，其中打头的是洞房花烛夜。可见在以家庭伦理为基础的中国传统文化中，结婚是人生中的最重要的大事。对于新婚夫妻来说，准备新房，购置家具，宴请亲朋好友，学习生活技能，都很必要。但还有一件需要学习的大事，也绝不可轻视，那就是性生活知识的学习。

结婚意味着一对新人性生活的开始，但性生活不是无师自通的本能。在传统观念影

响下，家长一般是不对子女进行这方面知识的传授的，改革开放初期，曾有一位医生调查我国夫妻的性知识来源，回答是来自三个途径：一是《红楼梦》，二是"手抄本"，三是"瞎摸瞎撞"，其中多数人是"瞎摸瞎撞"。也许这是特殊年代的社会文化，造成了人们的性愚昧。在社会日益开放，性知识相对普及的今天，新婚夫妻是否不需要学习就可以轻车熟路地完成人生的这件大事呢？答案是否定的。尽管看起来，社会上有性泛滥的趋势，但所传递的知识中良莠不齐，有许多是不正确的、歪曲的，甚至是错误的，不能取代科学和系统的性教育。如近年来笔者在男科和泌尿科门诊，看到一些性功能障碍前来就诊的夫妇，检查发现，要么是他们不懂正确的性交体位和姿势，要么是女方有恐惧怕痛的心理，在性生活时不合作；也有男方包茎，难以达到满意的勃起，不能完成性交。还有些夫妻将淫秽录像带作为性生活的教材，但他们不知道，拍摄色情片的目的并不是为了性教育，而是利用人们对性的一种窥视心理，为了获取巨大的商业利润而制作。所以在色情片中表现的性绝不是日常的性生活，而是一种刻意的商业性表演。由春药、电影特技、剪接和后期制作所完成的性电影，如果仅作为夫妻生活中的一种娱乐，满足一下好奇心倒也罢了，如果将看色情影视作为性生活的教材和模仿对象就有问题了。因为以色情片作为自己性生活的模仿教材，非但无益，反而有害。作为新婚夫妻，在登记结婚和婚前检查时，可以通过医生的讲解和性教育电影的观摩，获得可靠的性知识，也可以通过购买正规的性教育书籍，学习必要的新婚性知识。如果在生活中遇到问题，还可以通过男科、妇科、性医学科向专业医生咨询。在这里特别要提醒几个需要注意的问题。

1. 过好新婚第一夜

新婚第一夜是夫妻共同生活的起点，也是两性结合的开始。从此以后他们把自己从感情到肉体全都交给了对方，再也不需要有什么隐瞒。当对方发育成熟的异性躯体一览无余地展现袒露在面前时，不由得不使人热血沸腾、期待着激动人心的最美妙的时刻的来到，而这种突破的象征就是性生活。

由于相当多的新郎新娘婚前缺乏系统的性教育，即使看过一些有关的性知识读物，但也缺乏性经验，因而难免临事手足无措，甚至导致性生活的失败。为此，事先的准备工作是不能有丝毫的疏忽的。

（1）**物质准备和卫生准备**　喜欢用香水的新娘要注意，如果香味过浓，可能会减低对方性欲，因此用量不能太大，最好挑丈夫喜欢的味道；被褥要尽量宽大，但不要太厚，内衣应该是新的清洁的，事先准备好一个小枕头，同房必要时可垫在妻子臀部底下。预先准备一块干净的毛巾，以便事后擦用，并防止流出的精液污染被单；还要考虑室内的灯光，留一个小灯，尽量调到双方所喜欢的亮度；室内温度以保持到裸体感到舒适为宜；可准备一些欢快的背景音乐，以增加温馨的气氛；也可以准备一点润滑液，以备需要时使用；还要准备避孕药具，最好采取避孕措施，等条件成熟后再要宝宝。上床前的个人卫生也十分重要，刷牙漱口必不可少，以减少嘴里呼出难闻的气味，男女双方都应先行"用水"，以加强双方生殖器的清洁卫生，预防妇科病的发生。

（2）**心理准备**　面对新婚之夜，无论新郎、新娘都会感到十分神秘、激动。对新郎来说，既有对第一次的渴望和憧憬，也有对自己的性能力能否胜任的一丝担心；对新娘而言，既有第一次把自己献给心爱的人的心愿，也有以往从小说中看到，或从过来人口中听到的有关破膜的剧痛，不知道自己能否忍受的些许不安和恐惧。新婚性生活是年轻人一生中的头一回，因此，相互都应有足够的心理情绪准备。

洞房之夜，新郎对新娘始终要保持温柔体贴的情绪，让新娘感到你是爱她这个人，而不仅仅是爱她的性。第一夜的性生活对女性的心理震动要比男性大得多。女性是性生活直接后果的承担者，男性射完精就算完成了任务，轻而易举地取得了丈夫或父亲的资格，而怀孕、分娩、哺乳这些事情全部落在女人的肩上。这就造成了女性被牢牢地固定在婚姻之中，而男人却有相对自由的现象。虽然她明知道结了婚就要过性生活，但面临着从姑娘到夫人，永远和处女这个字眼告别，也许是永远失去重新选择婚配组合机会的这一时刻，心中不能不产生很复杂的感受。卧榻之侧出现了异性，两人将同床而眠，如果丈夫能对她体贴入微，她就能从中得到无限的安慰，有安全感，觉得终身有靠，就愿意配合进行性生活。如果丈夫不顾妻子的感受，一味强求，动作粗暴，就会使她那颗本来就惴惴不安的心受到伤害，本能地拒绝丈夫的性要求。所以，在新婚之夜男人们应力求温柔体贴。比如，在就寝以前可拥着新娘共同回忆热恋时的美好时光，上床之前，新郎还应该借故回避，让新娘从容脱去衣服。这样做可以从开始就消除她的紧张心理，感受到丈夫的温柔体贴，有利于双方很快进入角色。

由于新婚男女往往缺乏性知识和性经验，刚刚两性接触，容易出现精神紧张或心理恐惧，甚而手忙脚乱，以致最初几次性生活过得不理想是常有的事。但经过一段时间的"磨合"、协调和适应，自然会和谐美满，配合默契。

（3）破膜的准备　在新婚之夜，夫妻双方先不要忙于性交，裸体以后可互相拥抱接吻爱抚一段时间，以适当控制过于激动的心情，同时先互相观察对方的生殖器，以增加对性器官的认识，特别要区分阴道口和尿道口的位置，避免发生不应有的差错。女性阴道口的处女膜是少女性器官的天然屏障，但也是初次性交的天然障碍。因为处女膜上有神经和血管分布，因此初次性交可能会有疼痛和出血。如何采取正确的姿势和方法，最大限度地减少新娘的疼痛，是丈夫的责任。第一步是丈夫对妻子的全身，特别是性器官及其周围做充分的爱抚，让新娘达到完全性唤起的程度，有充足的润滑液体，然后才可进入下一步；第二步是妻子采用将臀部垫高，双腿翘起，能充分暴露阴道口，便于阴茎准确插入的位置；第三步是新郎的阴茎已经完全勃起，足够坚硬，必要时还可以在阴茎上涂抹一些润滑液，以减少新娘的疼痛，使得插入更加顺利。插入时的动作要缓慢，新娘可以憋住呼吸，新郎将阴茎用力前顶，直至顺利进入阴道。初夜破膜时如有出血，不必惊慌，用干净的纱布压迫即可止血。初次性交应速战速决，不要拖延时间，以免增加新娘的疼痛。初夜之后，可适当休息2天，待伤口长好后再性交。

2. 蜜月期间莫"贪杯"

在这里所说的贪杯不是指喝酒，而是指行房事。新婚燕尔，一对新人之间刚刚开始性生活，难免性欲勃发，频频做爱。这本属于人之常情。但是必须掌握一定的度，不可纵欲，影响健康。特别是不少新婚夫妇由于忙于置办婚事，终日奔波，睡眠少、摄食差，体力与精力消耗均较大。在蜜月期，如果频涉爱河，纵欲无度，必然有损健康。

中医认为，"乐而有节则和平寿考，及迷者弗顾，以生疾而殒性命。"（《汉书·艺文志及方技略》）精生于肾，肾是生命之本。房劳纵欲伤肾精，精伤则神伤，生命之本受损，则精疲力竭，易受外邪侵袭而致病，故有"新婚多虚"之说。可见，新婚佳期性的保养与婚后身心健康关系甚密。

如何判断性生活过度呢？如果在性生活之后第二天，出现腰酸、乏力，头晕、频繁打哈欠、食欲不振、小便中多泡沫、会阴疼痛不适等症状时，就是一个性生活过度的信号，提示应当适当减少次数，以恢复体力。

精液中含有锌元素。体内锌元素具有重要的生理功能，它起着构成人体蛋白质、促进性腺分泌、增加血液中性激素水平的作用。过频射精，必然造成锌元素的大量丢失。男性缺锌有可能引起性功能障碍。因此，新婚可多吃富含锌元素的牡蛎、瘦肉、牛肉、黄豆、海产品等。

3. 卫生常识要牢记

夫妻性生活前，应清洗性器官、会阴和肛门，男性要把包皮翻过来，使阴茎头完全露出来，将包皮垢清洗干净。女性要注意清洗大小阴唇之间和阴蒂附近的分泌物和污垢。性生活后，最好再清洗一次，应养成性交后排小便的习惯，冲洗一下尿道，对于预防尿路感染是很有好处的。

性生活之前洗手也很要紧，这是一个容易被忽视的方面，认为只要清洗性器官就万事大吉。其实某种程度上洗手比洗性器官还要重要。人们用手工作，每天接触许多病菌。在做爱时，也常常用到手，比如用手爱抚对方的性器官，如果不清洗，就会把细菌带给对方。

女性来月经时，要注意不要过性生活。因为在月经期性生活，容易引起女性生殖器官感染和月经过多，对女性的健康不利。

新婚受孕，常被人们视为双喜临门的美事。其实，从现代医学的观点看，蜜月受孕实际上不利于优生。青年男女结婚前总要忙碌一番，往往很疲劳。精子从精原细胞到成熟需80天，卵子从初级卵细胞到成熟需14天。新婚前的忙碌使得男女双方在精力和体力上消耗很大，这对生殖细胞生成的质量都会有影响。新婚期间，亲朋好友间的迎来送往会比较频繁，亲朋相聚免不了要吸烟饮酒。烟酒中的有害物质可直接或间接地损害发育中的生殖细胞。这种受损害的精子和卵子一旦结合，就易产生畸形儿，也容易引起流产、早产或死胎。新婚蜜月外出旅行，也不要轻易怀孕。因为在旅途中经常早出晚归，长途乘车，有时还要跋山涉水，生活没有规律，食宿无保证，休息、睡眠不足，身体疲惫困倦，卫生条件较差，性生活较频，如果怀孕，一系列的不良因素对刚发育的胚胎的刺激，很容易发生先兆流产及其他疾病。有统计表明，旅行结婚受孕的妇女，其中发生先兆流产者为20%，患继发性不孕者为10%以上。

4. 夫妻沟通是关键

新婚夫妻在性生活方面需要有一段相互适应的磨合时间，在此期间发生矛盾甚至冲突都是很正常的现象。关键在于两人之间的沟通和相互的谅解，双方都要站在对方的立场进行换位思考。夫妻在性生活上的权利是完全平等的没有主导和服从之分，更不可以强迫。当一方有要求，而对方不想时，只有通过协商解决。

　　性生活包括生理过程和心理过程两个方面。心理因素与性生活的关系极为密切，当然，大前提是要夫妻之间互敬互爱、平等相待，互相配合，是性生活和谐的极为重要的心理条件。但具体到性生理过程中，男女双方又有着各自不同的心理特点。一般地说，男性比较容易被视觉引起性兴奋，其性兴奋产生较快且主要集中在性器官，希望通过性交来满足性欲；而女性容易被触觉刺激引起性兴奋，性兴奋产生较慢，持续时间长，而且并非一定要通过性交来满足。言谈、拥抱、抚爱对于女性来说，是最为渴望的，这样便可使女性得到部分的满足。女性大多数要经过多次性交取得经验后，才能感到性快感，因为女性的性欲唤起过程，常常受到社会文化的抑制，总要花费相当长的时间，才能体验到性快感，有时甚至要好几年的时间。

5. 发生问题早咨询

　　有时候因为生理和心理的原因，夫妻之间会产生较大的问题，当这些问题夫妻内部通过沟通还无法化解时，就需要寻找专业的帮助。当然需要到正规医院的男科、妇科寻求有经验的专科医生帮助，不要轻信媒体上的各种广告。

二、中年夫妻的性保养

　　人们在讨论婚姻安全问题的时候往往比较关注的问题是有没有第三者插足，误认为只要没有第三者的婚姻不会有什么大不了的问题。

　　世界是一个多人种、多地域、多民族、多文化构成的，对性在婚姻中的位置的认识可能也有不同，因此在婚姻和性的问题上不可能也不应该强求一律。但不可否认的是，夫妻关系与其他任何人际关系最本质的区别恰恰是性的关系，性生活是否和谐直接影响到夫妻关系和婚姻质量。

　　改革开放之前的中国婚姻家庭从表面上看比较稳定，离婚率比较低。但这并不表明婚姻质量高，高稳定的婚姻背后掩盖着一个低质量的事实。近年来，伴随着我国经济的发展和人民生活水平的提高，在国人的婚姻生活中却又出现了另一种新的动向。中国人民大学性社会学研究所潘绥铭教授带领 36 名研究员，历时 1 年，进行了一次全国范围的随机抽样调查。在全国城乡 60 个地方对 3824 位 20～64 岁的男女的性生活状况进行了了解，结果发现在已婚或同居的男女中，每个月连一次性生活都不到的人超过 1/4（28.7%）；在最近的 1 年里，连一次性生活都没有的则占 6.2%。然而婚内的无性并不表明性在社会生活中的退位，色情场所所进行的性交易，以及性病、艾滋病人数持续上升，却是一个不争的事实。

　　特别值得引起关注的是，性生活的不和谐可能成为婚姻的杀手。据报道，除婚外恋、家庭暴力等原因外，性生活不和谐也已成为上海人离婚的新理由。

　　当然，造成婚内无性或者性生活不和谐如果没有移情别恋的事情发生，最常见的原因无非有两类，一类是因为一方有相关疾患，不能尽责；第二类是生理上健全，但当事人中的一方因为审美疲劳，产生性倦怠，没有了"性"趣。对此应该找准原因有针对性地解决。如果是因为疾病，可以用求医的方式解除痛苦。近年来性医学的研究和发展提供了解除这方面问题的多种途径和方法，需要特别提醒的是要到正规的医院相关专业寻求帮助。第二类的问题相对复杂一些，既要通过专业的心理咨询或者婚姻辅导机构给予心理方面必要的疏导和帮助，更要加强夫妻之间的交流和沟通。

第四节　老年期的性

一、年龄段的划分和中老年的概念

人从出生开始，从小到老经历婴儿→儿童→少年→青年→中年→老年几个阶段。
《黄帝内经》中这样描述人的生长发育规律：

女子七岁肾气盛，齿更发长。二七而天癸至，任脉通，太冲脉盛，月事以时下，故有子。三七肾气平均，故月事生而长极。四七筋骨坚，发长极，身体月事。五七阳明脉衰，面始焦，发始堕。六七三阳脉衰于上，面皆焦，发始白。七七任脉虚，太冲脉衰少，天癸竭，地道不通，故形坏而无子也。

丈夫八岁肾气实，发长齿更。二八肾气盛，天癸至，精气溢泻，阴阳和，故能有子。三八肾气平均，筋骨劲强，故真牙生而长极。四八筋骨隆盛，肌肉满壮。五八肾气衰，发堕齿槁。六八阳气衰竭于上，面焦，发鬓颁白。七八肝气衰，筋不能动。八八天癸竭，精少，肾脏衰，形体皆极。则齿发去。

但是年龄段的划分是一个动态的、变化的概念，随着经济的发展和社会的进步，人们的平均寿命在延长，年龄段的划分也出现相应的变化。

二、老年人的生理心理特点

人的一生都会经历生、老、病、死，这是不以人的意志而转移的自然规律，历代帝王追求的长生不死，到头来都是梦想。从中年到老年，由于体内激素的撤退，平衡被打破，从生理到心理会发生一系列可以感觉到、观察到的改变，出现一个被称为更年期的阶段。由于女性有月经断绝等明显标志而男性没有，所以以前医学界将更年期作为女性所特有的症状。但现代医学证明，男性在这一时期同样会出现四大特征：①倦怠、容易疲劳，体重下降或食欲减退，有时表现二者兼有；②性欲减退，表现为性能力的下降或丧失；③注意力不能集中；④易激动。与女性有相同的更年期存在。由于男女在生理、心理上有差异，男女更年期的年龄界限不同，因此身心反应也有明显差异。加上个体存在差异，具体到每一个人出现的身体上的反应也是不一样的。一般而言，女性更年期的年龄界限较明确，在45～55岁，不少人身心反应显著，可出现一系列不适症状，医学上称为更年期综合征；男性更年期身心反应常不明显，有轻有重，是持续和渐进变化的衰老过程，年龄在50～65岁。但男女更年期会出现一些相似的身心变化：不少人身体会发胖甚至臃肿，运动功能受限；出现肩周炎等老年特有的疾病；头脑和手脚反应不如以往灵便，学习能力和记忆力下降，自觉身体走下坡路。这种衰老感受如无积极向上的动力补充，便会影响个人的精神状态，进而削弱性兴趣和性能力，或引发性焦虑。更年期的性衰退一般有两大原因，一是性激素分泌量减少，性器官不同程度地有退行性改变，如男性的勃起次数减少，硬度降低；女性的阴唇、阴道的萎缩和干涩，影响性交时的润滑；二是缺乏激励机制，情绪低落，又缺少新知识的学习，不懂得运用经验与技巧弥补局部的不足，实际上性经验的作用不亚于性激素。不少人对更年期的到来并不感到不便和苦恼，适应仍然良好，始终有满意的性生活。

三、老年夫妻的性保持

不少男性在迎接 40 岁生日时惶恐不安，认为已经到了青春终止的尴尬境地而忧郁寡欢。此时，男性的性反应特点，由年轻时的集中于性器官的强烈感觉，转变为扩散泛化、延及全身的感受。他们对性高潮的追求逐渐变得不那么迫切。50 岁以后，对男性年龄增大反应最敏感的两项指标是：一是性高潮的频率降低；另一个是两次射精间隔的时间延长。50～60 岁的男性一般满足于每周 1 次或可能 2 次的高潮，许多 50 多岁或近 60 岁的正常男性不能在射精后 12～24 小时重新勃起。50 岁以后，勃起和射精尤其需要更长的时间和更强烈的刺激。此外，在 60 岁或年龄更大时，射精时的喷射力量也大大减弱，甚至减到缓缓涌出的程度。在这一年龄阶段性高潮的消退过程是十分迅速的，射精后阴茎很快就完全疲软。

经过上述变化的健康男性，如果能在不同阶段正确地对待，积极地调整，是能够在晚年保持享受性乐趣的能力的。从摆脱了强烈的高潮发泄需要和青年时代的压抑之后，年长的男性与其性伴侣将能经常享受到更为满足及充满想象的做爱。对生活安逸的男性来说，如果健康情况好且又有机会，年龄从不会对性的乐趣构成障碍。即使一个 80 岁的男性不再能产生他年轻时强烈的多次高潮，但他也能体会到明显的射精感受，还完全能够经历偶尔的高潮和更多的愉快的勃起，完全能享受更多的体肤之亲。这就是性与男性的一生。性在男性的一生中从不会停止，即使到了老年，也不会像水龙头那样一下子就完全关闭了。

最新的医学研究表明，性爱对身体健康有巨大的促进作用。美国马萨诸塞州新英格兰研究所的一项长期研究显示，每周 2 次性生活，对中老年男性的心脏健康很有益处，能将其患心脏病的几率减少一半。

研究人员表示，经常享受性爱有助男性减少压力、获得社交支持，身心都能获益。他们还建议临床医生，在评估中老年男性有无心脏病风险时，除了要考虑年龄、体重、血压和胆固醇指标外，还应该了解患者性生活的活跃度。此外，性爱对男性前列腺也有好处。美国国家癌症研究所发现，男性每周射精 5 次，患前列腺癌的风险会大幅降低。宾州威尔克斯大学也发现，冬天每周有一两次性生活，能提高免疫力，减少各类感冒风险。

第九章　性功能障碍

【重点提示】性功能障碍是人类的一种常见症状，可以发生在各个年龄阶段，但以中老年为常见。男女两性的性功能障碍有不同的症状和表现，影响性功能的因素有生理、心理和情感、人际关系等诸多方面。

【学习目标】掌握性功能障碍的概念，了解性功能障碍的发生原因，懂得性功能障碍的处理原则。

第一节　性功能障碍概述

性功能障碍是指阻碍人类男女性功能正常发挥的一类症状。是性医学研究的主要内容。20世纪50年代，美国杰出的妇产科学教授玛斯特斯和约翰逊夫妇继承了华生所开创的性实验室研究的事业，在人类性反应实验中大获成功。他们总结出性感集中训练等一整套行为治疗的方法，创立了人类性治疗的新纪元。1970年出版了《人类性功能障碍》，标志着现代性医学研究从理论走向临床应用。

一、性功能障碍的原因

出现性功能障碍的原因是多方面的，既有生理方面的器质性原因，例如在解剖构造上的缺陷、损伤或疾病造成的后果；也有心理方面的原因，如缺少性知识、受到过惊吓或挫折以及在与异性交往方面的失败等。相比较而言，心理原因通常是主要的，即使是器质性的原因引起的性功能障碍，也往往伴有心理因素。

二、性功能障碍的分类

性功能障碍有原发性和继发性两种：原发性指从初次性生活开始便一直经历着性功能障碍；继发性是指有过一段满意的性生活后所出现的性功能障碍。还可以进一步区分为完全环境性性障碍和局部环境性性障碍。例如，一个女性不能从目前的配偶获得性满足和性高潮，但能从自己手淫或另一个性伴侣处得到，就属于局部环境性性障碍。如果在任何环境中都有性功能障碍，则属于完全环境性性障碍。

玛斯特斯和约翰逊对性功能障碍问题进行了大量的实验研究，他们将女性性功能障碍分成三类：性高潮功能障碍、阴道痉挛与交媾困难（性交疼痛）。男性性功能障碍分为四类：阳痿、早泄、射精障碍及交媾困难。尽管男女性功能障碍有一些区别和不同的表现，但是，在实质上却有很多共同之处。（表9-1）

表9-1　男、女性功能障碍的分类

分类	女性	男性
性兴趣	性兴趣减少	性兴趣减少
性唤起	性唤起障碍	勃起功能障碍
性高潮	性高潮功能障碍	早泄、射精障碍、射精疼痛
其他类型障碍	交媾困难、性恐惧症	交媾困难、性恐惧症

第二节　男性性功能障碍

一、概述

性功能是一个复杂的生理和心理过程，涉及神经、精神因素，以及内分泌功能和性器官等各个方面，大脑皮质的条件反射起着主要的作用。世界卫生组织把性功能障碍定义为：任何一个个体不能以各种方式参加到他或她所希望的性关系中，包括性欲低下、性厌恶、生殖系统反应消失、性高潮障碍、非器质性阴道痉挛、非器质性性交困难等。男性性功能障碍主要是指男性在性欲、阴茎勃起、性交、性高潮、射精等性活动中，其中某个或几个阶段发生异常，影响性活动正常进行。最常见的男性性功能障碍包括阴茎勃起功能障碍、射精功能障碍和性欲异常等。

二、分类

（一）阴茎勃起功能障碍

1. 定义

勃起功能障碍过去称为阳痿，是男性性健康的重要问题之一。根据美国国立卫生研究院1994年的定义，勃起功能障碍（erectile dysfunction，ED）是指至少3个月内持续或反复地阴茎不能达到或维持充分勃起，以完成满意的性生活。这个定义明确了诊断ED时，不仅要考虑勃起的能力——能否勃起及硬度，还包括出现这一现象的持续时间；最后以能否进行满意的性生活作为评估勃起功能的最终目标。由于ED把焦点集中在男性性功能中的勃起上，而不涉及诸如性欲、射精等其他有关男性的性功能问题，因此，更能准确反映疾病的问题所在。至于发病情况，目前为止，国内目前还没有一份完整、详细和可信的有关ED的发病情况统计报告，美国报告的发病率为正常人群的10%，估计美国总体有100万~200万患者。

2. ED 的分类

（1）器质性和心因性　ED传统上分为器质性和心因性两大类。但由于受到环境、社会及家庭的影响，无论何种原因引起的 ED，患者都会引起担心和焦虑，因此，即使是器质性 ED 中也一定存在心理原因。所以，有建议将 ED 分类时应该再增加一种分类，称为混合性 ED。

（2）原发性和继发性　原发性 ED 指没有明确诱因，从有性行为开始就出现 ED。继发性 ED 是指开始有性行为时，勃起功能正常，后来由于存在明确诱发因素的情况下出现 ED。

需要注意的是，一般临床医生要确定 ED 诊断前首先需要有一个发病的时间概念，一般要有 3 个月以上的病程。许多人出现短暂 ED，往往与环境、情绪等因素有关，这些情况下出现的 ED 称为境遇性 ED。过度疲劳、愤怒、抑郁或焦虑等情绪反应，或首次性生活经验不足不能勃起等，都可以暂时导致阴茎勃起障碍或勃起失败，但这种暂时性的勃起功能障碍并不能作为临床诊断 ED 的依据，因此都不能最终诊断为 ED。除非这种状态持续至 3 个月，否则该类患者一般不需要医疗干预。持续性勃起功能障碍病程在 3 个月以上者，需要医疗干预。

器质性 ED 的种类如下：

1）血管性 ED：阴茎的勃起有赖于良好的动脉灌注和静脉回流，以及动静脉开放和关闭机制，任何引起动静脉疾患的疾病均可以引起血管性 ED。血管性 ED 是器质性 ED 中最常见的病因之一，包括阴茎血液灌注异常或静脉阻断系统异常。常见的动脉功能不全危险因素包括高血压、高脂血症、糖尿病、会阴部钝性损伤或骨盆创伤和盆腔放疗。海绵体静脉阻断不全可能是小梁纤维组织与弹性纤维成分结构改变的结果，衰老、血管危险因素如高胆固醇血症伴胶原合成改变，使海绵体组织僵化，阴茎硬结症、性交或手淫时阴茎损伤、阴茎手术、异常勃起等，均可引起海绵体静脉阻断不全。

2）神经源性 ED：各种原因使阴茎勃起中枢和周围神经受损，导致阴茎不能正常的反射性勃起。

3）内分泌性 ED：指人体内激素分泌障碍导致的 ED，临床上主要见于皮质醇增多症、原发性性腺功能不全、甲状腺功能亢进或减退等。

4）医源性勃起功能障碍：指由于医疗原因所引起的 ED，可以是药物副作用所致，也可以是手术后的并发症。如前列腺癌患者采用雄激素阻断治疗后，或前列腺癌根治等手术导致阴茎支配神经出现故障，导致 ED。

3. ED 的诊断

（1）详尽的病史　病史是诊断 ED 的基础和关键，尤其是性生活史，可以提供有助于诊断的不少线索。医生在接诊患者时，都应强调全面的病史、性生理史、体格检查和有侧重的实验室检查。发病过程能反映疾病性质。原发性心因性 ED 的典型特征是突然发病，可能与家庭、工作，或社会关系的特殊事件如离婚、丧失亲人等有关，性唤起或手淫时可能有正常勃起。存在器质性病因的 ED 患者，发病缓慢，逐渐丧失勃起能力，晨间、性交、手淫时勃起硬度和维持勃起能力逐渐减退。勃起障碍的程度可表现为勃起不全或完全不能勃起，勃起不全者可能有"性能力"，但勃起硬度减退，维持勃起时间缩短。

目前为止，已经知道的可能导致 ED 的危险因子包括：40 岁以上男性，有吸烟、久坐等不良生活习惯者。有心血管系统疾病或存在心血管疾病危险因子者（包括吸烟、肥胖、高血脂、高血压等），有内分泌代谢异常者（糖尿病、甲状腺疾病），有明显社会精神问题者（如近期与上司、妻子、朋友或其他亲属有矛盾冲突，亲属突发意外或幼时在性问题上有过创伤等），骨盆部、会阴部手术或创伤史（包括各种前列腺手术史），以及服用各种可能引起 ED 药物者。虽然现今已经有不少有价值的测定勃起功能的检查和测试手段，但由于性问题的隐私性，病史显然还是最有助于判断真正可能的性问题的关键所在。此外，因为有些药物会引起性功能的障碍，还应该了解患者的用药情况。

（2）国际勃起功能评分问卷　目前常用的有 1997 年 Rosen 设计的勃起功能国际评分表（IIEF）。为了便于门诊患者陈述其勃起功能障碍的有无及其严重程度，提高门诊工作效率，1998 年 Rosen 按勃起功能障碍定义，将 IIEF 的 15 个问题简化成只有 5 个问题的勃起功能国际问卷简化表（IIEF-5）。它涉及有关勃起功能 3 个问题，涉及性生活总体满意度和患者对阴茎勃起及维持勃起的信心各 1 个问题。需要说明的是，这些问卷调查表都是一些专业的测试工具，就算某个问卷表的分数显示有问题，也并不能最终肯定有勃起功能障碍，明确的诊断还是需要下列详细介绍的其他一些诊断方法配合。

（3）体格检查　包括常规的外生殖器检查，以及男性第二性征的检查。对外生殖器的检查应注意排除先天或后天性阴茎畸形。对 40 岁以上的患者，还应常规检查前列腺。

（4）与勃起功能有关的检验　ED 患者完整的实验室检查首先包括血常规、尿常规检查，以及其他需要证实或排除的全身性疾病的检查。全身性疾病如糖尿病、肾功能不全等，应常规检查全血计数、肝功能、血尿素氮、血肌酐、血清电解质。有血管危险因素如高脂血症者，应空腹测定血胆固醇、低密度脂蛋白、高密度脂蛋白和三酰甘油（甘油三酯）等。

（5）夜间勃起的意义及其测定　健康男性自幼便有夜间睡眠时阴茎勃起的现象，勃起时往往同时伴有快速眼球运动，每晚平均有 3 次以上勃起，勃起持续时间约 100 分钟。一般认为，其生理意义除了可以把较多的氧气带入阴茎外，还可以在临床上帮助区分心因性 ED 和器质性 ED。这是由于，白天可能影响勃起功能的情绪紧张、焦虑等精神因素在熟睡时并不存在，所以，如果是由心理因素引起的 ED 在夜间应该会有正常的勃起。

利用阴茎硬度扫描仪进行夜间阴茎勃起（NPT）监测曾经一度被认为，而且目前为止基本上还是评价勃起功能障碍极有价值，且易于操作的方法。被认为诊断 ED 的"金标准"。

（6）器质性勃起功能障碍的一些特殊检查　对 ED 患者的特殊检查项目的选择，必须根据患者病史和体格检查及实验室检查的结果而定，包括：

1）激素水平检测：睾酮可直接影响男性生殖系统的生长、发育，第二性征的形成和男性的性欲与性行为。但其在勃起机制中的作用尚有争论，还有待于进一步研究。与勃起障碍有关的内分泌疾病主要有三种：促性腺激素低下性性腺功能减退，高促性腺素性性腺功能减退和高催乳素血症。其他如甲状腺功能亢进或减退者也可引起勃起障碍。

2）阴茎海绵体血管活性药物注射（ICI）：通过海绵体注射血管活性药物来诱发勃起，是 ED 治疗和诊断的革命性变化。ICI 被认为是一种公认的、有效的、重复性好的诱发阴茎勃起的方法。用药后可能会出现一些并发症。近期并发症包括：全身反应：轻者包括头昏、目眩等；重者血压会下降；疼痛；水肿；淤血与血肿和"阴茎持续勃起"。ICI 后 6 个小时阴茎若仍不能软缩，被视为阴茎持续勃起，是一个极为重要又十分常见的近期并发症。以采用罂粟碱和酚妥拉明试验时多见。据临床观察，有如下一些情况容易诱发阴茎持续勃起：小于 45 岁者、注射后性刺激强烈者、注射后有重复性交现象、注射后有强烈手淫、患者过分夸张阳痿症状，病史不真实，造成医生错觉而不恰当使用 ICI 等。远期并发症包括：阴茎硬结；肝功能损害和剂量递增问题等。

3）彩色双功能多普勒超声：目前广泛使用的彩色双功能多普勒超声（PPDU）具有可信度高、可重复性、无创和操作简便等优点，能区别动脉性和静脉性 ED，可作为临床筛查 ED 的首选检查，或作为动脉造影、海绵体测压和海绵体造影前的筛选检查。海绵体动脉功能评估指标：海绵体动脉直径；海绵体动脉收缩期最大流速（PSV）和加速度时间（AT）；海绵体静脉阻断功能评估指标：海绵体动脉舒张末期流速（EDV）；海绵体动脉血流阻力指数（RI）。

4）放射学诊断：包括选择性阴部内动脉造影和阴茎海绵体造影。由于阴茎静脉系统功能不全是 ED 的重要原因之一。对海绵体注射血管活性药物试验提示静脉瘘的患者，可通过阴茎海绵体造影进一步明确静脉瘘的部位和程度。此方法是确诊静脉性 ED 的主要方法。

5）其他：必要时还需进行自主神经及躯体神经系统检测。

4. ED 的治疗

（1）心理治疗　人类性生活是一种自然本能，性治疗的关键是使患者适应这种自然性。对于勃起功能障碍患者来说，其精神上的痛苦远远大于疾病本身的痛苦。对于一些能够消除其不良心理因素的患者，首先可以采取性心理治疗的方法；在一些混合性或器质性勃起功能障碍的患者，心理治疗有助于减轻他的焦虑，并消除与药物或手本治疗有关的不现实的期望。而大多数心因性勃起功能障碍经过一些方法治疗之后，能够恢复阴茎的勃起，但是有相当高的复发率。

（2）夫妻同治的重要性　性活动是男女双方共同参与的活动，双方要不断地交流各自的体验和感受，互相配合才能提高性生活的质量。有时，ED 的发生与配偶有一定的关系，尤其是对男女双方在性活动过程中的差异无正确认识时，更易发生。因此，在对 ED 患者的治疗中，女方是否密切配合，对治疗非常重要。性功能障碍是双方的问题，双方均可从性治疗中得到帮助，夫妻间应建立满足对方的义务感，不应该有毫无意义的责难。夫妻双方首先要坦诚交谈，在正确了解性的解剖、生理和心理的前提下，找出双方之间对性活动中认识的差异。

（3）口服药物治疗　是目前 ED 治疗的第一线选择，主要为磷酸二酯酶－5 抑制剂。磷酸二酯酶－5 主要分布在阴茎海绵体里，磷酸二酯酶－5 抑制剂将此酶抑制之后使阴茎的海绵体松弛、血管扩张。代表性的药物为西地那非、他达拉非和伐地那非等。

（4）阴茎海绵体内血管活性药物注射　适用于大部分口服药物治疗无效的 ED 患者，具有起效快，效果明显的特点。目前虽不作为一线治疗，但在无创治疗失败时，也不失为一种有效的治疗手段，常用的药物有罂粟碱、酚妥拉明、前列地尔等。

（5）尿道内用药治疗　作为第二线治疗选择，目前经尿道用药的主要成分是前列地尔（PGE$_1$）。经尿道用药以后，PGE$_1$ 可被局部吸收，通过两侧血管被吸收到尿道海绵体和阴茎海绵体，引起阴茎血管床的舒张。PGE$_1$ 可松弛海绵体和阴茎平滑肌，并舒张海绵体动脉，引起阴茎白膜内静脉受压，导致海绵体腔隙扩张，血液滞流，从而引发阴茎勃起。使用前列地尔后常见的不良反应有阴茎疼痛、低血压、尿道轻微损伤和眩晕。未见异常勃起、尿道狭窄和海绵体纤维化。女方阴道不适亦有报道。

（6）阴茎假体植入术　阴茎假体植入术是近 20 年来治疗各种顽固性 ED 常用方法，它是一种将假体植入阴茎海绵体内，以恢复男性性功能的手术，为第三线治疗选择。适合于海绵体存在器质性病变，并且对其他治疗无效的患者，如因阴茎外伤、骨盆创伤、反复海绵体内注射后纤维化、严重糖尿病、阴茎异常勃起手术后、阴茎硬结症等，引起海绵体病变的 ED 患者。另外，对部分血管性或心理性 ED 经久不愈的患者，以及少数不愿接受其他治疗而强烈要求阴茎假体植入的患者，也可经慎重考虑后采用，但必须严格掌握指征。

目前，阴茎假体的基本类型包括半硬性假体（可伸展性假体）和可膨胀性假体两大类。半硬性假体主要采用含有银丝的硅胶材料制成，这样既有足够的硬度，又有一定程度的柔韧性，外观上也易于接受。这种假体放置的方法简单，已被广泛采用。可膨胀性假体是一种仿生假体，可分为单件式、双件式和三件式 3 种，其外观逼真，但费用昂贵，植入手术较为复杂。

（7）静脉性 ED 的血管结扎手术　静脉性 ED 主要是由于静脉的闭合障碍导致大量血液从未关闭的静脉瘘到阴茎外所致，因此，静脉性 ED 的血管结扎手术旨在增加静脉的回流阻力。术前应检查确认患者动脉灌注良好、海绵体正常，且静脉瘘是唯一的异常。由于手术治疗后远期复发率较高，现已较少开展。

（8）阴茎勃起的辅助工具　包括真空负压吸引装置（VCD）、阴茎理疗仪、电动按摩器和各种刺激性器官的人工器具以及视听刺激等。

（二）射精功能障碍

1. 早泄

（1）定义　早泄的定义或诊断标准很多，不同的学者根据不同的理论提出各自的标准，目前较多学者倾向于以射精潜伏期时间作为早泄诊断标准。

男性从性交开始至射精的时间，随年龄和体质的不同，每个人都有差异。年轻时稍长，壮年以后渐短；性生活经验积累增多时，时间也会长些。性生活延续时间的长短，与每个人在性生活时性刺激的强度、射精阈值的高低有关。大脑接受性兴奋，以不间断的连续刺激达到射精阈值，所需要的时间最少要 1 分钟，平均是 30 分钟左右。如果中间有适当的减速或停歇时间，或有意识地延迟射精，则其持续时间可为 10 ~ 30 分钟或更长久一些。

美国的一些学者认为，性生活时，阴茎在进入阴道后维持 5 分钟以上，或夫妇双方都认为他们的性生活美满就属正常。但有人报道说，75% 的男性在插入 2 ~ 6 分钟时射精，或更短时间内射精均属正常。所以有人认为，在阴茎进入阴道持续时间短于 2 分钟即射精者，可判断为早泄，但还要综合考虑其他情况。判断时应考虑影响性兴奋持续时间的各种因素，如年龄、新的性伴侣、新的环境和近期的性交频率，还要考虑这种情况是否由于某种药物因素所引起。

根据国际性医学会（International Society for Sexual Medicine，ISSM）的最新定义认为，诊断早泄需满足以下三点：①阴道内射精潜伏期小于 1 分钟或在 1 分钟左右；②不能控制或延长射精潜伏期；③有负面的态度，包括痛苦、烦恼、挫折感 和（或）逃避性生活等。

新婚之夜，为夫妻间第一次性生活，由于性知识的缺乏，双方不能协调好，再加上心情激动，神经高度兴奋，新郎可能在刚刚接触到对方的性器官，阴茎根本还没进入阴道或刚刚放入阴道就发生射精，甚至在阴茎勃起时的一瞬间即开始射精。此外，夫妻久别重逢，或者其他原因导致长时间没有性交，第一次性交会有性饥渴，阴茎比较敏感，性兴奋比较快一点，射精会较快。这些情况不能诊断为早泄。随着夫妻在一起时间的延长，逐渐会趋于正常。

（2）发病机制　其一，性刺激过强过急；其二，射精阈值较低。男性的龟头，由一种极富感觉神经的皮肤所覆盖，是对性刺激最为敏感的部分。在大多数男性的青春发育期前，龟头一直为包皮所覆盖；而后随着年龄增长，由于阴茎长度的增加大于包皮长度的增加，龟头便从包皮里露出。于是，敏感的龟头表面，经常被内裤等摩擦刺激，其感受性也便逐渐迟钝，因此，如果仅仅有一些轻微的刺激，是不容易兴奋的。反之，如果男性成年后龟头仍被包皮所覆盖，只在勃起或用手上翻包皮时才能露出（包皮过长），则由于平时龟头未受刺激而更为敏感，只要性生活时稍有摩擦，龟头所受的刺激即刻达到阈值水平，就引起了射精。同时，泌尿生殖系统的炎症也容易导致早泄，较为多见的有前列腺炎，此外还有龟头包皮炎、膀胱炎、尿道炎、精囊炎等。在生殖系统炎症的刺激下，性阈值较低，性兴奋刺激的感受也较强。另外，还有一些疾病的因素压迫、刺激阴茎感觉神经，使之变得更敏感，性阈值降低。

某些轻度 ED 者，为了能使阴茎勃起，需要不断刺激触摸龟头等敏感部位，当阴茎勃起时，已经有长时间性兴奋的积累，一旦进入阴道，可能很快就会发生射精。

较少见的生理因素有大脑神经系统的一些疾病，如多发性硬化、脊髓肿瘤、脑血管意外等，直接或间接地影响到司令部发号施令。

（3）早泄的分类

1）根据病史分类：①原发性早泄：是指第一次性交以来，阴茎插入阴道前或者插入阴道后 1 分钟内难以控制的不自主射精，即射精潜伏时间短于 1 分钟。②继发性早泄：是指既往性交过程中射精功能正常，现在由于某种原因使射精潜伏时间短于 1 分钟。③偶发性早泄：是指在某种场合下或某种条件下出现短时间的可复性早泄，偶发性早泄一般被归类为继发性早泄。

2）根据病因分类：①功能性早泄：主要原因是精神因素。精神因素往往可影响或调节高级性中枢，当性兴奋提高时，射精中枢反应加快、加强，射精不能随意控制从而引起早泄。负罪感、强迫症、敌对心理、忧郁、不安等均可造成功能性早泄；此外，长期禁欲后的解禁也可以出现功能性偶发性早泄；对女方的过度崇拜或畏惧、性交中唯恐射精太快会引起女方不满等，或由于高度紧张不能控制射精节奏可引起早泄。婚前性交和境遇性性交往往处于一种兴奋、刺激、恐惧中，因此早泄比较常见。②器质性早泄：器质性早泄有几种因素：a. 由于阴茎感觉过度敏感、感觉神经兴奋度增高，或者由于射精中枢反应阈值过低所致。b. 泌尿生殖系统炎症可以引起早泄，尤其是前列腺及精囊的炎症。c. 阴茎包皮系带过短，当阴茎勃起时受到牵拉，诱发早泄。d. 神经病变和损伤，如多发性神经病变、脊髓肿瘤、脊髓外伤、脑血管意外、慢性酒精中毒等也可导致早泄。③混合性早泄：由多种致病因素引起或者同时伴有功能性及器质性早泄。如长期的早泄，一方面由于长期自慰使传入神经、脊髓射精中枢处于激惹状态，反应阈值下降，另一方面这类病人的早泄原因通常伴有精神心理因素。④其他因素：包括性伴侣的容貌、年龄、性经验、性态度以及性交姿势等因素。

（4）早泄的治疗　①针对病因的治疗：主要包括治疗前列腺、精囊腺感染，阴茎包皮系带成型手术等。②药物治疗：目前国际公认的一线药物在治疗为五羟色胺再摄取抑制剂类抗抑郁药物，包括氟西汀、舍曲林、帕罗西汀等。用药方法包括每日口服和按需口服两种，大部分患者可取得满意效果，但需注意用药期间的不良反应以及停药后的症状复发。在龟头表面涂抹局部麻醉剂可降低性兴奋，最为一种临时治疗措施，也值得尝试。③行为治疗：包括性感集中训练法和阴茎挤压法等，但因疗效不持久、不自然和易复发性而存在争议。④手术治疗：以往国内开展较多的手术为选择性阴茎背神经切断术，其主要目的为减少阴茎背神经的数量，降低阴茎龟头的敏感度。但因其术后远期效果存在争议及部分患者术后出现阴茎麻木和勃起功能障碍等并发症，目前已较少开展。

2. 不射精症

（1）定义　通常大多数男性在手淫或性生活过程中，性快感到达顶点即是性高潮的到来，而男性的性高潮有一个很明显的标志——射精。临近射精的时候，这种冲动会使人难以自制，随着精液的射出，同时伴随着性欲发泄所带来的极度快感和满足感。

如果性生活已进行了很长时间，双方很疲惫了仍没射精，这种情况医学上称之为射精延缓，是男性性功能障碍中的一种。有少数人在性交或手淫过程中始终不能射精，接着就因为疲乏而阴茎疲软，没有性高潮的感受，这是射精延缓的一种严重情况，即不射精。

关于射精延缓并没有一个明确的标准，医学上也不能仅仅就时间的长短来进行判定，唯一的标准就是双方的体会。一般认为，如果性生活时间已近 1 小时，双方都已疲惫不堪了，男方仍没有性高潮，不能射精，就需提高警惕。有些人此时会勉强地流出或挤出一些精液，但没什么强烈的性高潮感受，阴茎也随之疲软，这就属于射精延缓。如果一直没有射精，但阴茎能疲软，这种情况为不射精，较前者更为严重。

（2）发病机制　射精过程属于一种精神神经反应。包括色情影像、感官性接触、性幻想、性梦等刺激大脑性中枢兴奋；神经方面包括神经通路的完整及脊髓射精中枢反应阈值正常。各种心理障碍和病理因素导致大脑性兴奋中枢抑制，传出神经损伤，以及脊髓射精中枢阈值提高都可导致不射精，即外界各种性刺激诱导的神经信号强度达不到射精反应所需的阈值水平。电刺激射精获取精液的方法就是避开以上的精神神经因素，利用较强的电流直接对截瘫病人的前列腺和精囊腺进行电刺激而诱导射精。

（3）分类

1）根据病史分类：①原发性不射精：指性交、自慰、性梦中从未有过射精。②继发性不射精：指过去曾经有过射精，现在由于某种原因出现不射精。③偶发性不射精：指在某种场合下或某种条件下出现的境遇性不射精。

2）根据病因分类：①功能性不射精：主要特点是性交时不能射精，但在睡梦中可出现遗精，或者在清醒状态下采用较强烈的自慰刺激能诱发射精。主要可归类：各种外来的不利因素使大脑皮质对脑部和脊髓射精中枢产生抑制；脊髓射精中枢兴奋阈值升高；对阴茎的刺激程度不足而不能诱导脊髓中枢反应。②器质性不射精：常由于垂体肿瘤、脊神经损伤、先天性输精管及附属性腺器官发育不良以及手术、外伤等造成腹膜后交感神经损伤等器质性病变或医源性损伤所引起。③药物性不射精：部分药物可以影响射精功能，镇静剂、安眠药、抗抑郁剂、肾上腺素受体抑制剂均可能对射精功能产生抑制。④混合性不射精：混合性不射精就是可以由多种因素引起。

（4）治疗

1）药物治疗：首先，找出上述器质性原因或者环境、精神性原因，并给予纠正。夫妻间要互相鼓励、配合，学习性知识，改变性生活的体位和方式。对选择性不射精者可用手淫的方式刺激阴茎，至快要射精时立即插入阴道内射精，这样通过一次或多次阴道内射精的体验，大多可恢复正常的射精功能。

此外，还可在每晚或性交前口服麻黄碱（美多巴），以增强输精管、射精管等射精相关生殖腺，以及管道和肌肉的收缩力。还可以选择使用左旋多巴等药物以提高射精中枢的兴奋性。另外，对脊柱外伤导致不射精者，可以在椎管内注射新斯的明，也可以电刺激直肠前神经丛以诱发射精。

2）电按摩治疗：使用电按摩等方法诱导射精。电按摩器工作时能快速地振动，把它置于龟头部、阴茎头冠、包皮系带处，或者沿阴茎体上下移动，同时再伴以其他的性刺激，就可能诱发射精。有些原发性不射精患者，只要有一次能射精，以后就可以自然射精。同样，人工阴道也同样可以达到这个目的。

不射精往往导致无法生育，可以采用以上方法治疗不射精，再通过自然排精受孕。也可以采集精液行人工授精，或者采用试管婴儿。如种种办法都不能解决，还可以手术抽吸附睾、睾丸内的精子，进行体外人工授精治疗。

3. 逆行射精

（1）定义　逆行射精是指男方性交过程正常，有性快感，能达到性高潮，并有射精动作和感觉，但无精液从尿道排出，而逆行射入膀胱，性交后尿液化验检查可发现精子和果糖。

（2）发病机制　性生活时，射精可分为两个阶段。第一个阶段是排精，即精液进入尿道的前列腺部；第二个阶段则为泄精，即精液从尿道外口排出体外。由于性刺激引起脊髓部位的射精中枢兴奋，输精管、精囊、前列腺、球海绵体和坐骨海绵体共同有节奏、和谐地收缩，使精液从输精管、精囊、前列腺进入尿道的前列腺段。尿道前列腺段向上通膀胱，入口处为膀胱颈；下续前尿道，出口为尿道外口。正常情况下，膀胱颈此时是紧闭的，防止精液逆行向上进入膀胱，随后，精液从尿道外口喷射而出，即射精。逆行射精是由于性兴奋时上述的各组织器官不能很好地配合，或膀胱颈关闭不严。当射精开始后，精液汇入尿道的前列腺段后不能正常地进一步从尿道外口排出体外，导致部分或全部精液向上通过膀胱颈，逆行排入膀胱。一般而言，部分性的逆行射精往往仅表现为少精液症、少精子症，所以很难被发现。

引起逆行射精主要有三个原因。其一，由于前尿道或尿道外口很狭窄，精液难以进入；其二，射精时膀胱颈括约肌关闭不佳；第三，射精时，相关的各生殖腺、生殖管道和肌肉不能很好地协作。由于这些原因，致使射精时精液逆流入膀胱，形成逆行射精。

有些人下尿道狭窄，连排尿都非常困难，只能通过少量尿液，而精液黏稠度较尿液高得多，所以更难通过；在阴茎勃起时下尿道狭窄就更为明显，以致精液被迫向后逆行进入膀胱。膀胱颈括约肌关闭不全，多发生于手术损伤膀胱颈（尤其是前列腺手术）；腰部支配膀胱颈括约肌功能的交感神经节损伤；化学性阻断交感神经传导的药物如利舍平、胍乙啶等，有时也可影响膀胱颈括约肌功能，导致逆行射精。

（3）诊断　判断逆行射精，首先要有射精的感觉和动作，一般同时会伴有性高潮。其次，没有精液排出，对其后的第一次排尿做检查，可以发现尿液中有精子，果糖阳性。这样就可以断定系逆行射精。部分性的逆行射精往往仅表现为少精液症、少精子症，所以很难被发现。因此，对精液量很少者（小于1mL），也可以通过导尿管取射精后的第一次尿液检查，如果发现有大量的精子、果糖阳性，则为部分性逆行射精。

正常射精时，尿道壁可附着少量精子，第一次尿液中也可能发现少许精子，不能混淆为逆行射精。

（4）治疗　逆行射精的治疗分手术治疗和药物治疗两大类。手术治疗的适应证为过去曾有膀胱颈手术史者，可做膀胱颈Y－V成形术，这要在疾病得到确诊之后进行。药物治疗的主要适应证是有交感神经功能障碍者，可用肾上腺素能药物治疗，也可根据具体情况使用抗胆碱能药物，用药期间要注意观察有无产生不良反应。

对于糖尿病患者，应积极治疗原发病，病愈后逆行射精就会自然得到改善。对于高血压患者，则可更换其他药品或其他疗法降低血压，尽可能避免使用有影响的药物。患有慢性膀胱炎、慢性尿道炎、慢性精阜炎者，则不宜过食辛辣食物，不宜过多饮酒，应养成讲究个人卫生和多饮水的良好习惯。凡是急于要求生育的夫妇，只要丈夫的精液没有实质性的病变，可以利用收集精液的办法进行人工授精。

（三）性欲异常

1. 男性性欲亢进

是指是以持久的对性活动要求过于强烈为主要特征的疾病，可进一步分为性兴趣亢进和性兴奋亢进（即性冲动过度强烈）。两种情况均常表现为对性行为迫切需求、性交次数增多和（或）性交时间延长等，甚至可能不考虑时间、地点、场合的情况去寻求性接触，严重时可影响患者的生活、工作、社交，乃至进一步的性犯罪行为。

（1）原因　现代医学对于性欲亢进的发病机制研究认为，其主要原因在于性中枢兴奋过程增强。发生率一般较低，一般人群发生率约为1%，男性略高于女性。合并精神疾病患者中发病率较高，而原发性性欲亢进罕见。精神心理失调或对性知识缺乏而导致的焦虑是绝大部分患者的主要病因，而少部分人则是由于病理原因而引起的器质性病变。其常见病因包括精神心理因素、心理因素、某些药物的服用、食物因素等。

（2）分类　性欲亢进根据其构成还可细分为：①性兴趣亢进：表现为对性生活有超常的兴趣，呈现一种强迫性的需要，不考虑任何条件和环境约束，不断有性交欲望或频繁出现性幻想。②性兴奋亢进：频繁出现性兴奋和性冲动现象，并对非性刺激的正常举止、言谈反应强烈并迅速将其转化为性活动的原始推动力，而且这类冲动不易抑制，高潮后迅速再发，甚至给患者本人带来性欲与理智冲突的痛苦。上述两种情况可同时存在，也可单独出现。

（3）诊断　在进行诊断时，重点注重对患者病史的询问，必要时需与患者家属及其性伴侣沟通了解。需着重了解的影响因素包括：①家庭因素，如是否有家庭成员患有精神疾患及对其的影响；②遭受性虐待情况，包括肉体上/精神上、从小遭双亲忽视等；③探究症状形成和持续的可能的心理动力学或行为背景；④是否合并精神疾患对其性心理发育和形成的影响。必要时可进行辅助检查，包括性激素与神经内分泌等实验室检查、头颅影像学检查、染色体核型分析等。

（4）治疗　性欲亢进的治疗原则主要以缓解症状、控制病情为主，此外还要强调去除病因及预防复发。应当根据患者的具体情况，实施个体化治疗方案。① 精神心理性病因的治疗：针对患者的病因，进行正面引导，纠正其错误认识，解除焦虑症状。帮助其树立正确的人生观和道德观，努力提高文化素养，建立高尚情操。可建议患者将精力放在工作和学习上或培养其他兴趣爱好。一旦出现类似症状，应及时就诊咨询，争取早诊断、早治疗。② 器质性病变的治疗：针对性地治疗各种原发疾病。对单纯性睾酮水平异常升高者，可予以雌激素或抗雄激素治疗，如口服己烯雌酚等，必要时也可同时给予镇静剂对症治疗。③ 药物性因素的治疗：避免使用可使促性腺激素或睾酮水平升高的药物及食物。如处于某些疾病的治疗阶段，需服用上述药物，可通过减少药物的剂量或改用其他药物治疗，以减少产生性欲亢进的机会。

2. 男性性欲低下

性欲低下是指成年人持续或反复地对性幻想和性活动不感兴趣，出现与其自身年龄不相符的性欲望和性兴趣淡漠，进而表现为性活动能力减弱，甚至完全缺乏。

（1）原因　就发病原因而言，男性性欲低下可以是独立的性功能障碍表现，也可继发于其他性功能障碍。而且大部分患者的病因以精神心理性为主，常见病因包括：①一般精神心理因素：精神心理状态和社会、人际、环境的恶劣可抑制性欲的产生。心理素质较脆弱、易紧张者，更容易受外界的影响，从而产生焦虑和压抑。②器质性因素：包括全身性疾病、性腺功能低下、性行为相关神经的病变或损伤等。③性心理障碍因素：除表现出性行为异常（如恋物癖、露阴癖、恋童癖等）之外，并无其他人格缺陷。这部分患者对正常的性行为方式不感兴趣，一般的性刺激难以引起性兴奋，但对其所认定的特殊性对象有正常的甚至是亢进的主观欲望和兴趣。④药物等化学因素：影响性欲的药物包括降低神经兴奋性的药物、使雄激素或促性腺激素等水平降低的药物、心血管降压药物、胃肠道药物、部分精神兴奋剂和麻醉剂等。

（2）分类　男性性欲低下的患者大多既往性欲正常，身体素质及性心理也多正常。但却表现为与其自身年龄不相适应、不和谐的性欲淡漠，性行为表达水平降低和性活动能力减弱，性活动频率低，如每月不足 1 次性生活或更少；有的虽然虽然次数稍多，但并非主动要求，即主动性生活减少。常见表现可分为：①性兴趣低下：表现为对性活动的兴趣淡漠，性幻想明显减少，即使对性刺激反应正常，但通过性交获得的乐趣明显下降；②性兴奋低下：表现为对性活动的要求、主观欲望（性兴趣）正常甚至强烈的情况下难以引起性兴奋和性冲动，对各种强烈的性刺激、爱抚反应低下，或无法在性活动中维持足够的兴奋度以完成性交（未达到性高潮情况下）。

上述两种情况可同时存在，也可独立存在，但都可进一步导致性活动的减少，从性活动中获得的乐趣减低，乃至直接导致男性 ED。在现实生活中，男性性欲低下的后果及对夫妻关系的影响远高于女性性欲低下，严重时可直接导致婚姻破裂。而且性活动能力的减弱使男性患者极易感到自卑，引起抑郁等心理障碍，陷入"性欲低下→抑郁→性欲低下加重→更抑郁"的恶性循环。因此，对男性患者而言性欲低下更容易危害其生活和社会交往。

（3）诊断　在进行诊断时，应重点注重对病史的询问（对患者本人、家属、性伴侣）、详细的体格检查以及内分泌检测等，必要时还可进行影像学检测。除了注意区分其发病属于精神心理性还是器质性之外，还需注意与自然性性欲降低（特别是进入老年期后）相鉴别。随着年龄的增长（多在 50 岁以后），男性性欲的逐步减弱与睾丸功能减退所致的雄激素分泌减少有关，而并非病态。

（4）治疗　治疗方面与性欲亢进的治疗原则相似，除缓解症状、控制病情外，也应注重根除病因，预防复发。其治疗方法包括心理辅导、行为疗法、药物治疗等。

1）精神心理性性欲低下的治疗：以心理辅导为主。

2）器质性性欲低下的治疗：首先是针对器质性病变进行治疗。需注意在身体功能不允许的情况下，不必急于治疗性欲低下，只有等待全身功能改善后，根据患者年龄、家庭、夫妻状态及个人情况，进行提高性欲的治疗。对于因睾丸功能减退导致雄激素分泌减少的患者在明确诊断后可给以外源性雄激素补充治疗。对促性腺激素分泌不足导致性功能减退者，常用 HCG 皮下注射治疗。用药期间需监测性激素水平，及时调整剂量和适时停药，防止出现各种并发症。

3）药物等化学性因素所致性欲低下的治疗：避免服用降低神经兴奋性的药物及可降低性腺激素、睾酮水平的药物或食物。如在治疗其他疾病期间必须使用此类药物，可酌情减少剂量或改用其他药物。同时应拒绝毒品。有民间习俗认为，酒精可以增强性欲。事实上，是由于酒精降低了判断、自控能力，增加了对性的放纵，不仅易诱发矛盾、犯罪，而且长期大量饮酒将会影响阴茎的勃起功能。

4）提高性欲的药物治疗：部分药物，包括抗精神病药物，可用于性欲低下的治疗。治疗机制主要是增强机体对性刺激的反应，减轻患者抑郁，增强从性活动中获得的乐趣，进而提高其性兴趣，增加主动性生活能力。此类药物必须由精神科医师确认后方可使用。

3. 男性性厌恶

性厌恶是指在与性伴侣的所有的或几乎所有的生殖器接触具有持续的或反复的极度不适和回避。性接触时，甚至只是在想象将要发生性接触时，都会产生强烈的消极情绪，极度紧张或焦虑，有时还伴有强烈的躯体反应，病人极力回避一切性接触，有时也会出现惊恐反应，人们称之为"性厌恶"、"恐惧性性回避"、"性恐惧"。性厌恶的对象包括自己及异性的性感部位，如生殖器、女性乳房、女性裸体、生殖器分泌物及气味等；性活动，如性幻想、接吻、抚摸、性交等。

（1）原因　产生性厌恶的主要原因为精神心理因素，往往具有畏惧感、罪恶感、牺牲感、被动感、恐惧心理反应等。常见具体病因如下。

1）自卑心理：在青春发育期对遗精、阴茎勃起等性器官的发育缺乏相关知识；自觉阴茎短小、胡子稀少等导致自卑心理；第一次与异性相处时不自主遗精；第一次性生活时早泄、勃起功能障碍等。

2）疑病心理：缺乏正确的性知识，错误地认为性是邪恶肮脏的、有损健康的，如"一滴精十滴血"等。有些患有器质性、精神性疾病的患者正好在几次性生活后出现身体不适，因此认定身体疾病与发生性行为有关。

3）性能力被质疑：部分男性缺少性生活经验，或者身体素质较差，在性生活时出现勃起不坚、早泄或者不射精等。这种情况未能得到性伴侣的理解反遭埋怨，多次受挫折后逐渐发展成性厌恶。

4）性对象问题：由于女方原因造成夫妻感情不和；女方卫生习惯差；观看女方分娩过程；受到过性对象的性虐待；如果女方将性生活作为对丈夫的一种有偿报酬，时间一久必将导致男方对女方的厌烦，产生性厌恶感。

5）精神疾患：部分患者同时合并精神疾病，如焦虑、强迫及恐惧症等。

大部分患者表现为正常性生活起始时性冲动缺失或拒绝接受性刺激。症状较轻的患者可仅表现为性活动次数少或缺乏性生活兴趣，典型重症患者则对各种正常性欲发动的现象，如接吻、抚摸、拥抱等均表现出焦虑、出汗、心悸、恶心等病态反应，往往迅速中断性活动或逃离性活动现场。尽管部分患者在性生活中能够射精并体会快感，但依旧只愿意每年过性生活若干次。

（2）分类　根据疾病特点常可进一步分为：原发性性厌恶和继发性性厌恶；完全性性厌恶和境遇性性厌恶。

1）原发性性厌恶：是指自从具备性意识后，始终对性怀有畏惧和排斥心理，多存在严重的心理病理问题。

2）继发性性厌恶：是指曾经有正常性经历，但因某种继发因素发展成性厌恶，常与感情或性生活创伤有关，明确病因后其预后相对较好。

3）完全性性厌恶：是指在对任何情况下的动情感觉、想法及性刺激感受都会体验到恐惧或厌恶。

4）境遇性性厌恶：是指只限于性的某一特殊方面有厌恶感，多对某种形状、气味、声音、言行或体位有厌恶恐惧感。严重时常表现强迫性回避，但当特定诱因去除后性活动可恢复正常。

（3）诊断与治疗　在了解性厌恶病情时，需要咨询询问患者本人、家属及其性伴侣。在诊断过程中必须重视对患者进行全面检查，了解患者是否存在身体畸形、残疾、性传播性疾病等。必要时也要了解患者配偶的情况，如配偶的个人卫生等。

治疗性厌恶，可采取心理、行为和药物的综合治疗，主要为心理治疗。治疗原则以消除病理性厌恶后果和改善性活动方式为主。应循序渐进，在治疗早期阶段需要将患者配偶的利益放在第二位，对患者的性引诱应加以控制，有害的性引诱应当抵制。

1）心理、行为学治疗：心理治疗的目的为消除患者异常的性厌恶情绪。而行为治疗常用脱敏疗法，即去除患者精神防卫趋势，探求、暴露患者最大的不安全感和脆弱性，激发有意义的梦、记忆等，使其认识到致病的根源及疾病的可控制性、可治愈性，主动、逐步地克服和纠正其不当心理、行为。行为治疗期间应强调夫妻共同参加治疗，如果患者持续回避性接触，治疗不可能取得进展。需劝说夫妻共同参与性行为疗法的治疗。患者应当认识到性生活是夫妻感情的重要纽带，更是一项重要的家庭职责，而妻子应充分发挥对丈夫的爱抚作用。

2）药物治疗：可使患者在心理动力学和行为治疗两个方面得到强化。主要的治疗药物为抗抑郁药，包括三环类抗抑郁药、选择性 5 - 羟色胺再摄取抑制剂、单胺氧化酶抑制剂、地西泮等。对于焦虑症、强迫症及恐惧症合并性厌恶症状的精神疾病，在原发疾病未得到有效控制的情况下，暂时避免性活动和性诱导是最好办法。

（四）阴茎异常勃起

阴茎异常勃起是指与性欲无关的阴茎持续勃起状态，阴茎持续勃起超过 6 小时，常伴有阴茎疼痛、水肿、排尿困难甚至尿潴留。由于阴茎长时间勃起，阴茎海绵窦内淤积的血液可导致局部酸中毒，造成海绵体细胞的不可逆损伤，若未及时、有效处理，可出现海绵体内弥漫性血栓形成、海绵体纤维化，最终导致永久性勃起功能障碍。因此应将阴茎异常勃起视作泌尿外科的急症来对待。

1. 分类

阴茎异常勃起可分为原发性（特异性）和继发性。据统计，30% ~40% 的阴茎异常勃起是原发性的，大部分病因不明。继发性病因包括：血栓栓塞性疾病（镰状细胞贫血，脂肪栓塞等）、神经性疾病（脊髓损伤和病变、脊柱狭窄等）、肿瘤（前列腺癌、肾癌等转移癌，白血病，黑色素瘤等）、创伤（会阴或生殖器损伤等）、感染或中毒（痢疾、狂犬病等）、药物（抗抑郁药，α 肾上腺素能阻滞剂，抗凝剂等）、全胃肠外营养以及阴茎海绵体内注射血管活性剂等。

而按血流动力学可分为低血流量型（缺血性）和高血流量型（非缺血性）。前者因静脉阻塞（静脉阻塞性），后者因异常动脉血注入（动脉性）。此外，还可分为急性、间断性（复发或间歇，如镰状细胞贫血）和慢性（通常为高血流量型）。

2. 发病机制

低血流量型阴茎异常勃起是多种原因损害阴茎勃起消退机制，其中包括神经介质过度分泌、小静脉回流受阻、海绵体内平滑肌长时间松弛，其结果是海绵体内压力持续保持在 $10.06 \sim 15.60kPa$（$80 \sim 120mmHg$），并逐渐恶化，发展为缺血状态，缺血 $6 \sim 8$ 小时即出现阴茎疼痛。缺血程度和受累的静脉数目与静脉闭塞时间长短有关。有实验研究表明，在缺氧状态下，海绵体平滑肌自主收缩力和张力均降低，对 α 肾上腺素能激动剂也不能产生正常的收缩性反应。阴茎异常勃起数日后，阴茎血流不易形成栓塞（即使为低血流量型），因为海绵体内纤溶酶的活性是外周血的 3 倍。

复发性阴茎异常勃起发作的频度由每日数次至数月 1 次。缺血性阴茎异常勃起初次发作之后，控制阴茎勃起消退的肾上腺素能或内皮介导机制发生功能性改变。

所有阴茎异常勃起初始发病均是非缺血性高血流量型，但多数病例 6 小时后出现静脉栓塞、酸中毒、缺氧，最后发展为典型的低血流量型异常勃起。而有些病例则持续保持高血流量，海绵体静脉回流通畅，血氧合作用充分。因为静脉通路开放，勃起的阴茎可压缩，勃起硬度由轻至中度，而性刺激可增加阴茎硬度。

3. 临床表现与诊断

阴茎异常勃起常见于 $5 \sim 10$ 岁和 $20 \sim 50$ 岁。一般仅涉及阴茎海绵体，多数病例于夜间阴茎充血时发病。低血流量型阴茎异常勃起因组织缺血而疼痛，阴茎海绵体坚硬但阴茎头较柔软。高血流量型则少有阴茎疼痛，阴茎不能达到完全勃起硬度，通常有会阴或阴茎外伤史。

在诊断时，除询问患者病史及阴茎、会阴部的体格检查外，应尽快进行海绵窦局部血气分析，可区分高血流量型和低血流量型。前者血气分析值同于动脉血，pH 偏碱，氧分压改变不明显，二氧化碳分压不高；后者同于静脉血，pH 偏酸，氧分压明显降低，二氧化碳分压明显增加。虽然海绵窦局部血气分析对该病的分型诊断已为临床肯定，但自采用多普勒技术对阴茎深动脉进行检测以来，彩色多普勒超声由于其无创性，已逐渐成为该病分型诊断的首选方法之一。

4. 治疗措施

阴茎异常勃起是泌尿外科急症，尤其是低流量型异常勃起，治疗要求及时而且越早越好，以免长时间静脉淤滞造成阴茎海绵体不可逆纤维化而导致永久性阴茎勃起功能障碍。若在 $12 \sim 24$ 小时成功使阴茎疲软，则大部分患者有望恢复勃起功能；若超过 36 小时，则阴茎海绵体将出现不同程度的纤维化。治疗首先应针对病因治疗（如白血病继发阴茎异常勃起的患者应先使用抗白血病药物；镰状细胞贫血继发阴茎异常勃起的患者应先通过积极的水合作用、氧合作用和代谢碱化作用减少红细胞的镰状化，必要时可输红细胞或全血），其次应尽快区分低流量型和高流量型阴茎异常勃起，实施不同的治疗方案，一般先进行保守治疗，若无效应立刻进行手术。

（1）非手术治疗　低血流量型阴茎异常勃起：治疗目的是增加静脉血回流，使阴茎膨胀消退，防止海绵体持久缺血造成损伤，并解除疼痛。手术治疗前，均应试用药物治疗。应当注意，药物治疗延长了治疗时间，也会增加海绵体纤维化和发生阴茎勃起功能障碍的机会。有报道指出，低血流量型的勃起功能障碍发生率高达50%，如果在12～24小时用药物治愈，几乎均可恢复阴茎勃起功能。向阴茎海绵体内注射稀释的α肾上腺素能激动剂的稀释液（肾上腺素1mg加入生理盐水1000mL），先用21号针头抽吸海绵体内积血，然后向海绵体内注射20mL稀释液，2分钟后再抽吸积血，反复注射、抽吸数次，直到阴茎疲软。也有报道用去氧肾上腺素10mg，加生理盐水500mL，每次注射10～15mL。若在发病12小时以内进行治疗，可达到满意效果。

药物治疗的并发症包括：α肾上腺素能药物治疗引发的急性高血压、头疼、心悸和心律不齐，抽吸引起的感染、出血和尿疲乏损伤等。

高血流量型阴茎异常勃起患者可在早期局部冰袋冷敷，使血管收缩，破坏的血管可能自发形成的血栓。多数海绵体动脉破裂不能自行愈合，常需要阴部内动脉造影和栓塞治疗。高血流量型预后多较好，阴茎勃起功能障碍发生率为20%。

（2）手术治疗　高血流量型阴茎异常勃起通常适用非手术治疗。部分早期低血流量型病例，阴茎经充分冲洗之后，可以转变为非缺血性。若低血流量型病例，经海绵体经抽吸、冲洗治疗失败，则需要进行手术治疗。主要为由阴茎头部向两侧海绵体直接切开，或用活组织穿刺针通过阴茎头部穿入两侧海绵体抽取组织，使阴茎头和阴茎海绵体之间形成分流通道。Sacher于1972年介绍了会阴部近侧尿道海绵体和阴茎海绵体吻合术，手术时要注意两侧吻合口避免在同一水平面上，以防止尿道狭窄的发生。

部分高血流量型阴茎异常勃起病例，单纯动脉栓塞无效时，需要结扎撕裂动脉的供应血管方能有效，阴茎勃起功能也有望完全恢复，但一般需要数周至数月时间。

第三节　女性性功能障碍

女性性功能障碍是指女性性反应周期一个或几个环节发生障碍，或出现与性交有关的疼痛，严重影响女性生活质量的一类多发病。包括：性高潮障碍、性唤起障碍、性欲障碍和性交痛。在临床上，上述功能障碍可能单一出现，也可能同时出现多种功能障碍。

一、分类及临床特征

1998年美国泌尿系统疾病性功能健康委员会在此基础上将女性性功能障碍分为4类。

（一）性欲障碍

是指在整个性活动中始终没有性欲，包括低反应性性欲障碍和性厌恶。

1. 低反应性性欲障碍

是指持续或反复发生的性幻想，或是持续性、加重性性欲望低下或缺如，引起心理痛苦。

2. 性厌恶

是指持续或反复发生的恐惧性性厌恶和避免与性伴侣性接触，并引起心理痛苦。性厌恶可无任何性功能障碍，也可与性功能障碍同时发生，存在个体差异。当性厌恶严重时会引起恐惧、焦虑，甚至抑郁，以致不能正常行使性功能。

（二）性唤起障碍

是指女性持续或反复发生不能获得或维持足够的性兴奋，造成心理痛苦。具体表现为：主观上持续缺乏性愉悦和性兴奋，或是客观上部分或完全缺乏阴道湿润和生殖器充血，以致不能唤起性兴趣和产生性兴奋。可分成生殖器、主观性及持续性性唤起障碍3种亚型。

（三）性高潮障碍

是指在强烈的性唤起后，持续或反复发生难以出现性高潮，或是性高潮延迟或缺如，并引起心理痛苦。性高潮障碍可分为原发性和处境性。原发性是指在任何情况下都无法出现性高潮，而处境性是指在某种情况下可达到性高潮，换一种环境后无法达到性高潮，包括：①性交时能达到性高潮，但自慰时达不到；②自慰时能达到性高潮，而性交时达不到；③随机性。

（四）性交痛性障碍

包括性交痛和阴道痉挛。

1. 性交痛

是指反复或持续发生与性交相关的生殖器和盆腔疼痛。可分为插入阴道时局部疼痛和性交过程中疼痛。

2. 阴道痉挛

又称性交恐惧综合征，是指反复或持续发生阴道外1/3段肌肉不自主痉挛以干扰或阻止阴茎插入，并引起心理痛苦。阴道痉挛可见于任何年龄段妇女，是一种以自主的非随意方式发生的条件反射，这种反射一旦建立，就会持续存在。阴道痉挛的病因有精神性的和器质性的，或是两者兼有。

二、病因

1. 心理社会因素

是女性性功能障碍的重要发病因素。受传统保守观念影响，或既往痛苦、创伤性经历的回忆，家庭关系，工作过度劳累、过度紧张或压力过大等因素，均可导致羞怯、抑郁、焦虑、畏惧、紧张、憎恨、悲痛等情绪，进而抑制女性性欲和性唤起，影响女性的正常性功能。

2. 内分泌因素

造成女性性功能障碍的最常见内分泌因素有：下丘脑－垂体－性腺轴功能不全、卵巢早衰、手术绝经以及一些妇科疾病（子宫内膜异位症、阴道炎等）。由此引起的常见症状有：性欲明显下降、性交痛以及性唤起功能障碍等。

3. 神经性因素

造成女性性功能障碍的常见神经性能因素：脊髓损伤、中枢和外周神经系统的疾病、癫痫以及糖尿病等。

4. 血管性因素

原发性高血压、动脉粥样硬化、心脏病、糖尿病等疾病会造成女性性功能障碍。由于影响髂动脉及其分支的血流供血不足，导致性刺激时进入阴道和阴蒂的血流明显减少，称为阴道充血和阴蒂勃起供血不足综合征。另外、骨盆骨折、阴部挫伤、手术破坏或长期会阴部受压均可导致阴道、阴蒂血流减少而出现性障碍症状。

5. 药物性因素

服用能改变精神状态、神经传导、生殖系统血流和血管舒缩功能及性激素水平的药物均可能影响女性正常的性功能。

三、诊断与治疗

（一）诊断

因女性性反应变化不易观察，且无统一的客观或量化的测定方法，给诊断带来一定难度。因此，在诊断女性性功能障碍时需结合病史、性功能评估、体格检查及实验室检查等综合判断。

1. 病史采集

包括年龄、文化程度、职业、宗教信仰、性取向、既往性经历、月经生育史、精神病及全身其他疾病史、手术外伤史、化疗放疗史、药物应用史及有无吸毒等。在采集病史时要注意全面询问，以及环境的舒适性、保密性。

2. 性功能评估

可采用 Kaplan 等提出的女性性功能积分表进行性功能评估，主要内容包括：4 周内性交次数、性欲强度、性高潮次数、阴蒂感觉、性交不适感等。

3. 心理测试

包括与性有关的各种心理社会状态的评定。还需询问情感等相关问题：对婚姻满意度或与性伴侣情感关系，及其在性活动时对自我体型的自信性和其有性需求时与性伴侣交流的能力等作出评价。

4. 盆腔及全身检查

系统的体格检查有助于明确全身各重要器官以及生殖器官的发育情况、有无器质性病变。

5. 实验室检查

包括性激素测定、阴道 pH 值、顺应性及振荡器感应阈值测定、彩色多普勒超声对生殖器刺激前后血流变化的测定，及原发性高血压、糖尿病等全身性疾病方面的相关检查。

（二）治疗

1. 性教育

提供有关性的基本知识和技巧，鼓励阅读介绍性知识书籍，促进双方相互良好的沟通；提供使注意力分散的技巧，如性幻想、使用背景音乐、录像或电视；推荐使用润滑剂等。

2. 心理治疗

多数女性性功能障碍是由心理因素造成，或是器质性、心理因素两者兼有。因此，心理治疗不可缺少。在全面掌握病情特点和明确性功能障碍类型的基础上综合分析，准确判断患者性心理障碍的类型和程度，结合其个性特征、行为模式及文化、宗教等背景制订有针对性的治疗方案。常用的方法有：行为疗法、精神分析疗法、催眠疗法、婚姻疗法及集体疗法等。

（1）性感集中训练　在轻松的氛围中，配偶双方训练自己在性生活中的主观感觉。整个训练可分 3 个阶段：①第一阶段：重点是指导女方集中精力体验由男方爱抚身体所激发的感觉，但不能触及生殖器和乳房；②第二阶段：重点是生殖器刺激，但避免性交；③第三阶段：又称无需求性交阶段，在对生殖器刺激已发生良好反应的基础上开始性交，重点是无需求（不追求性高潮）和以调整愉悦为定向的性体验。

（2）自我刺激训练　指导患者通过手淫或借助振荡器的方法获得性高潮。成功的性高潮体验有助于增强患者性欲和树立自信心，自我刺激成功后让性伴侣加入，帮助患者体验与性伴侣在一起的性高潮。

（3）盆底肌肉锻炼　训练患者模拟排尿和紧急停尿的动作，即交替收缩和舒张盆底肌肉，通过这种训练提高骨盆底肌群的张力和性交时阴道感觉的敏感性。

（4）脱敏疗法　为针对阴道痉挛采用的治疗方法，也称阴道扩张法，指利用一系列大小不等的阴道扩张器从小到大逐渐扩张阴道，也可指导患者自己或性伴侣用手指作类似的练习。该疗法是通过由小到大对阴道循序渐进的插入，使患者了解到阴道的容纳能力很大，性生活时阴茎插入不会造成损伤，消除对阴茎插入的一切焦虑和紧张，起到治疗的目的。

3. 药物治疗

（1）性激素　常用于绝经后和各种原因所致雌激素水平低落的妇女。雌激素可增强阴蒂的敏感度、改善阴道干涩、缓解血管舒缩症状和绝经期情绪障碍等，间接提高性欲。短期应用可改善局部症状，若长期使用，则需定期复查乳房、子宫内膜等。另外，还可采用雄激素与雌激素联合应用，用于缓解绝经后妇女性欲减退、性交痛和阴道干涩。

（2）西地那非　作为5型磷酸二酯酶抑制剂，抑制第二信使cGMP的降解，增强一氧化氮介导的阴蒂海绵体和阴道平滑肌舒张作用。临床上主要用于女性性唤起障碍的治疗，但其有效性和安全性尚待进一步评估。

（3）抗抑郁药　是通过增强多巴胺和抑制5－羟色胺、催乳激素等来提高性欲。如：丁胺苯丙酮、曲喹酮、氟西汀等。

（4）多巴胺激动剂　通过增加多巴胺在脑内活性和多巴胺神经兴奋性，提高性欲，如溴隐亭等。

第四节　疾病与性

性功能的正常发挥和性生活的和谐的一个重要条件是身体基本健康。疾病会影响一个人的性欲和性能力是众所周知的事实。但是，哪些疾病会影响性生活？究竟是疾病本身的因素还是心理因素或药物因素对性生活产生影响？病人在患病期间是否要完全停止性生活？如果有性生活必须注意哪些问题？这是病人、家属、医务人员都必须了解的知识。

任何疾病只要引起人体发热、疼痛、疲倦或不舒服就会影响性欲和性能力。疾病对性的影响有全身因素，神经、血管因素，内分泌因素等几方面。

全身因素指由于刚生病时出现的身体应激反应，身体各部分功能被调动起来抵御疾病，性欲必然受到抑制；同时，疾病也会影响病人的心理状态和情绪反应，包括恐惧、忧虑和抑郁，这也必然使性兴趣低落，影响性生活。疾病的进展对病人的性生活大致有三种结局：一种是痊愈或病情好转，病人在克服了急性期的性衰退后，逐步恢复了性能力；另一种是疾病进一步发展，病人的性功能在生理和心理双重作用下日渐衰退，而且性衰退的速度超过病情进展的速度，其实这种衰退多数是心因性的，因而也是可逆的；第三种是病情本身十分严重，病人的性功能完全丧失，其中一部分是因为性器官受到严重损害，另一部分是长期生病，病人或配偶在"保命"的前提下放弃了性生活，以致完全没有了性兴趣。

神经和血管因素对病人尤其是男性病人的影响很大。男性的性生理，无论勃起或射精都受神经系统的控制（见"神经系统"）。所以一些影响到大脑、脊髓或周围神经的疾病都可能导致性无能，像癫痫、大脑和小脑疾病，脊髓的多发性硬化或其他进行性组织退化病都会阻断中枢神经的传导而使病人不能勃起或无性高潮，而侵犯周围神经的疾病，如糖尿病、前列腺和直肠手术也会导致性无能。有时神经因素导致性功能失常是药物作用的结果。一些药物，如抗高血压药、精神科药、止痛药，由于有阻断神经的作用，长久使用也会干扰性功能。血管病变，如大动脉的硬化和阻塞、冠心病、脑中风；血液病引起的静脉栓塞也会导致阳痿和性功能失常。

内分泌在维持人类正常性功能方面扮演重要角色，内分泌系统疾病常使人性欲受到影响或发生性功能障碍。如原发性的疾病像染色体异常、隐睾症；继发性疾病如甲状腺功能低下或甲亢、肾上腺皮质激素失调、脑垂体病变等都会引起性功能失调。

并非所有的疾病都要禁止性生活，病人究竟可不可以过性生活必须根据病人所得疾病及其严重程度由医生和病人经过详细的讨论后再做决定。一般来说，在急性病发作期间和患病初期，为了控制疾病的发展，暂时停止一个阶段的性生活是必要的，但当病情已得到控制或转入慢性病时，就可以试着逐步恢复性生活。恢复病前的性生活是康复的重要步骤，可以增强病人的自信心，有助于他的康复过程。医生应对病人的性交姿势和强度等提出具体建议，如果怀疑使用了影响性功能的药物时，也可以减少用量或改用其他药物。除了与医生讨论之外，病人夫妇间的交流和沟通也不可忽视，性生活毕竟在夫妻生活中占有重要位置，不要轻易就取消。不过，切勿把性生活等同于性交，即使病情需要减少或停止性交，夫妇间仍可保持其他亲密的活动，如亲吻、爱抚等。这同样也可以享受性生活的乐趣，而体力的消耗则少得多。

第五节 药物与性

药物与性之间存在密切关系。自古以来人类就发现药物可以影响性功能，并孜孜不倦地寻找那些能够明显改善或增强功能的药物，如古时的春药、现代的助性剂等。充分了解药物对性功能的不良作用，在临床治疗过程中既充分发挥药物的有效治疗作用，又尽量避免不良反应的发生，对于提高药物治疗效果和降低患者依从性具有重要的意义。

许多药物都会有不同程度地干扰性功能，如性欲的改变，性兴奋或性感强度的改变，勃起、射精及性高潮的改变等。这种改变大都是降低性功能而不是提高性功能。药物影响性功能的机制是多方面的，大都涉及调节性反应的神经化学活动。如作用于中枢神经的药物通过改变其功能提高或降低性欲；作用于外周神经的药物虽然不能影响性欲，但能损伤或影响胆碱能、肾上腺素能、非胆碱能、非肾上腺素能等神经递质，这些递质与勃起及性高潮有关；有些药物作用于生殖器官的血管平滑肌，从而影响性功能。药物的影响有些是直接作用的结果，有些是副作用影响的结果，有些则是引起全身毒性反应而对性功能产生影响。

一、促进性功能的药物

（一）中枢神经调节药物

1. 曲唑酮

曲唑酮最初用于治疗抑郁症，后来发现其对性功能有影响。主要表现为能改善 ED（男性勃起障碍）患者的勃起，延长健康男性阴茎勃起时间及增强性欲。药理机制与选择性抑制中枢的 5 - HT 及外周 α 肾上腺素能递质的作用有关。该药对心理性勃起障碍，尤其伴性欲低下、忧郁、焦虑的患者效果明显。

2. 士的宁

士的宁是从植物番木鳖和云南马钱子种子中提取出来的一种生物碱。士的宁能对抗中枢抑制性递质甘氨酸的作用，具有强烈的脊髓兴奋作用。因为能兴奋脊髓的勃起中枢，对大脑皮质也有一定的兴奋作用，所以曾被用来治疗勃起功能障碍。由于士的宁安全范围窄，治疗剂量和中毒剂量很接近，中毒后可出现全身骨骼肌痉挛、角弓反张，甚至呼吸停止、延髓生命中枢麻痹，目前基本限用于科研，很少用于临床治疗。

3. 溴隐亭

溴隐亭是人工合成的麦角生物碱溴代衍生物，可直接抑制垂体前叶合成和分泌泌乳素，降低血中泌乳素水平，恢复睾丸或卵巢的功能。临床上主要用于由于泌乳素升高所致的勃起功能障碍及性欲下降。

4. 育亨宾

育亨宾（yohimbin）是从西非等地的某些植物的叶或树皮中提取出的一种生物碱。

在若干年前曾用于因神经衰弱等导致的功能性勃起功能障碍，亦用于因糖尿病等继发的勃起功能障碍，内服或皮下注射。一般多用其盐酸盐。盐酸育亨宾（yohimbinum hydrochloricum）为白色苦味的结晶性粉末。曾有许多商品种类，如育西多、希氏育亨宾、百灵奇育亨宾片、地佛育亨宾、古氏育亨宾、霍氏育亨宾、克诺尔育亨宾片、育司特灵、育必宁、马可洛宾、托诺坦等。

据报告曾有心悸、亢进、不眠症、眩晕状态等副作用。

5. 阿扑吗啡

阿扑吗啡系吗啡的衍生物，麻醉镇痛效应显著低于吗啡，对中枢神经系统的兴奋性明显强于吗啡，尤其对延脑后区催吐化学感受区有强烈的刺激作用，临床最常用于催吐。它可兴奋丘脑性活动中枢内与性有关的多巴胺受体，扩大性刺激的效应，还可通过骶副交感神经丛扩张阴茎海绵体血管，调节勃起功能。阿扑吗啡治疗心理性和轻度器质性勃起障碍效果较好。目前报道主要使用片剂3mg舌下含化，或与西地那非等药物合用治疗勃起功能障碍。

6. 硬直木

硬直木（muira-puama）产于南美亚马逊地区，muira含意是木，puama含意是硬直与能力。硬直木的干及根在巴西当地用作催欲药，自1907年末开始，欧洲人开始感兴趣，自巴西大量输入。用于刺激剂并治疗勃起功能障碍，取得了疗效。该药并不用作内服，而用浓煎剂于外阴部洗法。最有效部分为根皮，据Goll报道，硬直木对中枢神经系统为强壮剂，有增进食欲及帮助消化的作用。作为催欲剂则用其流浸膏，3次/日，15~25滴/次，需长期使用。

7. 左旋多巴

左旋多巴是多巴胺的前体物质。多巴胺口服不能通过血脑屏障，而左旋多巴可容易通过血脑屏障，在脑内转化为多巴胺，临床上最常用于治疗帕金森病。在使用左旋多巴治疗帕金森病过程中，人们发现绝大部分患者出现了性欲增强。进一步研究证实，左旋多巴的催欲作用也是因为脑内多巴胺水平增高所致。左旋多巴可激活射精的高位中枢，单用左旋多巴或与5-HT拮抗药合用治疗射精障碍，可取得良好疗效。需要注意的是，左旋多巴的不良反应较多，这是因为口服的左旋多巴在通过血脑屏障前绝大部分已经被转化为多巴胺，这些大量蓄积在体内的多巴胺可引起恶心、呕吐、血压降低、心悸，甚至是精神障碍。

8. 淫羊藿

别名三枝九叶草、仙灵脾、牛角花、三角莲、千两金等。系小檗科淫羊藿属植物的全草，为强精催欲药。

全草含淫羊藿苷（icariin）。据赤井左一郎等报告，自淫羊藿茎叶中提取的淫羊藿苷为一种黄酮苷，其他成分还有皂苷、苦味质、挥发油、蜡醇、三十一烷、植茎物留醇、软脂酸、油酸、亚油酸等。在根中则含有去氧甲淫羊藿苷、木兰碱等。

在中国自古以来即用淫羊藿作补精、强壮药而治疗勃起功能障碍。其他方面，本品对脊髓灰质炎病毒及肠道病毒有明显抑制作用，对金黄色葡萄球菌、肺炎双球菌等均有抑制作用，本品亦具有降血压、降血糖、利尿作用及类似维生素 E 样作用，或与抗衰老有关。

9. 菟丝子

别名豆寄生、无根草、黄丝、金黄丝子、无良藤、天碧草、玉女等。为旋花科菟丝子属植物菟丝子的种子。种子中含有胆固醇、菜油留醇、β-谷留醇、豆留醇、β-香树精，三萜类物质。

10. 人参

原产于中国东北及朝鲜，为多年生宿根，草本的根，其叶也入药，称参叶。中国关于人参的研究最为古老，近年来欧、美、俄、日等车都都进行了大量的研究，文献极多。人参药理作用较复杂，对中枢神经系统具有兴奋作用，并有刺激勃起中枢作用，故古来即用作强壮药、强性药。

11. 何首乌

别名赤首乌、红内消、铁称陀，为蓼属植物的块根，其藤茎称夜交藤。用作强壮药、强性药。

12. 其他植物性药物

萝摩、五加、肉苁蓉、石斛、黄精、山珊瑚、蓉葳、枸杞子、地肤子等药也用作强壮剂、强性剂，可以治疗勃起功能障碍。

（二）外周调节性药物

一般意义上讲，外周调节性药物也称促进勃起药物。

1. 磷酸二酯酶抑制剂

目前上市的磷二酯酶抑制药有西地那非（sildenafil citrate）、伐地那非（vard-enafil hydrochloride）和他达拉非（tadalafil）。伟哥是促进勃起的药物，商品名 Viagra，也译作万艾可、威而钢和梗而钢。Viagra 的化学名称西地那非（sildenafile），系 5-磷酸二酯酶抑制剂。Viagra 由 Vigour（活力）和 Niagra（尼亚加拉大瀑布）两字合成，意为"精力如澎湃的瀑布"，并以崭蓝的颜色和饱满的菱形造型让人直觉它神秘和力量。磷酸磷酸二酯酶抑制药被用于治疗勃起功能障碍，打破了口服药物治疗 ED 疗效很低的状况，是 ED 治疗史上的一次革命，具有划时代的意义，它已成为勃起功能障碍患者的一线治疗药物。

磷酸二酯酶抑制药选择性作用于阴茎，通过抑制局部血管的磷酸二酯酶对 cGMP 的降解，使海绵体中 cGMP 水平升高，导致平滑肌松弛，血流进入海绵体增加，产生或增强阴茎勃起。磷酸酯酶抑制药对大部分心理性、器质性及混合性 ED 均有效，药效持续时间 4~36 小时。需要强调的是，西地那非本身对平滑肌无舒张作用，也无催欲作用，其作用的前提是要有足够的性刺激，方可有改善勃起的作用。

磷酸二酯酶抑制作为一种治疗 ED 有效的口服药物，使用方便，耐受性好，无阴茎异常勃起。副作用有头痛、面部潮红、消化不良、鼻塞、皮疹，视觉改变等。但大多是暂时性的，程度较轻，易为使用者接受。此类物可增强硝酸酯类药物的降压作用，因此严禁与任何剂型的硝酸酯类药物合用，以防血压过低。

2. 犀力士

黄色药丸犀力士（Cialis），也名犀利士、赛力士，药效成分 tadalafil，拟译为泰得那非，它由美国礼来（Eli Lilly）制药厂和专门开发蛋白药品 ICOS 机构联合开发，半衰期平均 17.5 小时，无味。尽管 2003 年 2 月初才正推向市场，但国外实验表明，它最受勃起功能障碍患者欢迎，胜过伟哥和立威大（Levitra），口服剂量 20mg/次，服用半小时后，若有性刺激，就能达到功效起。犀力士可能会让服用者产生轻微的副作用，包括头痛、头晕、腹痛、背痛、肌肉痛、面潮红和消化系统不适等，但视觉影响如视物模糊、丧色不清等伟哥所具有的副作用则较小。有冠状动脉狭窄等疾病的患者应避免使用，且不可与硝酸盐药物并用。

据礼来公司发表的数据，犀力士在临床试验中，约有 81% 的男性试用后，勃起功能有所改善。在国外，犀力士属于处方药，但中国还没有卫生行政的具体规定。

3. 罂粟碱、前列腺素 E

罂粟碱、前列腺素 E_1（prostaglandinE$_1$，PGE$_1$）是最常用于局部注射的平滑肌松弛药。罂粟碱是非特异性磷酸二酯酶抑抑制药，通过抑制环磷酸鸟苷（cyclic guanosine monophosphate，cGMP）和环磷酸腺苷（cyclic adenosine monphosphate，cAMP）降解，舒张阴茎海绵体平滑肌。PGE$_1$ 是一种强有力的平滑肌松弛药，通过增加细胞内 cAMP 和抑制交感神经末梢释放的去甲肾上腺素的活性而扩张血管，降低海绵体阻力及增加动脉血流量使阴茎勃起，罂粟碱、PGE$_1$ 与酚妥拉明联合应用比单独应效果好，治疗心理性勃起功能障碍疗效显著。主要不良反应是单用时异常勃起发生率高，长期应用可出现阴茎海绵体纤维化和肝功能受损。

4. 斑蝥

斑蝥（cantharis）别名花斑蝥、花壳虫。中国多用南方大斑蝥素可使皮肤发红、起疱，吸收后刺激肾脏和尿道，曾用作利和催欲剂，但可引起蛋白尿、血尿、膀胱炎等，大量内服时可致胃肠炎，痉挛等，甚至有休克的危险，故现已少用，但在欧洲的农村仍用作家畜交尾的促进剂。现在仍有人外用于胸膜炎等的诱导疗法、风湿和神经痛的缓解剂。

二、降低性功能的药物

（一）抗血压药物

1. 利尿降压药

噻嗪类药物如双氢氯噻嗪等，最早用为利尿药，近年来发现它们不仅能利尿还有降血压作用，而且发现它的降压机制不仅是通过利尿作用，还由于它能减少血管壁细胞中的钙离子和钠离子，从而使血管壁对血管收缩物质的反应减弱。对降血压比较有效，已成为北美诸国治疗中度高血压的首选药物。

据观察，长期服用双氢氯噻嗪类利尿的男性患者中，约有5%可发生药物引起的勃起功能障碍。分析其原因，可能有两方面，一是它可以排钾，能引起低血钾症，从而出现全身乏力、勃起不坚等情况；二是由于它可以升高血糖所致。

排钾利尿药呋塞米和利尿酸钠，据分析其引起性功能障碍的原理也相同。

上述药物引起的勃起功能障碍，一般在补钾后均可以得到纠正。

保钾利尿药中的螺内酯具有对抗雄激素的作用，可抑制与合成雄激素有关的细胞色素 P_{450} 酶活性，降低体内雄激素水平，并抑制雄激素在外周作用。另外，螺内酯具有拟黄体酮样作用，容易引起男性性欲减退和勃起功能障碍，对于女性则可出现月经失调。螺内酯对性功能的影响也与剂量有关，用药量越大，男性性欲降低和勃起功能障碍、女性月经紊乱的发生率就越高。当停止用药后，症状可迅速被纠正。

2. 神经节阻滞药

常见药物有美卡拉明（美加明）、喷托铵（安血定）等，通过阻滞交感神经节、扩张外周血管，从而达到降压目的。由于腹胀、尿潴留等药物副作用发生率较高，现已较少应用。该类药物明显抑制了交感神经系统，故性欲降低、射精困难等问题的发生率很高。

3. 抗肾上腺素

胍乙啶是神经末梢的抗肾上腺素能药物，能阻滞交感神经末梢释放去甲肾上腺素。它对性功能的影响主要是引起男性射精延迟。对性抑制的程度与剂量有关，如每日剂量在25mg以上，50%~60%的男性可以出现射精延迟或不能射精。虽然一般来说，有人认为它不致引起勃起功能障碍。但实际上确有少数病人长期服药后会出现勃起困难或起不坚，即使不发生勃起功能障碍或射精延迟，也会发生性欲减退的性抑制现象。

利血平和萝芙木可以使许多组织中的儿茶酚胺类递质耗竭，从而出现镇静作用，甚至可以出现抑郁，因而间接地降低了性欲。即使长期使用小剂量也会有性欲降低情况，一旦出现了轻度抑郁症，则性欲减退也随之出现，而且发生率较高。

4. β_2 受体阻滞药

β_2 受体阻滞药是治疗高血压及心律失常最常用的药物之一，通过阻滞交感神经对心脏的激动作用，达到降低血压和恢复正常心律的作用。普遍认为 β_2 受体阻滞药对性功能影响很小。临床应用较为广泛的 β_2 受体阻滞药普萘洛尔（心得安），它是一种 β 受体阻滞剂，除了用于心律失常，还可用于抗高血压，一般来说，不致发生障碍，但近年来有人报告它可以引起勃起功能障碍。虽然发生率比上述各种抗高血压药要低，但是也要注意。特别是它可以降低心率和心输出量，所以充血性心力衰竭的病人使用时要特别慎重。

5. 松弛血管平滑肌的药物

此类药物通过直接松弛小动脉壁内的平滑肌而扩张血管，达到降压目的。代表药物是肼屈嗪（肼苯哒嗪）。该药的降压机制，目前认为系直接作用于血管平滑肌的结果，一般不致引起性抑制，但每日剂量超过200mg时，约5%～10%的男性有性欲减退，有时也伴有勃起功能障。这种性抑制，是否与其能引起系统性红斑狼疮有关，或与其能引起维生素 B_6 缺乏有关，还未被肯定。为了避免发生副作用，本品极少单独使用，这是避免由于大剂量使用而造成不良反应的缘故。

6. 作用于中枢神经的药物

临床上常用的药物为可乐定和甲基多巴，通过作用于中枢抑制外周交感神经的活性，从而达到降压效果，可乐定是一种醛固酮拮抗剂，常用来治疗顽固性水肿。它可以引起男性性欲减弱、勃起功能障碍、男性女性型乳房；女性可以引起月经不调、乳房松软等。其影响与剂量有关，每日剂量100mg或小于100mg极少发生上述反应，但如超过此剂量，则往往出现影响性功能的现象。据研究，可乐定有抗雄性激素作用，机制是由于它可以使睾酮代谢清除率增加，以及使周围血液中睾酮转变为雌二醇的速度加快。此外，还发现它具有一定的黄体酮活性，一般认为黄体酮是一种性抑制剂。

甲基多巴是治疗高血压的常见药物之一，但也有性功能抑制作用，如每日剂量少于1g，则10%～15%的男性可以出现性欲减退或勃起能障碍，10%～15%的女性也有性欲减退或性欲下降；如每日剂量为1～1.5g，则20%～25%的男性与女性，均可能有性功能障碍；每日剂量高达2g，则50%的病人可以产生明显的性功能紊乱。剂量如果再增加，女性病人可能出现性高潮丧失和性兴奋降低，男性则表现为射精延迟，据分析，可控制男性阴茎勃起和阴道充血的重要神经系统都参与了儿茶酚胺类递质的释放，因此引起了性兴奋的减弱和性抑制。

（二）镇静安定类药物

1. 安定药（抗焦虑药）

任何焦虑都可能造成性功能损害，譬如男性在性行为时有顾虑，担心对方不适，怕亵渎了女方等，都可以引起不坚和勃起功能障碍，在这种情况下用了抗焦虑药就可以解除焦虑而使性生活得以顺利进行。但是对大多数没有性行为焦虑有人来说，长期使人后，又往往引起性欲减退和性反应下降。

这方面的药物过去使用较多的是安宁（眠尔通），由于它长期使用剂量不断增长，停药又可以引起惊厥，故近年已较少使用。近年来使用较多的是利眠宁及硝基安定等。这些药物都有镇静、抗焦虑和肌肉松弛的作用。促进性功能主要表现在小剂量使用于解除焦虑时，而长期大量地使用，则往往是降低性欲和出现性功能障碍，甚至可以发生勃起功能障碍。

对女性来说，长期使用地西泮等药物，可以引起轻度月经不调或影响排卵。在妊娠头 3 个月内还有引起胎儿先天畸形的危险。

2. 巴比妥类

作用机制和抗焦虑药不同，它们可以抑制中枢神经系和周围神经系统的兴奋性，大剂量还有可以抑制垂体前叶促性腺激素的释放。女性滥用或长期用巴比妥则月经不调很常见，这是由于巴比妥类（包括苯巴比妥、速可眠、阿米采等）多，从而使血液中的睾酮和雌二醇的分解加速，而使其水平下降。常常由此而引起男性起功能障碍和性高潮反应下降或丧失。这当然也与垂体前叶促性腺激素的释放减少有关。

3. 安眠酮

是镇静安眠药中唯一可以引起性兴奋的药物，但是如果长期使用往往可以引起性功能的失调和紊乱。

（三）抗精神类药物

1. 抗抑郁药物

按照化学结构和药理作用特点，抗抑郁症药可分为四类：第一类：三环类抗抑郁药，包括在此基础上开发出来的四环类和杂环类抗抑郁药；第二类：单胺氧化酶抑制药，例如异烟肼、苯乙肼、苯环丙胺等；第三类：选择性 5 - HT 再摄取抑制药（Selective serotonin reuptake inhibitor，SSRI），例如米胺色林、曲唑酮、氟西汀等；第四类：作用于其他递质的抗抑郁药，如色氨酸等。前两类属于传统抗抑郁药，后两类为新型抗抑郁药。

与抗精神分裂症相似，对抑郁症患者的性功能障碍进行评价是一个颇为棘手的问题，常难以鉴别患者的性功能障碍到底是疾病本身有症状还是抗抑郁药所致的副作用。

（1）三环类抗抑郁药　是最早用于治疗抑郁症的药物，疗效肯定。临床常见的有丙米嗪、去甲米嗪、阿米替林、多虑平等。这些药物结构中都有 2 个苯环和 1 个杂环。药理作用上都属于单胺摄取抑制药，通过阻断去甲肾上腺素和 5 - HT 的再摄取，减少这些递质被再摄取进入神经元末梢降解，从而增加了突触间隙递质的浓度。长期应用也可降低受体的敏感性。除了阻断肾上腺素和 5 - HT 再摄取起到治疗作用外，三环类抗抑郁药也具有 M_1、α_1 和 H_1 受体阻断作用，可以导致口干、便秘、视物模糊、直立性低血压、镇静、嗜睡、性功能障碍等副作用。性欲低下、射精障碍是服用丙米嗪等三环类抗抑郁药后常见的性功能方面副作用。与此类药物具有明显的抗胆碱作用有关。除此以外，三环类抗抑郁药还可影响机体的内分泌系统，导致男性乳房发育和睾丸胀痛、女性乳房肿胀和溢乳。三环类抗抑郁药对患者性功能的影响与服用剂量呈正相关，减量或撤药可降低不良反正的发生率。

（2）单胺氧化酶抑制药　属非三环类抗抑郁药，如异烟肼和异丙肼。早期曾主要用于治疗结核，后来发现它们具有抗抑郁作用。其药理机制在于抑制单胺氧化酶的活性，减少单胺类神经递质的降解，使突触间隙的 5 - HT、去甲肾上腺素等神经递质的浓度增加，从而产生抗抑郁的作用。由于受饮食和其他药物影响大，升高血压和肝功能损害等严重不良反应发生率较高，目前临床应用并不广泛。服用单胺氧化酶抑制药的男性中有近30%发生射精延迟或不射精，10%～15%的男性出现勃起功能障碍。停药后，不良反应即可消失。

（3）选择性5-HT再摄取抑制药（SSRI）　是一类新型抗抑郁药，通过选择性抑制突触前神经元对5-HT的再摄取，从而增加突触间隙中的5-HT的含量，其不良反应较少。SSRI对性功能的影响在于它明显增加了突触间隙中5-HT的浓度，可引起男性勃起功能障碍、射精延迟、不射精以及性高潮障碍等。近年来，利用SSRI延缓射精的副作用来治疗早泄，取得了良好的效果。

2. 抗焦虑药和镇静安眠药

这两类药物效果具有交叉性，所以常在同一章节内进行介绍。随着非苯二氮䓬类抗焦虑药和新的镇静催眠药的不断问世，在精神科领域这两类药有进一步区分的趋势。

（1）地西泮（安定）　是苯二氮䓬类药物的典型代表，其主要作用部位在调节情绪反应的边缘系统，通过作用于苯二氮䓬类受体，抑制大脑边缘系统中海马和杏仁核神经元电活动的发放和传递。地西泮的抗焦虑作用效果较好，小剂量即可明显改善患者恐惧、紧张、忧虑等症状。随着使用剂量增加，地西泮具有镇静和催眠作用，可明显缩短入睡时间，显著延长睡眠持续时间，减少睡眠中觉醒的次数。若剂量进一步加大，则产生抗惊厥、抗癫痫及中枢性肌肉松弛作用。通常地西泮可通过减轻焦虑症状而改善焦虑患者的性功能，但在大剂量情况下会引起勃起功能障碍，偶有服药者出现溢乳、月经不调、排卵障碍等不良反应。

（2）巴比妥类　是20世纪50年代最常使用的镇静催眠药物，其中枢抑制作用与激活GABA受体、阻断谷氨酸作用于相应的受体有关。小剂量巴比妥类药物可镇静情绪，缓解焦虑、烦躁不安的状态；中等剂量可缩短入睡时间，减少睡眠中觉醒的次数和延长睡眠时间；大剂量对心血管系统有明显的抑制作用；过量可因呼吸中枢麻痹引起死亡。由于这类药易产生耐药性及药物依赖性，现已很少使用。与苯二氮䓬类药物相似，巴比妥类药可通过镇静、抗焦虑作用解除性抑制状态，从而改善服用者的性功能。但是临床应用中发现此类药物导致服用者性欲减退、勃起功能障碍或性高潮障碍等性功能障碍的现象更常见，原因可能与巴比妥类药物抑制垂体促性腺激素的释放，促进肝脏对血中睾酮和雌二醇的激活有关。

3. 抗精神分裂症药物

抗精神病药按照分子结构分为三类。分别为：以氯丙嗪为代表的吩噻嗪类药物，以氟哌啶醇为代表的丁酰苯类药物，以及以氯普噻吨（泰尔登）为代表的硫杂蒽类药物。这些药物主要通过作用于大脑的多巴胺受体，阻断多巴胺的功能而发挥抗精神病作用，能有效地缓解精神分裂症幻觉、妄想、兴奋冲动等症状。

（1）氯丙嗪　又称冬眠灵、可东静、氯普马嗪。是目前应用最广泛的一种抗精神失常药，对其药理机制和不良反应的了解也较为深入。氯丙嗪可作用于机体多个系统，因而产生多种多样的药物作用。对于中枢神经系统，可通过阻断中脑-边缘系统以及中脑-皮质通路中的多巴胺受体而发挥强大的抗精神病作用，用药者产生安定、镇静、感情淡漠等效果；对于自主神经系统，氯丙嗪具有明显的阻断 α 受体的作用，可扩张血管、降低血压，并且有轻度的阻断 M 受体的作用，出现口干、排尿困难、便秘及视力模糊等症状；对于内分泌系统，氯丙嗪可以阻断结节 – 漏斗通路中的多巴胺受体，减少下丘脑和垂体中泌乳素抑制因子、促性腺激素释放，导致机体泌乳素分泌增加，引起高泌乳素血症。

氯丙嗪对性功能影响明显，在治疗剂量时患者即可出现性功能障碍，而且性功能障碍的表现多种多样。例如，患者最常出现的性功能障碍为性欲低下，与氯丙嗪强大的中枢镇静作用有关。而勃起功能障碍的发生与服药剂量有关，当每日剂量达到 400mg 以上时容易出现，停药后可很快恢复正常。机体血液中泌乳素水平过高，可直接抑制性功能，并且高泌乳素能抑制女性排卵，引起月经不调和溢乳，男性患者则出现乳房女性化以及睾丸缩小等副作用。此外，氯丙嗪具有轻度抗组胺作用，可引起性兴奋时阴道分泌不足，润滑性下降，降低性交时快感。

（2）甲硫哒嗪 亦属于吩噻嗪类抗精神分裂症药物，是最早被报道可影响性功能的抗精神病药物，服药者性功能障碍的发生率很高，可达一半以上。男性主要表现为射精障碍和勃起功能障碍，女性主要表现不月经失调，甚至闭经。在减药或停药后，性功能障碍可恢复。甲硫哒嗪的性功能障碍副作用与其强烈的抗胆碱能作用有关，因为药物影响了骶髓中维持正常性功能的副交感神经纤维的功能。

（3）氟哌啶醇 为丁酰苯类抗精神分裂症药物，药理作用与氯丙嗪类似，能阻断中枢神经系统中的多巴胺受体功能，并引起泌乳素分泌增加，因此溢乳和男性乳房女性化是其在性功能方面电为常见的不良反应。10% ~20% 服药的国性患者可出现勃起功能障碍、性欲改变，女性则出现月经不调、性兴奋障碍、性欲降低等问题。此外，小剂量的氟哌啶醇可促进睾酮生成，但大剂量量则可抑制睾酮的生成。

4. 抗狂躁药物

碳酸锂多用于狂躁症治疗，但是碳酸锂在维持血浆锂水平所需的治疗剂量范围内会导致性欲降低和勃起功能降低。这种副作用的发生率为 15% ~20% 。

（四）激素类药物

1. 雄激素

雄激素主要由睾丸间质细胞合成，肾上腺及卵巢也可合成少量雄激素，这些少量雄激素在正常情况下无生理意义。雄激素属于甾体类激素，主要有睾酮、双氢酮、脱氢异雄酮和雄烯二酮，其中以双氢睾酮活性最强，其次为睾酮，其余的雄激素活性都很弱。睾酮主要在肝脏内被灭活，少量睾酮被支持细胞转化为雌激素。

雄激素对体内多个系统都有重要影响。雄激素可促进蛋白质合成，使肌肉发达；促进骨基质合成、钙盐沉积增加，使骨骼生长；雄激素也可刺激骨髓生成红细胞，增强机体的免疫能力和抗感染能力，并促进神经系统的发育和成熟。雄激素在雄性生殖系统及第二性征的发生发育中起着决定性作用，在性分化过程中，只有在胚胎睾丸分泌的雄激素刺激下，胚胎生殖器才会向雄性方向发展，若缺乏雄激素，则生殖器官向雌性方向发展，从青春期开始，雄激素对睾丸、精囊腺、阴茎、阴囊等雄性器官的进一步发育产生直接刺激作用，并且个体出现喉结增大、声带变厚、体毛增多等第二性征。若青春期前缺乏雄激素，机体性器官会处于幼稚状态，青春期后缺乏性激素，则已发育的睾丸、附睾、前列腺、阴囊等性器官会发生萎缩。

需要注意的是，对于血浆睾酮低下导致的性功能障碍男性患者，适量补充雄激素可以取得良好的效果，使其性欲和性功能恢复正常；血浆睾酮含量正常的男性，雄激素并不能增强其性欲和性功能，正常男性长期大量应用反而会出现副作用，原因在于大量雄激素除干扰下丘脑－垂体－性腺轴外，在睾丸内被转化为雌激素量也相应增多，可导致睾丸萎缩和男性乳房女性化。但停药后一般可以恢复。

应用雄激素的另一个危险是引起女性特征发生变化，虽可增强性欲，但多毛、痤疮、阴蒂肥大和尿潴留等副作用带来的负面影响，常影响其临床使用。如果怀孕早期服用雄激素，则存在女性胎儿男性化的危险。

雄激素的疗效与其使用方式密切相关。天然雄激素口服易被消化道酶降解或吸收入血后被肝脏破坏，故口服无效，一般将其油溶液肌内注射或植入皮下。人工合成的睾酮衍生物，如甲基睾酮不易被肝脏破坏，口服有效。

另外，值得一提的还有雄激素拮抗药，这类药具有对抗雄激素的作用。按照分子结构中是否含有类固醇结构，雄激素拮抗药分为甾体类抗雄激素药两大类。甲羟孕酮（安宫黄体酮）和氟化酰胺分别为两大类雄激素拮抗药的代表药物，它们通过减少雄激素的生成、阻断雄激素前体活化为活性成分、竞争性结合雄激素受体、反馈性抑制性腺轴等方式拮抗雄激素，致使男性性欲减退、勃起功能损害和性高潮障碍。临床上常用来治疗性欲亢进。

2. 雌激素

天然雌激素主要是雌二醇。它在女性卵巢中合成，经肝脏代谢生成雌酮和雌三醇。人工合成的雌激素应用最广泛的是己烯雌酚。男性肾上腺可产生少量雌激素。此外，睾丸中部分雄激素可在支持细胞的作用下转变成为雌激素。

雌激素对于促进雌性生殖器官发育成熟具有重要意义。当女性缺乏雌激素时，将会发生子宫及阴道上皮萎缩、阴道分泌功能下降，导致性交时阴道干涩、性交疼痛。雌激素对于雌性动物具有催情、增强性欲的作用，但对于人类，此项作用似乎并不明显。如果男性患者摄入过多雌激素，由于雌激素可抑制睾酮的生成，男性可很快出现性欲下降、勃起功能障碍、射精功能损害和精液量减少等症状。

3. 肾上腺皮质激素

临床上所谓的皮质激素通常系指糖皮质激素。

机体糖皮质激素无论是基础分泌还是应激时的分泌，均受到腺垂体产生的促肾上腺皮质激素（adrenocorticotropic hormone，ACTH）调控，ACTH 的分泌又受到下丘脑促肾上腺皮质激素释放激素（corticotropin releasing hormone，CRH）的调控，糖皮质激素反过来对下丘脑和垂体分泌 CRH、ACTH 具有负反馈作用。因此，下丘脑、垂体和肾上腺皮质组成一个密切而又协调的功能活动轴，维持着机体糖皮质激素浓度的相对稳定和不同状态下的适应性变化。

糖皮质激素对机体的作用广泛而复杂。在生理剂量时主要影响机体对物质的代谢，可促进糖异生、减少机体对葡萄糖的利用，促使血糖升高；促进机体蛋白质分解，导致肌肉消瘦、皮肤变薄；促进体内脂肪重新分布，使机体出现四肢消瘦、躯干发胖的向心性肥胖体型。缺乏糖皮质激素时，将引起代谢失调甚至死亡。当应激状态时，机体分泌大量糖皮质激素，通过允许作用等，使机体适应内外环境的强烈变化。超生理剂量应用时，糖皮质激素除影响物质代谢外，还有情绪改变、抗感染、抗休克和免疫抑制等作用。

由于糖皮质激素在临床上的广泛应用，它的副作用，包括对性功能的影响受到广泛关注。尽管目前缺乏糖皮质激素对性功能影响的针对性研究，但是已有其对生殖和性功能负面影响的报道，包括男性的性欲降低、勃起功能障碍、女性的月经异常，甚至闭经等。这些副作用的出现，一方面是因为滥用皮质激素可诱发糖尿病、增加泌尿生殖系统感染机会、引起精神抑郁，甚至紊乱；另一方面面，大量外源性皮质激素进入人体内后可抑制下丘脑－垂体－性腺轴，直接或间接在降低体内激素水平，对患者性功能负面影响。皮质激素对性功能产生影响的剂量因人而异，有些患者局部应用皮质激素软膏治疗皮肤病也可能发生性功能障碍。需要注意的是，在分析应用皮质激素患者的性方面有关问题时，必须要考虑患者的原发病对性功能的影响，因为慢性病本身以及由慢性病产生的焦虑状态都会对性功能产生不良影响。

4. 孕激素

孕激素主要由黄体分泌，妊娠 4 个月以后由于黄体萎缩，改由胎盘分泌，直至分娩。天然孕激素为黄体酮，临床多用其人工合成及衍生物，如二甲脱氢孕酮、乙酸孕诺酮、安宫黄体酮、醋酸甲地孕酮等。孕激素类药物目前主要用于治疗月经紊乱、经前期综合征、子宫内膜异位症和痛经等，也作为避孕药单独使用。在男性，也用于治疗前列腺增生所致的排尿困难等。孕激素类药物对于女性具有减少阴道分泌物、增加性交困难及性交疼痛、降低性欲等副作用；而对于男性，可引起性欲降低和勃起功能障碍。

（五）其他常见的降低性功能药物

1. 甲氰咪脈

甲氰咪脈咪胺（西咪替丁），常用以治疗胃和十二指肠溃疡，是一种酶抑制剂和受体阻滞剂。这种药往往需要长期服用，但服用时间稍长，就可能引起勃起功能障碍，还能引起男性乳房女性化，据研究是其抗组胺作用所致。它还可以妨碍精子生成及引起下丘脑－垂体－性腺轴的功能改变。

2. 抗组胺药

抗组胺药（如苯海拉明、扑尔敏、去敏灵等）广泛用于临床，它们具有镇静作用，可以引起男性或女性的性欲功能下降，性的要求减退。在应用抗组胺药期间，女性的阴道润滑液的分泌可以显著减少，性高潮的到来也可以明显延迟。

3. 强心苷

它们能引起勃起功能障碍和男性乳房女性化，其机制与其能降低血中睾酮水平有关，但也和这种病人血循环动力的改变有关。

4. 谷维素

久服谷维素也能引起勃起功能障碍，大剂量时更易出现。

5. 冠心平及安妥明等

常用于降低血清胆固醇及甘油三酯的水平，某些病人的性欲交能力均可被降低。

6. 抗胃肠痉挛的药物

如颠茄、阿托品、普鲁本辛、654-2、服止宁等，它们可以降低平滑肌的紧张度，从而使男性的阴茎不能勃起，使女性的阴蒂及其延续结构不能充血，于是性感减低，出现性抑制。

三、嗜好品与性功能

（一）酒

现代医学深入的研究却得出与传统认识和民间观念相反的结论：酒精对于人类的性功能具有负面的影响，酗酒妇女常见的性功能障碍包括性欲抑制、性高潮障碍、性交疼痛和阴道痉挛。在男性则多出现阴茎勃起障碍、早泄、性欲减退。男性酒精中毒患者约40%有ED，5%~10%有射精障碍。在戒酒之后数月至数年内，性功能恢复至正常者仅占这些病例数的一半。

1. 酒精对于中枢神经系统具有抑制作用

当少量饮酒、血液中酒精尝试不高时，大脑皮质受到抑制，解除了大脑皮质对皮质下中枢的抑制作用，饮酒者可出现欣快、言行增多等表现。此时，在合适的场景诱导下，饮酒者会有性欲提高、性交快感增强等主观感受，对一些紧张和压抑引起的早泄患者，可以解除压抑和紧张感，延长性交时间。但当饮酒过量、血液中酒精浓度明显升高时，大脑皮质及皮质下中枢均受到抑制，因此性功能也受到抑制。

2. 长期过量饮酒可造成体内性激素水平紊乱

酒精可以增加人体内的儿茶酚胺水平，它能减少睾丸的血流量，使睾丸受损，严重地损害合成雄激素的睾丸间质细胞，降低血中睾酮尝试；酗酒者肝脏对体内雌激素的灭活能力下降，导致血中雌激素水平升高。

3. 长期饮酒可造成肝功能下降、体质衰弱等

这些均对性功能产生不良影响。酒精中毒的患者，还有自身免疫现象。有人研究了40名男性患者，其中65%有睾丸萎缩，55%脸上胡须减少，50%的阴毛呈女性分布，部分患者出现了勃起功能障碍，他们的血液中都存在抗睾丸抗体，17.5%有抗精子的自身抗体，其发生率明显高于其他对比的450例无酒精中毒的男性患者。而且，这些有自身抗体的病人，其他抗体（如肾上腺、甲状旁腺、胰腺等）并未见增加。据推测这是由于酒精损害了睾丸，使睾丸的抗原漏过了睾丸血液屏障从而刺激免疫系统产生了自身抗体所致。

（二）烟草

吸烟是当今社会普遍现象，它与许多疾病和健康问题密切相关。吸烟是否可降低机体睾酮水平还存在争议，但吸烟者小动脉硬化和狭窄发生率高于不吸烟者，因此存在降低阴茎勃起时动脉血流量、引起勃起功能障碍的可能。

很多资料表明，妊娠期间吸烟，可使婴儿出生体重降低，也能增加自发流产的危险性的出生前的死亡率。

无论如何，烟碱对血管收缩、兴奋烟碱样胆碱受体的作用是肯定的。吸烟能兴奋中枢神经的活动，其作用也是被普遍得到承认。对于一个长期大量吸烟的人来说，一支烟的兴奋性，往往表现得不明显；而对于会吸烟但吸烟量较少的人来说，兴奋作用就比较明显，据认为它对性功能的作用也是如此。

（三）茶、咖啡和可可

茶是茶科植物树的叶。茶叶中的咖啡碱等，对中枢神经系统有明显的兴奋作用，能消除疲劳、振奋精神、提高人体对外界事物的感受能力，对性刺激的感觉力的提高，当然也不例外。

茶碱、咖啡因和可可碱的化学结构和药理作用基本类似，都属于甲基黄嘌呤类药物，具有兴奋中枢神经系统、松弛平滑肌、利尿的功效，但各自的药理效果又略有不同。茶碱松弛平滑肌、利尿的效果更显著，咖啡因兴奋中枢神经系统的药效更确切，而可可碱的各种效果均较弱。由于这三大饮品可以兴奋中枢、振作精神、消除疲劳，提高机体对性刺激的感受能力和反应能力，因此对于机体的性功能具有一定的益处。

四、成瘾性药物

（一）阿片制剂

阿片是罂粟未成熟果实被划破后渗出液的干燥物。由于它具有强大的镇痛、镇静、解痉、镇咳等功效，人类有意识地使用阿片治疗疾病的历史已超过千余年。需要注意的是，滥用阿片及其提纯物或合成产品会产生严重的心理和生理依赖性，对个人和社会造成极大危害。

阿片中含有数十种天然生物碱，大家较为熟悉的提纯品有吗啡、可待因和罂粟碱。现广泛用于镇痛、镇咳、解痉和扩血管治疗。人工合成的阿片类生物碱常见的有二醋吗啡（海洛因）和美散痛。

1. 海洛因

海洛因是一种合成的吗啡衍生物，海洛因可以造成男性和女性性欲低下、性高潮障碍、男性勃起功能障碍与射精延迟，服用海洛因的男性性欲下降的发生率为61%。勃起功能障碍的发生率为39%，射精延迟的发生率为70%。服用海洛因与未服用海洛因相比较，从性交到射精的时间延长了4倍，且有许多不射精的情况；女性性欲下降的发生率为60%，并可出现性高潮障碍。海洛因引起的性功能障碍的机制目前尚不清楚。

2. 美散痛

美散痛为止痛药，镇痛作用与吗啡相似，约为度冷丁的 10 倍，具有中等程度的依赖性，其耐受性与成瘾性的产生较吗啡要慢。作为海洛因的替代品，在戒毒治疗中用来减少戒毒者在康复期对毒品的需求。

美散痛可造成性欲低下、性高潮障碍、勃起功能障碍和射精延迟。将应用美散痛的患者分为 3 组，即应用美散痛大于 60mg/d 为高剂量组，应用美散痛低于 40mg/d 为低剂量组，不应用美散痛为对照组，将 3 组对射精的影响进行比较，高剂量组 67% 的患者早泄有所改善，出现射精延迟；低剂量组有 27% 的患者早泄有所改善；对勃起功能的影响，两组无差别。

（二）致幻剂

1. 大麻

大麻通常指从植物大麻中提取的有效成分，包括大麻酚、大麻二酚、四氢大麻酚、大麻环酚等。吸食大麻后会出现一种心理上的快慰和幸福感，作为致幻药使吸食者减轻痛苦和焦虑。大麻的成瘾性和戒断症状均弱于阿片类毒品。20 世纪中后期，为了放松精神、解除烦恼，大麻在西方社会的年经人中被广泛滥用。由于缺乏严格而科学的调查和研究，大麻对吸食者性功能的影响，始终存在着争议，有报道吸食后性功能可能得到增强，但更多的报道倾向于抑制吸食者的性功能，引起吸食者睾丸或卵巢萎缩。严格的动物实验已经证实大麻的活性成分能够抑制小鼠 LH、FSH、和血中睾酮浓度，减少小鼠的性行为。

2. 二乙胺麦角酸

二乙胺麦角酸是一种用作辅助精神治疗的吲哚致幻剂，至干扰大脑的边缘叶和中央前部，影响情感的表达和知觉过程的综合。二乙胺麦角酸一般不影响定向力和记忆，但能解除对认知的抑制，使人涌现出强烈的欲念，这种欲念中有性的欲念。在这种陶醉之下发生的性过程并不强烈，但用药者却有新鲜感，主要是性幻觉放大了性行为。有的则性欲降低，充满恐怖感和幻想。这也是幻觉放大行为的结果，由于有幻想，其痛苦远远大于正常状态。

3. 其他致幻剂

如 3，4 - 亚甲二氧安非他明能增交流和情绪上的感觉，从而增强性欲。3，4 - 亚甲三氧麻黄碱能增强交流和情绪上的感觉，增加性亲密感，但可使射精和性高潮受到抑制。苯环己哌啶间断、低剂量使用可增强性欲，高剂量或长期使用勃起和射精的失败率增加。

（三）兴奋剂

1. 可卡因

可卡因有局部麻醉、血管收缩以及中枢神经系统兴奋活性，可卡因可以影响性功能，被视为一种催欲药物，并被称为"性欲药物的香槟酒"。可卡因对性欲的影响有正反两方面。

（1）可卡因可以提高性功能　最明显的是可卡因可以延长射精时间。增加性感受；能使女性阴道肌肉收缩，经阴道上皮吸收后可以产生欣快感。

（2）可卡因可以降低性功能　机制可能是可卡因阻断动脉多巴胺的重吸收，导致多巴胺水平升高。短期使用可卡因可使性欲增强，长期使用可卡因多巴胺被耗尽，导致多巴胺水平下降可致性欲降低。

2. 其他兴奋剂

安非他明、甲基安非他明等都对性功能有影响。这种影响有积极和消极两方面。一方面，低剂量有增加性兴奋的作用，无论男女都可以带来欣快感，男性可增强勃起能力，延长射精时间，女性可增强性高潮的能力。在增强性功能的同时，也往往表现出一些精神症状，这些精神症状多表现在对性的过分放纵和对变态性行为的过分追求，如平时是正常的男女性行为，用药后变成同性恋、恋童癖、恋兽癖，或倾向进行群交等症状。另一方面，高剂量或长期应用可降低性功能。

第十章　性　治　疗

【重点提示】性治疗是一种主要针对性功能障碍症状的咨询、治疗和处理方法。

【学习目标】掌握性治疗的概念，了解性治疗的各种方法，懂得性功能障碍的处理原则；现代性治疗的原则和方法。

性治疗在国内通俗的说法是性咨询，主要用来治疗男女性功能障碍和解决各种性疑惑。性治疗缺乏自身的理论基础，它是把医学和心理疗法与行为矫正技术（行为治疗）有机结合起来形成的一种新方法。治疗的重点在性症状的克服或消除上，而不在于改变不良心理和关键性领域以外的生活关系。

第一节　性治疗的理论

性治疗理论学说可以分为三种理论模式。

一、心理分析学说

由弗洛伊德创始，该理论认为性功能问题是由无意识的内心冲突造成的，只有心理分析才能暴露并解决它。20世纪中期以前，在心理治疗上主要是运用精神分析的方法来治疗勃起功能障碍。根据弗洛伊德的理论，性的功能障碍是由潜意识里的心理冲突所造成的。往往是童年经历的反映，包括"恋母情结"、"阉割焦虑"未能得到解决的结果。因此，只有通过自由联想、梦的解释等方法，暴露出潜意识里的心理冲突，进而解决这些潜在的矛盾，达到治病的效果。这种治疗时间长，花费也比较昂贵。

二、行为治疗学说

20世纪60年代中期以后，玛斯特和约翰逊创立了性功能障碍的行为治疗法。它的基础是行为学说和学习理论，关键是通过性的再教育纠正过去形成的错误行为，建立和开发新的健康的性活动方式。与精神分析疗法不同，玛斯特和约翰逊主张行为的模式是由学习而来的，性的问题是由于过去学习过程中条件反射的形成或习惯的建立受到干扰的结果，后来又在一定的条件下不断地发展和强化。因而他们认为，问题的焦点是有障碍的行为，而不是潜意识的内心冲突。性治疗的宗旨是改变过去所形成的错误的行为方式，代之以新的、正确的行为方式，就是采用行为矫正的治疗方法。行为治疗实际上是性科学知识的再教育过程，基本原则是：性是人类的自然本领，但它很容易受到外界的干扰，许多是来自于社会与文化等方面的压力。在玛斯特和约翰逊的治疗模式中，通过"圆桌会议"采集各方面的病史，性治疗师对存在的问题作出评估，并对预后变化作出预测。一旦问题澄清并得到确认，行为治疗和性感集中训练即可开始。典型的治疗方法开始于性感集中训练，然后治疗转向基于夫妻性功能障碍所需要的特殊训练。

三、新性治疗学说

由 20 世纪 70 年代 Kaplan 等提出，把精神分析治疗和行为治疗有机地结合起来，开创了性治疗的新局面。治疗以缓解病人的性症状为目的，当内心冲突等成为性治疗不可逾越的障碍时才通过心理治疗处理这些问题。这样就使多数病人不必经由冗长的心理治疗就可以获得痊愈。对于那些有严重心理障碍的人，通过积极的心理治疗也能使他们的病情得以缓解或控制。Kpalan 认为性功能障碍是多因素的，既要重视既往生活中的致病因素，也要注意目前生活中的致病因素。她主张性治疗的目的在于缓解病人所存在的症状，但不一定要去涉及病人的内心冲突和人际关系。但是当内心冲突和人际关系成为性功能障碍治疗的阻力时，还是应当运用动力性心理治疗的方法，去探寻内心深层的症结。如有的男性很难达到性兴奋，即使给予足够的性刺激仍然效果不佳。经过精神分析发现他们在儿童时期有过创伤性的经历。又如在充满敌意的夫妻之间不可能存在正常的性欲。在夫妻矛盾解决之前，无论多么高明的性治疗技巧也不可能缓解他们之间的性功能障碍。Kaplan 认为性干预措施依赖于性教育、性咨询、性治疗和广泛的恢复心理分析治疗的连续性。重要的是应该知道何时中断性治疗，再继续进行个体和夫妻的心理治疗。Kaplan 采用每周一次的访谈来指导其性治疗。像玛斯特和约翰逊一样，她通过获得病人的详细病史来对病人进行评估，摒弃愚昧无知和无端自扰。按照学习理论，通过性感集中训练等行为方式，可以达到这些目的。人际关系是性治疗的重点，在再认识和消除焦虑的同时，还要进行夫妻共同治疗，促进双方在性观念、性感受、性体验等方面的交流。

第二节　性治疗的方法

性治疗的重点在性症状的克服或消除上，而不在于改变不良心理和关键性领域以外的生活关系。对于各种心理性性功能障碍患者应给予积极的性治疗，对于伴有心理因素的各种器质性性功能障碍者，在接受特殊对因治疗之前或之后也应接受性治疗，这样才能保证特殊治疗的成功。在性功能障碍的治疗中，一个重要的概念是把人类性活动看作是一种自然的本能，只有自己解放自己，即仅仅要求放松的、乐意接受的态度来对待性生活。人类的性反应如勃起是出生之时，甚至还在子宫内就已存在的。但这些行为能力易受解剖、神经、内分泌、血循环等生物学因素和心理、社会、人际等非生物学因素的影响。因此，性治疗的关键是使人们适应这种自然性，了解人类性反应的特点和出现性问题的症结所在，掌握针对自己性问题的特殊训练方法和性技巧，消除过去存在的种种干扰因素，纠正过去形成的错误信念和习惯，这样往往能取得意想不到的效果。

一、心理分析治疗

弗洛伊德的精神分析理论从 20 世纪 30 年代起，直至 20 世纪 60 年代末，一直在性功能障碍心理治疗中占统治地位。经典的精神分析理论认为性功能障碍源于人格发展的冲突。性欲是"人格"中最具有活力、与生俱来的部分，它源于"本我"，遵守"满足原则"，不断要求释放，因而与父母为代表的社会文明发生冲突。当能顺利度过恋母仇父情结，解决阉割焦虑，产生自居作用或认同作用后，社会道德内化的"超我"就会形成，它与"自我"、"本我"一起构成成年时期的成熟人格。如孩童上述过程发展不顺利，就会出现一系列心理和行为问题，性功能障碍就是其中之一。

心理分析家通过"自由联想"、"梦境分析"等技术，把潜意识的冲突、动机和幻想引导到意识领域加以发泄，性欲冲动就能被当事者的自我所接纳，进而在婚姻关系中找到合适的满足途径，性功能遂即恢复正常。

二、催眠治疗

催眠治疗流行于 19 世纪末，是最早用以治疗性功能障碍和性变态自我体系的心理治疗方法。催眠治疗比较适合于处理性功能障碍引起的焦虑症状。成功地实施催眠术可使病人获得对焦虑症状的控制能力，从而促使其自身能力恢复；也可利用催眠使病人无条件接受暗示，改变对"性"的原有态度。缓解错误性观念所致的焦虑症状。目前在性功能障碍治疗中运用催眠术的情况大致分为三类：用传统的催眠分析术治疗；用改良的较简单的直接催眠分析；催眠术结合治疗。非传统的催眠术主要适用于下述性有关疾病：经前综合征；男女血管性性功能障碍；阴道痉挛；性交疼痛；性高潮缺乏；性欲低下；性生活过程中的负性心理问题等。

三、行为治疗

行为治疗理论认为，性行为与其他行为一样是后天学得的。性功能障碍和性变态行为是错误学习的结果，因而也可以通过再学习来纠正，通过建立新的条件学习模式来取代非适应性行为。20 世纪 40 年代，处理性问题的常用行为技术是厌恶疗法，即强制性地把恶性刺激（心理或生理的）附加于计划去除的性行为中，使该行为与恶性心理、生理反应建立条件联系，从而短时间内清除此性行为。1970 年玛斯特和约翰逊创立的挤捏技术也属于一种行为疗法。20 世纪 60 年代，诞生了更为积极的、已被广泛接受的系统脱敏技术，并很快被运用于各种性功能障碍的治疗中。其理论假设性功能障碍是当事者对性交情景的焦虑、恐惧反应，可以通过一系列适应难度逐步加大的"脱敏"步骤，促使恐惧反应与性交情景逐渐分离（即脱敏）。其关键程序在于因人而异地制订出"情境等级"。行为治疗强调，只有待病人面对第一级（或低一等级）的情景而无焦虑恐惧时，才能进行第二等级（或上一等级）治疗。系统脱敏的原则是性治疗中运用最广泛，并被衍化成无数的实用技术的基本原理。

四、夫妻共同的性治疗

性功能是婚姻关系的一部分，因此必须在婚姻关系的背景上来考察某一方面的性功能。性功能障碍和婚姻关系可以互为因果。只有夫妻共同参与治疗，把婚姻关系作为一个整体来处理，才可能取得疗效和巩固疗效。夫妻共同参与性治疗（也称为两周强化治疗法），是一种综合性治疗技术，它融合了 Millelman 创立的以婚姻双方为对象的夫妻心理分析术、玛斯特和约翰逊创立的性感集中训练等技术，成功地创造了疗程最短、疗效最佳的性治疗记录。Millelman 认为性功能障碍本质上是一种性操作焦虑，而解决操作焦虑应从认知和行为两个方面入手。

夫妻共同的性治疗包括两个阶段：第一阶段称为圆桌会议，即由男女治疗者与夫妻一起讨论其所面临的性问题。第二阶段为行为治疗，由性感集中训练和其他特殊技术组成。性感集中训练广泛适用于各类性功能障碍，是一项基本的非针对性的训练课程，旨在帮助病人从"旁观心理"、操作焦虑中摆脱出来，逐步学会全身心地投入到婚姻的性活动中，尽情体验性的愉悦感。特殊技术指专门适合于某种障碍的技术，如用于早泄的挤捏技术和"动－停"技术，用于不射精的"配偶手淫法"等。该方法已是国际上应用最多的性治疗技术之一。

五、认知疗法和其他教育疗法

认知疗法是 20 世纪 70 年代末兴起的，认知治疗并非主要针对症状本身，而是强调寻找引起症状的错误认知，必要时要深入地挖掘其深层的认知图式，然后纠正错误认知或重塑认知，最终达到改善性功能的目的。与认知疗法相似的疗法如下：①读书疗法：通过阅读专门为病人写的与性功能有关的书籍，达到治疗目的，病人不与医生接触。②性学检查法：是夫妻在医生的指导下相互检查身体的一种训练，目的在于让夫妻熟悉对方身体和性器官，摆脱阻碍夫妻性交流的性羞怯，增加科学的性知识。③性态度再塑法：是美国的一个性教育程序，它面向性功能障碍病人，先接受通科教育，然后接受个别性咨询。④敢于自表训练：此训练旨在帮助病人公开、无顾忌地表达他们的性要求。

六、代理性伴侣疗法

代理性伴侣疗法是由夫妻共同疗法中"婚姻单位"的概念引申出来的。代理性伴侣能卓有成效地贯彻性治疗医生的意图，就改善性功能障碍而言，它是一个有效的选择，所遇到的最大问题是法律和道德问题。其次是代理性伴侣疗法解决了病人的性功能障碍，但无法解决病人夫妻间的性问题。

七、自我刺激疗法

自我刺激疗法包括指导病人和夫妻用手或其他各种方法刺激自己的性器官从而获得

愉悦感，并正确认识自我刺激和自己的性敏感区域。在自我刺激获得快感后，鼓励男性加入到治疗中，其治疗的对象主要为性感缺乏的女性。

第三节　性治疗的评估

性治疗的成败取决于许多因素，其中最重要的也是最根本的是：一是夫妻之间的配合；二是医生与患者之间的配合。建立相互信任、相互理解的医生与患者之间的关系是决定性治疗成败的关键。因为性功能障碍往往在相当程度上是受精神因素影响的，所以医生对患者应富于同情心、体贴热情，赢得患者的信任，以便取得患者的配合，全面掌握患者的有关资料。

1. 正确的诊断是决定治疗成功与否的关键。诊断之时，除了详细询问病史（尤其是夫妻关系），进行精神检查和心理测验之外，还要进行仔细的躯体检查、神经系统检查、泌尿生殖系统检查；肝脏检查、血液检查（包括空腹血糖、泌乳素、睾酮、卵泡刺激素、黄体生成素等），以及必要的特殊试验（如测量夜间阴茎膨胀试验、阴茎血流多普勒超声检测等），以便排除勃起功能障碍的器质性原因。

2. 与勃起功能障碍有关的心理因素明确之后，治疗的关键是如何消除或解决这些因素，以便从根本上去除致病源。

3. 性功能状态往往与人格特征紧密关联，尤其是具有焦虑素质的人最易产生勃起功能障碍。因此，在治疗中要帮助病人客观地认识自己，认识自己的个性特征和行为方式，认识这些因素对自己性生活的影响。

4. 心理性勃起功能障碍治疗取得成功的关键还在于婚姻关系和夫妻双方的感情基础，只有先解决夫妻双方的矛盾，使婚姻关系和谐，才有可能取得治疗的成功。这就要求夫妻双方在治疗过程中抛弃成见，改变家庭内可能造成破坏性活动的性角色模式。

5. 性活动是夫妻双方共同参与的事，一方出现了勃起功能障碍，另一方往往也会出现相应的性问题，如男性勃起功能障碍或早泄，女性易患性高潮障碍；女性阴道痉挛，男性可能出现勃起功能障碍。因此，勃起功能障碍的治疗必须遵循男女双方共同参与的原则。这样做也有助于夫妻双方正确地理解医生的指导和治疗意图。

6. 不论性心理治疗、认知治疗或行为治疗，都应让病人知道"性"不仅仅是性交，也不要过分重视性活动中的勃起、高潮、射精，并为此而产生顾虑。人类还有许许多多非性交的性表达方式。这些行为在男女双方的性关系中，同样具有重要的作用，这样做也可以在客观上解除病人的思想顾虑和心理压力。

7. 治疗勃起功能障碍的困难在于医生无法直接观察病情表现，加上病人往往闪烁其词、不吐实情，更给诊断和治疗添加困难。因此，医生必须以极大的耐心和热情，尊重病人的隐私，取得病人的信任，让病人有安全感，毫无顾忌地讲述病情及回答医生提出的许多细节性问题，才能对病情和病因有所了解。医生的态度，在治疗上也起着不容忽视的作用。对病人而言，如何进行性治疗也应做到心中有数，这样才能够和医生更好地配合。对于绝大多数的功能性性功能障碍患者来说，他们是完全可以通过性行为治疗来根治的。性行为治疗是经过了欧美性医学研究者数十年科学、严肃的研究总结出来的系统的、严谨的科学方法，它是经过欧美社会众多的性治疗诊所数百万实例验证的，是目前最为有效的治疗功能性性功能障碍的科学方法。

8. 在进行性治疗实践过程中，应要求患者做到以下几点：①学习、掌握最基本的性知识、性行为与性保健的基本原则，抛弃旧有的错误的性知识、性观念、性行为方式；②在性医学专业医生的指导下，找出造成性功能障碍的根本原因，并针对这一原因设计出适合个体的性行为训练、治疗方法，树立足够的信心与耐心进行性生理反射重建；③在医生的指导下服用有效的药物来重新调节体内中枢神经、内分泌平衡，纠正身体的病理性神经反射，并促进性生理反射的重建；④养成良好的生活习惯，并进行必要的体育锻炼，将身体调节到最好状态，以利于全身功能的恢复；⑤与性伴侣沟通，取得对方的理解、配合，共同进行性为治疗；⑥要纠正体内业已形成的病理性神经反射，重建正常的性生理反射需要 3~6 个月，这是由人的生理特点决定的，因此，必须要有充分的认识和准备。

第十一章　性病与艾滋病

【重点提示】 性病既是一种古老的疾病，又是一种现代的传染性疾病，其主要的传播方式是通过不洁性行为而感染，艾滋病是性传播疾病中的新成员，但因其传播面广、潜伏期长、后果严重，而应特别重视。

【学习目标】 掌握经典的性病和现代性传播疾病的概念和联系，掌握性病艾滋病的病原体、传播途径、临床表现和防治原则；了解性病的分类；懂得性病和艾滋病的一般治疗方法。

第一节　性传播疾病

一、性传播疾病的概念

性传播疾病（sexually transmitted diseases，STD）是一组主要由性行为接触或类似性行为接触为主要传播途径的危害人群身心健康的传染性疾病，简称为性病。以往性病（venereal diseases，VD）是指通过性交传染的、具有明显生殖器损害症状的全身性疾病，亦称为经典性病。包括梅毒、淋病、软下疳和性病性淋巴肉芽肿。

现代性传播疾病与经典性病的概念有明显的区别：①性病种类增加，由原来4种扩展为20多种疾病，如尖锐湿疣、生殖器疱疹、白色念珠菌病、滴虫病、肝炎、传染性软疣、阴虱、疥疮、阿米巴病、艾滋病等；②感染范围扩大，不局限于生殖器部位；③传播方式改变，口-生殖器和肛门生殖器也为常见途径。

二、性传播疾病的传播途径

所谓通过"性传播"，不一定就指生殖器性交而言。性传播是一种传播方式，可以有直接传染方式，也可以是间接传染方式，还存在着由父母亲传给胎儿或新生儿的方式。

1. 性途径传播

包括接吻、触摸在内的性行为均可传播STD，是主要的传播途径。诸如奈瑟淋病双球菌、艾滋病病毒、支原体、衣原体、阴道滴虫等多种病原体可存在于阴道分泌液和精液中，性伙伴一方患病就能通过性行为传染给对方，而梅毒、生殖器疱疹、软下疳的病原体虽不存在于精液中，但可通过皮肤黏膜的直接接触传染对方。妇女比男性更容易感染性病，包皮过长者较易感染性病。

2. 非性接触传播

性病患者的分泌物中有大量病原体，间接接触被病原携带者或病人泌尿生殖道分泌物污染的衣服、用具、物品、被褥、便器等，也可能被感染。

3. 血源传播

艾滋病、梅毒、淋病、乙型肝炎、丙型肝炎、巨细胞病毒感染均可通过输血传播。输注含有上述病原体的血液，其传染几率一般可高达95%以上，而且潜伏期短，发病快，症状严重，合并症多。丙型肝炎可否通过性接触传播目前尚无定论。

4. 母婴传播

（1）胎内感染　梅毒螺旋体、艾滋病病毒、乙型肝炎病毒和单纯疱疹病毒等可通过胎盘传染胎儿，造成胎内感染。胎儿感染一般发生在妊娠4个月以后。艾滋病病毒可穿过绒毛羊膜进入羊膜腔，进而通过胎儿吞食羊膜液经肠道感染，或直接经黏膜感染，或病毒穿过胎盘合胞体滋养层经血感染。梅毒经胎盘感染可引起胎儿流产、早产、死胎或出生后死亡，即使婴儿存活，也常出现畸形、智力低下等疾病。单纯疱疹病毒胎传可引起胎儿死亡、流产、畸形、脑炎、宫内发育迟缓、白内障、先天性心脏病等。

（2）产道感染　一些STD虽不能经胎盘传播，但胎儿通过产道时，可以发生感染，例如新生儿淋菌性眼炎、非淋菌性婴儿结膜炎、新生儿肺炎等。HIV亦可经孕妇产道感染胎儿。

（3）产后感染　产后哺乳和母婴间密切接触可引起婴儿感染。如果母亲为HIV感染者，通过食入含HIV的乳汁可致婴儿受染。

5. 医源性传播

医疗操作所用器械消毒不严，可造成医源性感染。主要是未消毒或消毒不彻底的注射器、手术器械，以及刺破皮肤或黏膜的其他医疗器械，造成病人之间、医患之间的传播，特别是艾滋病、乙型肝炎和丙型肝炎的传播。

6. 人工授精、器官移植及性暴力

人工授精和器官移植可造成STD的传播，尤其是HIV的传播。儿童或成人被强奸后有时会染上STD。

三、性传播疾病的流行状况

性病在全世界很多国家中已构成严重的公共卫生问题，艾滋病的出现，给许多国家社会经济的发展带来消极影响，甚至已危及整个民族的生存。据世界卫生组织（WHO）估计，全球每年新发可治愈的性病3.33亿，即每天约有1百万人受到感染。目前，居前4位的STD分别为梅毒、淋病、衣原体和毛滴虫病，WHO估计每年新发病例数分别为1200万、6200万、8900万和1亿7千万。另外，艾滋病发病急剧增加，衣原体感染、新发现的生殖器疱疹成倍增加。目前STD增加的原因：①各种疾病对抗生素耐受性增强，新的耐药菌株不断产生，给有效治疗带来困难；②一般女性STD患者增加，

患持久性性病有所增加，如单纯疱疹病毒感染；③STD 感染危险性除职业性女性（妓女）以外，已向普通人群中传播并扩大。

性病在我国正在迅速蔓延，目前已跃居为第二大常见传染病。新中国成立前所谓经典性病（VD）泛滥，当时全国有患者 1000 多万人。建国后，在政府领导下，于 1964 年宣布我国大陆已基本消灭 VD，取得了举世瞩目的成绩。进入 20 世纪 80 年代，性病死灰复燃。1977 年全国报告 STD 13 例，1998 年报告病例达 63 万多，据估计实际病例数高达数百万之多，近些年发病迅速增加。流行波及沿海、内地、城市、农村。患者多为青壮年，病种以淋病、非淋菌性尿道炎、尖锐湿疣、梅毒为主，艾滋病病毒（HIV）感染者人数在不断增加。除性病的发病数逐年增多、波及范围越来越广以外，性病的病种也在不断增多。80 年代初期报告的性病主要是梅毒，淋病占第二位。1986 年后尖锐湿疣出现，并跃居第二位。1987 年非淋菌性尿道炎明显增多，病例数超过梅毒。1988 年生殖器疱疹、软性下疳、阴虱病较 1987 年增加了 3 倍。从总体上看，各种性病的排列位次正逐渐接近国外情况。个别开放特区，性病年发病率已超 500/10 万。

四、性传播疾病的危害

性传播疾病是一种社会性疾病，一旦感染了性病，除了给自己、配偶及子女造成健康上的严重损害和精神上的极大痛苦外，还会给国家、社会和家庭带来一定程度的损失。

1. 危害个人

每一种性病都会给病人的身体带来痛苦。有些性病，如淋病、非淋菌性尿道炎等，如不及时治疗，还会向身体其他部位蔓延而产生合并症，如男性可引起附睾炎、精索炎，甚至导致输精管阻塞而发生不育症；女性患者可引起盆腔炎、输卵管炎、子宫内膜炎等，导致异位妊娠或不孕症；有的性病可以引起癌变，如尖锐湿疣、生殖器疱疹等均可变成癌；还有的性病可夺去病人的生命，如梅毒晚期可使人死亡。感染艾滋病病毒后，一旦发病也很难生存。另外，也会给病人精神上带来折磨。

2. 殃及家庭

通过性接触可把性病传染给配偶，使配偶患病。据调查，患梅毒的第一年间传染给对方的几率为 92%，第二年为 70%；得了淋病，与配偶有过一次性生活，其传染几率为 20%～30%，4 次性交的感染率可达 80% 以上。另外，性病除能传染、给配偶造成心理恐惧外，还因其有婚外性行为而使对方不能容忍，使家庭解体。

3. 影响后代

性病可通过直接或间接方式，把病传染给婴幼儿，甚至胎儿。孕妇患性病，其梅毒螺旋体、衣原体等可通过胎盘传染给胎儿，引起流产，早产、死产、胎儿畸形等。此外，还可通过产道传染新生儿。如淋球菌和衣原体均可在分娩时引起新生儿结膜炎、肺炎等，增加新生儿的死亡率。梅毒螺旋体还可通过胎盘侵入到胎儿体内，使胎儿一出生就患有梅毒，称先天性梅毒。

4. 贻害社会

性病主要借性行为传播，性病流行是性自由、性解放的结果，影响精神文明建设。性病传播还会给国家经济带来损失，甚至给民族繁衍带来危机。同时，严重扰乱社会治安，增加不稳定因素。

五、性传播疾病的预防

（一）性病的防治方针

诸多社会因素极大地影响着 STD 的发生、传播和流行，因此 STD 的防治工作是一项艰巨而复杂的社会系统工程。我国《性病防治管理办法》明确指出，我国对 STD 防治实行预防为主、防治结合、综合治理的方针。仅靠卫生医疗部门是不够的，必须结合社会主义精神文明建设，强化法制教育，动员全社会的力量共同参与，形成各级政府领导下的多部门分工合作、各司其职、密切配合、齐抓共管的防病网络，才可能有效地控制流行。

（二）性病的预防

STD 预防包含两个层次的内容，一是保护健康人免受传染，也就是常说的 STD 的初级预防；二是对 STD 患者及可疑患者进行追访，力争早发现、早诊断和正确治疗，以免疾病发展到晚期出现并发症和后遗症，以及防止进一步传染给周围健康人形成二代传染，即二级预防。

1. 性病的初级预防

（1）普及 STD 防治知识和提高自我保护意识　普及 STD 防治知识，应针对不同人群采用不同健康教育模式。通过健康教育使人们充分认识到 STD 的危害性和可预防性，了解该怎样保护自己免受传染。

（2）杜绝不洁性行为　恪守一夫一妻制的伦理观，杜绝不洁性行为。特别是避免同属于高危险人群的人发生性行为。不良的性习惯易传染 STD，例如直肠上皮比阴道上皮更为娇嫩，肛交比阴道交更易造成黏膜的损伤而增加感染 STD 的危险性。

（3）使用避孕套　对拒绝改变高危性行为的人，要提倡每次性交都正确使用避孕套。

（4）避免妊娠　加强妊娠妇女的 STD 感染检查非常重要，应列为常规检查项目。诸如梅毒、淋病、艾滋病、巨细胞病毒感染和生殖器疱疹等可以通过胎盘传染胎儿，此外淋病、非淋菌性宫颈炎、生殖器疱疹、尖锐湿疣等还可造成新生儿经产道的感染，因此，患有这些疾病的妇女在彻底治愈之前，应避免妊娠，已经妊娠的要及时进行彻底治疗和向医生咨询。

（5）严格控制经血传播　输血和使用血液制品是传播艾滋病、乙型肝炎、丙型肝炎、梅毒、巨细胞病毒感染的重要途径。依据有关规定，供血者在供血之前要经过 HIV 抗体、乙型肝炎表面抗原（HBsAg）、丙型肝炎病毒抗体（抗 - HCV）、梅毒血清反应等项目的检查，只有检测项目全部阴性者才准许供血。

虽然输注经检测合格的血液基本上是安全的，但并不等于100%安全可靠。因为任何一种传染病从受感染到目前所用检测手段能证明感染，有一定的间隔时间（窗口期），此时，虽然检测阴性，但传染性存在，再者由于试剂质量和诸多因素影响，可能出现假阴性，所以临床工作中应尽量避免输血。同样原因，未能检测出病原污染的血制品原料（血浆），一旦投入生产，将污染大量血浆，因此制作的血制品传播范围更大，所以使用血制品也应提高警惕。

（6）应用抗生素和局部消毒剂　虽然在性交前或性交后服用抗生素对预防某些STD有一定作用。但性乱者、妓女和嫖客采用事后服用或注射治疗STD的抗生素来保护自己免受感染不可靠。因为没有任何一种抗生素能预防所有的STD。尤其是艾滋病、生殖器疱疹、尖锐湿疣等病毒性STD，目前还没有特效治疗药物。如反复使用抗生素还会形成耐药性和二重感染，带来不良影响。局部消毒剂，即使其所含消毒药实在，又保证了使用浓度和作用时间，但充其量只是杀灭已存在于皮肤、黏膜表面的病原体，而难于保证由病损深部、组织或器官随时排出的病原体。使用者也往往过于相信或依赖其消毒作用而忽略其他预防方法。

2. 性传播疾病的二级预防

（1）性病患者要及时诊断和正确治疗　STD种类多，引起STD的病原体种类也多。特别是病毒引起的STD，目前仍无特效治疗药物。一些不同种类STD的临床特征有许多相似之处，加之临床上常出现混合感染和不典型病例，必须采用多种检测手段明确诊断。多数病人症状一旦缓解或消失就停止治疗，不完成全疗程治疗，或者盲目用药，使治疗不彻底而转为慢性，给进一步治疗带来困难。因此，对STD要做到及时诊断和有效、彻底的正规治疗。几乎所有STD均不会因一次感染而产生较长时间的保护性免疫，故治疗后可以再受传染和发病。对密切接触者应进行预防性治疗，及早切断传染链。

（2）追踪性伙伴和夫妻同治　临床医生要尽力说服病人，通知其所有性伙伴或其配偶进行STD感染的检查和必要的治疗，强调夫妻同查同治，以便消除传染源和防止循环传染。

（3）控制性生活　性病患者在治愈前要禁止性生活，至少也应采用避孕套安全性交，以防止疾病进一步传染扩散。

（三）做好性病病人的咨询工作

临床医师除给予病人及时诊断治疗外，还要做好咨询工作。主要方面有：动员性伙伴或配偶及时就诊查治；建议和指导患者接受艾滋病抗体检测；正确使用避孕套；做好宣传，不要轻信街头游医广告；劝其停止高危性行为；防止家庭内接触传染。

（四）性病患者治疗后的追访

梅毒完成正规治疗后的1年内应每间隔3个月、第二年每间隔6个月做非梅毒螺旋体抗原的梅毒血清学检测（RPR或TPHA等），淋病正规治疗后第7~10天及第14天前后做淋菌培养，来评价治疗效果和以防复发。

第二节　常见性病的防治

一、梅毒

梅毒（syphilis）是由梅毒螺旋体引起的一种古老的性病。因梅毒螺旋体可很快播散到全身的各个器官，产生多种症状，并且时隐时现，病程很长，故梅毒是一种全身性慢性传染病。梅毒还可以通过胎盘传给下一代，引起流产、早产、死胎和胎传梅毒。

（一）病原体

梅毒螺旋体又称苍白密螺旋体（treponema pallidum，TP），是一种非常复杂的微生物，含有很多抗原物质。电镜下梅毒螺旋体的最外层为外膜，外膜内是胞浆膜，两者之间是鞭毛。一般长 5～20μm，宽 <0.2μm；有 8～14 个整齐而规则、透明且折光性强的螺旋。其运动缓慢而有规律，有旋转、蛇行、伸缩三种特征性的运动方式。梅毒螺旋体系厌氧微生物，离开人体不易生存。它对理化因素十分敏感，100℃立即死亡，干燥环境下 1～2 小时可死亡。但耐寒力强，在冰点环境下可存活 48 小时，－78℃数年仍具有传染性。

（二）流行病学

梅毒在全世界流行，据 WHO 估计，全球每年约有 1200 万新发病例，主要集中在南亚、东南亚和次非洲撒哈拉。于 1505 年经印度传入我广东，至今已近 500 年。新中国成立前是中国四大性病之首，20 世纪 60 年代初基本被消灭，80 年代再次发生和流行。1991 年报告病例数为 1870 例，1995 年 11 336 例，1997 年 33 668 例。1997 年以来占报告 8 种性病的比例在 6% 以上，呈明显增多趋势，临床经常可见一、二期梅毒，也已发现三期梅毒和先天梅毒。

一般有多性伴、不安全性行为，或性伴感染史，或有输血史。

（三）梅毒的临床分期

根据传播途径，分为后天梅毒（获得性梅毒）和先天性梅毒（胎传梅毒）；根据感染时间的长短、临床表现及有无传染性分为早期梅毒和晚期梅毒。

1. 后天梅毒

（1）早期梅毒　病程在 2 年以内，包括一期梅毒、二期梅毒和早期潜伏梅毒。

（2）晚期梅毒　三期梅毒。病程在 2 年以上，包括良性梅毒（皮肤、黏膜、骨、眼等）、内脏梅毒（心血管、肝脏等）、神经梅毒、晚期潜伏梅毒。

2. 先天梅毒

（1）早期先天梅毒　年龄小于 2 岁。

（2）晚期先天梅毒　年龄大于 2 岁。

（四）临床表现和诊断要点

1. 一期梅毒

（1）病史　不洁性交史或配偶感染史，潜伏期2~4周。

（2）主要表现　为硬下疳（chancre），又叫梅毒初疮，是梅毒螺旋体最初侵入之处，并在此繁殖所致。典型的硬下疳为无痛性红色硬结，触之硬如软骨样，基底清洁，表面可糜烂或浅溃疡，覆以少许渗液或薄痂，边缘整齐，渗出液中含有大量梅毒螺旋体，传染性很强。损害数目大都为单个，亦可为多个。好发生于外生殖器（90%），如男性的冠状沟、龟头、系带及包皮，女性的大阴唇、小阴唇、宫颈等部位，男性同性恋者可发生在肛周及直肠，偶见于唇、咽等处。硬下疳经3~4周可不治而愈。

（3）硬化性淋巴结炎　又称无痛横痃，硬下疳出现1~2周后，腹股沟淋巴结肿大，特点为单侧、数个、大小不等、质硬、不粘连、不破溃、无疼痛。穿刺淋巴结检查，有大量梅毒螺旋体。约1~2个月愈合。

（4）实验室检查　有以下其中之一即可：①在硬下疳处取材，检查出梅毒螺旋体（暗视野镜检、镀银染色、吉姆萨染色等）。②梅毒血清试验阳性，感染4周后复查血清反应。包括非螺旋体抗原血清试验、特异性梅毒血清试验。

非螺旋体抗原血清试验：包括性病研究实验室试验（VDRL）；不加热的血清反应素试验（USR）；快速血浆反应素试验（RPR）；甲苯胺红不加热血清试验（TRUST）。常用于临床筛选及判定治疗的效果。

特异性梅毒血清试验：包括荧光螺旋体抗体吸收试验（FTA-ABS）；梅毒螺旋体血凝试验（TPHA）；梅毒螺旋体制动试验（YPI）等。这类试验特异性高，主要用于诊断试验。

2. 二期梅毒

一期梅毒未经治疗或治疗不彻底，病期在2年以内。螺旋体由淋巴系统进入血液系统形成螺旋体菌血症，引起皮肤、黏膜、骨骼、内脏、心血管及神经损害，称为二期梅毒，此期传染性强。

（1）多在初次感染后8~10周或出现硬下疳后6~8周发病。

（2）全身症状：常见全身乏力、发热、咽痛、头痛、食欲缺乏、关节痛、骨痛、头痛等。只有二期梅毒有明显全身症状。

（3）皮肤黏膜损害：梅毒疹是二期梅毒的主要表现，发生率为80%~95%，临床表现为皮疹、扁平湿疣、梅毒性脱发、黏膜损害、梅毒性白斑等。

（4）全身浅表淋巴结肿大。

（5）实验室检查：暗视野镜检、直接免疫荧光或其他方法在黏膜损害处检查出梅毒螺旋体，梅毒血清试验强阳性。

3. 三期梅毒（晚期梅毒）

30%~40%未经抗梅毒治疗的患者可发生，可有一期或二期梅毒史，病程2年以上。包括皮肤黏膜梅毒、骨梅毒、内脏梅毒、心血管及神经系统梅毒。

（1）皮肤黏膜损害：感染后 3 ~ 10 年发生，可出现结节性梅毒疹、树胶肿、近关节结节等。

（2）骨梅毒：表现为骨膜炎、骨髓炎、骨炎、骨树胶肿、关节炎等。

（3）眼梅毒及角膜炎等。

（4）晚期心血管梅毒：可发生单纯性主动脉炎，主动脉闭锁不全与主动脉瘤。严重影响患者的健康，甚至危及其生命。

（5）其他晚期内脏梅毒：少见。

（6）实验室检查：梅毒血清试验、非特异性试验大多阳性，特异性试验为阳性；脑脊液检查，白细胞与蛋白量增加，VDRL 试验阳性。

4. 神经梅毒

部分早期梅毒患者可发生无症状神经梅毒，脑脊液 VDRL 试验阳性。三期梅毒患者约 10% 在感染后 15 ~ 20 年发生有症状的神经梅毒。

（1）无症状神经梅毒　无任何神经系统症状和体征，梅毒血清学试验阳性，脑脊液有异常变化。

（2）脑膜神经梅毒　主要为梅毒性脑膜炎表现，如头痛、颈项强直和视乳头水肿等。

（3）脑膜血管梅毒　主要为闭塞性脑血管综合征表现，如偏瘫、失语、癫痫发作、阿 – 罗瞳孔等。

（4）脑实质梅毒　出现麻痹性痴呆和脊髓痨的各种临床表现。

（5）实验室检查　非梅毒螺旋体抗原血清试验阳性；梅毒螺旋体抗原血清试验阳性；脑脊液检查，白细胞计数 $\geqslant 10 \times 10^6/L$，蛋白量 > 500mg/L，且无其他引起这些异常的原因。脑脊液 VDRL 试验或 FTA – ABS 试验阳性。

5. 隐性梅毒（潜伏梅毒）

已被确诊为梅毒患者，在某一时期，皮肤、黏膜以及任何器官系统和脑脊液检查均无异常发现，物理检查、胸部 X 线均缺乏梅毒临床表现，脑脊液检查正常，而仅梅毒血清反应阳性者，或有明确的梅毒感染史，从未发生任何临床表现者。潜伏梅毒的孕妇可感染子宫内的胎儿。

（1）早期隐性梅毒　在过去 2 年内，有明确记载的非梅毒螺旋体抗原试验由阴转阳，或其滴度较原先升高达 4 倍或更高；在过去 2 年内，有符合一期或二期梅毒的临床表现。

（2）晚期隐性梅毒　病程在 2 年以上。

6. 胎传梅毒

（1）早期先天梅毒　年龄小于 2 岁。患儿出生时即瘦小，出生后 3 周出现症状，全身淋巴结肿大，无粘连、无痛、质硬。多有梅毒性鼻炎。出生后约 6 周出现皮肤损害，呈水疱 – 大疱型皮损（梅毒性天疱疮）或斑丘疹、丘疹鳞屑性损害。可发生骨软骨炎、骨膜炎。多有肝脾大、血小板减少和贫血。神经梅毒少见。无硬下疳表现是先天梅毒的特征之一。

（2）晚期先天梅毒　年龄大于 2 岁。一类是早期病变所致的骨、齿、眼、神经及皮肤的永久性损害，如马鞍鼻、郝秦森齿等，无活动性。另一类是仍具活动性损害所致的临床表现，如角膜炎、神经性耳聋、神经系统表现异常、脑脊液变化、肝脾大、鼻或颚树胶肿、关节积水、骨膜炎、指炎及皮肤黏膜损害。

（五）治疗

对梅毒的治疗必须早期、足量、规则地进行，并且定期复查。

1. 早期梅毒的治疗

病程少于 1 年的一二期梅毒病人可使用苄星青霉素 G（长效西林）240 万 U1 次肌内注射，每周 1 次，共 2 次。或普鲁卡因青霉素 G80 万 U，每日 1 次肌内注射，共用 10 天。注射此药前必须进行皮肤试验，如为阳性即过敏者可用四环素口服，每次 0.5g，每日 4 次，连服 15 天。对青霉素过敏而又不能服四环素者可用红霉素，每次服 0.5g，每日 4 次，连服 15 天。早期梅毒在治疗后第一年内每 3 个月复查 1 次，以后每 6 个月复查 1 次，共 2~3 年。

2. 晚期梅毒（包括病期超过 1 年者）的治疗

苄星青霉素 G240 万 U 肌内注射，每周 1 次，连续 3 周。或普鲁卡因青霉素 G80 万 U 肌内注射，每日 1 次，共用 15 天。注射前必须做皮肤过敏试验，阳性者改用四环素，每次 0.5g，每日服 4 次，连服 30 天；对青霉素过敏又不能服四环素可改服红霉素，每次 0.5g，每日 4 次，连服 30 天。

3. 神经梅毒的治疗

青霉素 G 水剂 1200 万~2400 万 U，静脉注射，每日 1 次（每 4 小时注射 200 万~400 万 U），连续 10 日。随后用苄星青霉素 G240 万 U 肌内注射，每周 1 次，连续 3 周。或用普鲁卡因青霉素 G240 万 U，肌内注射，每日 1 次，加服丙磺舒 500mg，每日 4 次，二者同时连用 10 日。随后用苄星青霉素 G240 万 U 肌肉注射，每周 1 次，连用 3 周，注射青霉素前，必须做皮肤过敏试验，阴性者方可使用。

（六）预防

1. 追踪病人的性伴侣，包括病人自报及医务人员访问的，查找病人所有性接触者，进行预防检查，追踪观察并进行必要的治疗，未治愈前配偶绝对禁止有性生活。

2. 对可疑病人均应进行预防检查，做梅毒血清试验，以便早期发现新病人并及时治疗。

3. 发现梅毒病人必须强迫进行隔离治疗。

4. 对可疑患梅毒的孕妇，应及时给予预防性治疗，以防止将梅毒感染给胎儿；未婚男女病人，未经治愈前不能结婚。

5. 对已接受治疗的病人，应给予定期追踪治疗。

6. 杜绝不正当的性行为，提倡洁身自好。有了可疑梅毒接触史，应及时做梅毒血清试验，以便及时发现，及时治疗。

7. 对性伴侣，应全面了解其性生活史和健康状况，若有可疑症状，应敦促其检查治疗。

8. 出门在外，应注意用具的消毒，可随身携带"肤阴洁"等进行清洗。

9. 正常性生活前，注意阴部清洗、消毒。

10. 发现患病后要隔离治疗，治愈前严禁性生活。对患者的性伴侣要进行检查或预防性治疗。

11. 晚期梅毒患者应注意劳逸结合，进行必要的功能锻炼，保持良好的心态，以利康复。

12. 如需献血，要去正规采血点，在献血前需做全面的血液检查，预防交叉感染；如需输血，需要输血单位出示所输血液的检查证明，防止不必要的麻烦发生。

二、淋病

淋病（gonorrhea）是淋病奈瑟菌（淋球菌）感染所引起以泌尿生殖系统化脓性感染为主要表现的性传播疾病。是一种古老而又常见的性病。人类是淋球菌的唯一天然宿主，主要侵犯黏膜，尤其对单层柱状上皮和移行上皮所形成的黏膜有亲和力。近年来发病率居我国（中国）性传播疾病的首位。

（一）病原体

淋菌为革兰阴性双球菌，呈肾型，成双排列，长约 0.7μm，宽 0.5μm。最适宜在潮湿，温度为 35℃，含 2.5%~5% 二氧化碳的环境中生长。常存在多核白细胞内，椭圆或球形，常成双排列，无鞭毛、无荚膜、不形成芽孢，对外界理化条件的抵抗力差，最怕干燥，在干燥环境中 1~2 小时即可死亡。在高温或低温条件下都易致死，对各种化学消毒剂的抵抗力也很弱。

（二）流行病学

淋病是一种在世界上广泛流行的性病。淋病的发病有明显的季节性。每年在 7~10 月份发病率最高。12~3 月份发病率最低。目前高收入阶层发病下降，普通收入阶层发病率增加，大城市人口感染逐渐下降，中小城市人口感染增加，淋病从城市走向农村，农村病人增多。淋球菌在世界的流行情况以欧美和非洲一些国家最高。性活跃者、青少年、贫民、黑种人、受教育较少者、未婚者中发病率最高，这些人对淋病起着传播作用。淋病患者是传播淋病的主要传染源，淋病主要通过不洁性交而传染。但也可以通过非性接触途径传播，性接触传播是淋病的主要传染形式，成人特别是男性淋病患者 99%~100% 是通过性交感染。男性与患淋病的女性一次性交后可有 25% 的感染机会，性交次数增多感染机会增加。

一般而言，有多性伴、不安全性行为，或性伴感染史。有与淋病患者密切接触史，儿童可有受性虐待史，新生儿的母亲有淋病史。

（二）临床表现

1. 无并发症淋病

潜伏期1~10天，平均3~5天。临床上有5%~20%男性、60%女性患者无明显症状。男性主要表现为尿道炎症状。女性常表现为尿道炎及尿道球腺炎，宫颈炎是最常见症状，前庭大腺炎可形成脓肿。

2. 有并发症淋病

（1）男性　炎症蔓延可引起后尿道炎、急性或慢性前列腺炎、精囊炎、附睾炎、尿道球腺炎、海绵体炎，严重者可导致尿道狭窄等。

（2）女性　主要合并症是盆腔炎，可造成不孕症或异位妊娠。

3. 其他部位淋病

（1）新生儿淋菌性眼炎　出生后2~3天发生淋菌性结膜炎，多为双侧性，主要症状为眼睑红肿、结膜充血、脓性分泌物外溢，可波及角膜，引起角膜穿孔，导致失明。

（2）淋菌性咽炎　主要见于口交者，通常无明显症状，有症状者只有轻度咽炎，表现为咽干、咽痛或咽部不适。咽部可见潮红充血，咽后壁可有黏液样或脓性分泌物。

（3）淋菌性直肠炎　主要见于肛交者，多为肛门瘙痒和烧灼感，排便疼痛，排出黏液和脓性分泌物，重者有里急后重感。检查可见直肠黏膜充血、水肿、糜烂、小溃疡及裂隙。

（4）播散性淋菌感染　少见，占淋病患者的1%~3%。由于败血症而导致全身症状和皮肤症状。可有高热、寒战、全身不适等症状，并出现淋菌性关节炎、淋菌性皮炎，甚至淋菌性心内膜炎、淋菌性脑膜炎、淋菌性肝炎等。

（三）诊断

1. 接触史

患者有婚外性行为或嫖娼史，配偶有感染史，与淋病患者（尤其家中淋病患者）共物史，新生儿母亲有淋病史。

2. 临床表现

淋病的主要症状有尿频、尿急、尿痛、尿道口流脓或宫颈口阴道口有脓性分泌物等。或有淋菌性结膜炎、肠炎咽炎等表现，或有播散性淋病症状。

3. 实验室检查

男性急性淋病性尿道炎涂片检查有初步诊断意义，对女性仅作为参考，应进行培养，以证实淋球菌感染。有条件的地方可采用基因诊断方法确诊。

（四）鉴别诊断

1. 无并发症淋病

（1）男性淋菌性尿道炎　需与生殖道沙眼衣原体感染和其他原因引起的尿道炎相鉴别。

（2）女性淋菌性子宫颈炎　需与生殖道沙眼衣原体感染、生殖器念珠菌病、阴道滴虫病及细菌性阴道病等相鉴别。

2. 有并发症淋病

（1）淋菌性前列腺炎、精囊炎、附睾炎　需与急慢性细菌性前列腺炎、精囊炎、附睾炎，及由沙眼衣原体引起的前列腺炎、精囊炎、附睾炎相鉴别。淋菌性附睾炎还要与附睾癌、附睾结核等相鉴别。

（2）淋菌性盆腔炎　需与急性阑尾炎、子宫内膜异位症、异位妊娠、卵巢囊肿蒂扭转或破溃等相鉴别。

3. 其他部位淋病

（1）淋菌性眼炎　需与细菌性眼结膜炎、沙眼衣原体性眼结膜炎相鉴别。

（2）淋菌性咽炎　需与慢性咽炎、扁桃体炎、梅毒性咽黏膜斑相鉴别。

（3）淋菌性直肠炎　需与细菌性痢疾、阿米巴痢疾、直肠息肉等相鉴别。

（五）治疗

1. 治疗原则

（1）尽早确诊，及时治疗　首先，患病后应尽早确立诊断，在确诊前不应随意治疗。其次，确诊后应毫不迟疑地立即治疗，切莫坐失良机。

（2）明确临床类型　判断是否为单纯型，或有合并症型，或播散型。临床分型对正确地指导治疗极其重要。

（3）明确有无耐药　明确是否耐青霉素、四环素等，这也有助于正确地指导治疗。

（4）明确是否合并衣原体或支原体感染　若合并衣原体或支原体感染时，应拟订联合化疗方案进行治疗。

（5）正确、足量、规则、全面治疗　应选择对淋球菌最敏感的药物进行治疗，尽可能做药敏试验、过敏试验或 β – 内酰胺酶测定。药量要充足，疗程要正规，用药方法要正确，应选择各种有效的方法全面治疗。

（6）严格考核疗效并追踪观察　应当严格掌握治愈标准，坚持疗效考核。只有达到治愈标准后，才能判断为痊愈，以防复发。治愈者应坚持定期复查，观察足够长的一段时期。

（7）同时检查、治疗其性伴侣　患者夫妻或性伴侣双方应同时接受检查和治疗。

2. 一般疗法

（1）性隔离。禁止性生活。

（2）休息。伴有高热，严重合并症的 STD 患者要适当休息，必要时应卧床休息。

（3）维持水，电解质、碳水化合物的必须与平衡，补充高糖、高蛋白饮食。

（4）用洁阴洗液清洗或灌洗阴部，消毒、抑菌。

3. 全身疗法

治疗淋病的药物很多，但应以高效、安全和价格适宜为原则进行选择。

（1）青霉素类　通过破坏菌壁合成而起杀菌作用。此类药物适于治疗非耐青霉素酶的淋球菌（PPNG）引起的淋病，是本病的"标准疗法"。然而，在治疗前不做药敏试验，将其作为常规疗法是不适当的，当 PPNG 菌株的流行率大于 5% 时，不应采用青霉素类治疗，而应选用其他制剂。加服丙磺舒的目的是减慢青霉素自肾脏排出，并减少其与血浆蛋白结合，提高血内水平，延长半衰期，以充分发挥其抗菌作用。

（2）β-内酰胺酶抑制剂　PPNC 菌株对青霉素和一些头孢菌素耐药的原因，主要是产生了 β-内酰胺酶所致。棒酸和青霉烷砜是抗菌活性很弱的化合物，与含 β-内酰胺环的抗生素联合应用时，通过抑制 β-内酰胺酶，保护抗生素免受破坏，可抑制 PPNG 菌株的生长，但对非 PPNG 菌株则不发挥显著意义的作用。

棒酸和青霉烷砜的药代动力学特点分别与阿莫西林（羟氨苄青霉素）和氨苄西林（氨苄青霉素）相似，各适于与后者联合使用。

（3）氨基糖苷类和氨基环状糖醇类　主要作用为抑制菌体蛋白合成。用于治疗对青霉素耐药或过敏的患者。前一类常用者有庆大霉素（gentamycin）、卡那霉素（kanamycin）、阿米卡星（丁胺卡那霉素）和奈替米星（乙基西梭霉素）；后一类药物主要是大观霉素（淋必治），它对 PPNG 菌株和非 PPNG 菌株引起的单纯型淋病的治愈率高达 98% 以上，对有合并症型淋病也有极佳的疗效；并且，该药与青霉素和头孢菌素类不产生交叉耐药性，使用安全，是治疗淋病的最佳药物之一。

目前，在一些地区已出现了耐大观霉素的淋球菌菌株。其换代产品丙大观霉素（trospectomycin）的抗菌谱较大观霉素宽，包括革兰阳性菌、革兰阴性菌、厌氧菌和衣原体，并且，它的组织内浓度更高，半衰期更长，因此对淋病效果更好，还对衣原体性尿道炎有较好的疗效。

（4）头孢菌素类　具有破坏菌壁和抑制菌体蛋白合成的作用。虽也属于含 β-内酰胺环的抗生素，但它们对 β-内酰胺酶比较稳定或十分稳定，因此，对 PPNG 菌株和染色体介导的耐药菌株所致的淋病，常能有效地取代青霉素类。大观霉素耐药菌株的出现使它们成为可行性代用品。

常用的头孢菌素有头孢唑林（cefazolin）、头孢西丁（cefoxitin）、头孢呋辛（西力欣）、头孢噻肟（cefotaxime）、头孢哌酮（先锋必）、头孢唑肟（益保世灵）、头孢他啶（复达欣）和头孢曲松（头孢三嗪）。其中以头孢曲松（头孢三嗪）和头孢他啶疗效较佳。拉氧头孢（氧杂头霉唑）在脑脊液中浓度很高，很适于治疗淋菌性脑膜炎。

（5）氟喹诺酮类　通过抑制 DNA 旋转酶而抑制菌体 DNA 及蛋白合成。治疗淋病常用的制剂有诺氟沙星（氟哌酸）、依诺沙星（氟啶酸）、氧氟沙星（氟嗪酸）和环丙沙星（环丙氟哌酸）等。在体外试验中，它们对 PPNG 菌株和非 PPNG 菌株均有良好的抗菌作用。据报告，诺氟沙星（氟哌酸）对单纯型淋病的治愈率为 97%，依诺沙星（氟啶酸）、氧氟沙星（氟嗪酸）和环丙沙星（环丙氟哌酸）治疗淋病的效果很好，对衣原体感染也有一定的疗效。

近年，又有一种新药氟罗沙星（多氟哌酸）问世，它抗菌谱广，血清半衰期长，每天口服 1 次即可。

（6）四环素类　通过抑制菌体蛋白的生物合成而发挥作用。对淋病也有较好的疗效，但不作为一线用药。常用的有四环素（tetracycline）、多西环素（强力霉素）和米诺环素（美满霉素）等。

（7）大环内酯类 抑制菌体蛋白的生物合成。不作为一线用药，主要用作四环素类的替代品。近来报告，阿奇霉素（azithromycin）单剂量 1.0g 对无合并症淋病的治愈率为 96.4%，对同时合并衣原体感染的治愈率为 100%。

（8）氯霉素类 抑制菌体蛋白的生物合成。常用甲砜霉素（将克）单剂量 2.5g，对无合并症淋病的治愈率为 93%。

（9）林可霉素类 在体内组织浓度高，低毒，安全，对厌氧菌有良效。常用克林霉素（氯洁霉素）治疗盆腔炎。

（10）利福霉素类 对革兰阴性和阳性菌的作用均很强，且对麻风杆菌、病毒、衣原体感染有效。常用药物有利福平（rifampin）和利福定（rifamdin）等。

（11）磺胺类 对 Gram 阴性和阳性菌均有较强的抑制作用。常用的药物有磺胺甲噁唑（新诺明）、磺胺甲噁唑/甲氧苄啶（复方新诺明）及丙磺舒等。

4. 局部疗法

仅作为抗菌疗法辅助措施，起清洁、去除分泌物等作用。

（1）泌尿生殖器淋病 ①可用洁阴洗液清洗局部，并消毒、抑菌。②也可用苦参 30g，野菊花 30g，金银花 20g，黄柏 20g，蛇床子 20g，白矾 15g，侧柏叶 15g，水煎外洗患处。

（2）淋菌性眼炎 应用等渗盐水或眼科缓冲液冲洗患眼，清除分泌物，每 2 小时 1 次。冲洗后用 0.5% 红霉素滴眼液或 1% 硝酸银滴眼液点眼。

（3）淋菌性咽炎 头孢曲松 250mg，1 次肌内注射，或环丙沙星 500mg，1 次口服，或氧氟沙星 400mg，1 次口服。

5. 手术疗法

（1）淋菌性盆腔炎 淋菌性盆腔炎患者发生输卵管卵巢脓肿，经 48~72 小时积极治疗无效或破裂者，应手术切除病变组织，清洗腹腔，放置引流，并尽量保留生育功能。

（2）慢性淋病 慢性淋病并发明显的尿道狭窄者，可行尿道扩张术或尿道环状切除术。

6. 治愈标准

在治疗结束后 3 周内，无性接触的情况下，符合下列标准即可判为治愈：①临床症状和体征全部消失。②尿液澄清透明。③男性应在临床症状消失后 2 周，经前列腺按摩，并全程尿及分段尿沉渣取材，女性应在临床症状消失后 1 周从宫颈口或尿道口取材，分别做前列腺按摩液、尿沉渣或分泌物涂片和培养，每 5~7 天 1 次，连续 2 次淋球菌培养均阴性。

值得注意的是，PCR 是通过检测淋球菌隐蔽质粒上的 CppB 基因存在而确定淋球菌有无的，部分患者治愈后，尿道在一段时间内尚存在有已杀死的含 CppB 基因无害性、无繁殖力的菌体及其碎片，尽管涂片和培养未检出淋球菌，但 PCR 可扩增 CppB 基因，仍可得到阳性结果。因此，PCR 检测结果不能作为淋病治愈的指标。

（六）预防

1. 宣传性传播疾病知识，提倡高尚的道德情操，严禁嫖娼卖淫，提倡洁身自好，反对性自由、性解放。

2. 使用安全套，可降低淋球菌感染发病率。

3. 预防性使用洁阴洗液清洗或灌洗阴部，消毒、抑菌。可减少感染的危险。可在性交前后用洁阴洗液清洗或灌洗阴部，可有效预防性病的感染。

4. 性伴同时治疗。

5. 患者注意个人卫生与隔离，不与家人、小孩尤其女孩同床、同浴。

6. 在公共浴池，不入池浴，提倡淋浴。

7. 患病后要及时治疗，以免传染给配偶及他人。

8. 患病后要注意隔离，未治愈前应避免性生活。

9. 应当经常用肥皂清洗阴部和手，不要用带脓汁的手去揉擦眼睛。

10. 新生儿出生时，经过有淋病母亲的阴道，淋菌侵入眼睛会引起眼睛发炎，为了预防发生新生儿眼病，对每一个新生儿都要用 1% 硝酸银一滴进行点眼预防。

三、非淋菌性尿道炎

非淋球性尿道炎（nongonococcal urethritis，NGU）是由性接触传染、有明显尿道炎症，而尿道分泌物中查不到淋菌的感染性疾病。病原体多为沙眼衣原体、解脲支原体、滴虫、疱疹病毒、念珠菌，其中沙眼衣原体、解脲支原体感染 80% 以上。非淋球性尿道炎已成为当今国内外最常见的 STD。

（一）病原体

沙眼衣原体是介于细菌和病毒之间的微生物。它寄生于人体细胞内，含脱氧核糖核酸和核糖核酸。在其生活周期中，有原体和始体两种形态。原体体积较小（直径为 200～300nm），细胞质致密，具有高度传染性。它进入敏感细胞后，体积变大（直径可达 800～1200nm），成为始体，细胞质变得疏松或呈网状，因而始体又称为网状体，没有传染性但具有新陈代谢活性，在宿主细胞内行二分裂繁殖。衣原体有 15 个血清型，其中 A、B、Ba 和 C 型引起沙眼，D、E、F、G、H、I、J 及 K 型引起尿道炎、附睾炎、前列腺炎、直肠炎、宫颈炎、输卵管炎、盆腔炎、肝周炎和 Reiter 病，L1、L2 和 L3 型引起性病性淋巴肉芽肿。衣原体对热敏感，56℃～60℃仅能存活 5～10 分钟，但能耐低温，在冷冻条件下存活数年。0.1% 甲醛、0.5% 石炭酸可将其迅速杀死，75% 乙醇杀灭力强，30 秒有效。

支原体属于柔膜体类原核微生物，它能在人工培养基上生长。由于它没有细胞壁，因而形态上呈多样性，常见的有圆形、椭圆形、球杆形和不规则形。它能通过细胞滤器。支原体在固体或半固体培养基上培养形成"油煎蛋样"特殊形态的集落，这对支原体的鉴定具有重要参考价值。引起 NGU 的支原体主要是解脲支原体，是一种特殊型的支原体。集落较小，在生长密处仅 10nm。它常寄生于尿道上皮内，能将尿素分解成氨。

支原体对外环境的抵抗力都较弱，加热 450℃ 15 ~ 30 分钟或 550℃ 5 ~ 15 分钟即可将其杀死，实验室的常用消毒剂如福尔马林、石炭酸、煤酚皂溶液等极易将其灭活。

（二）流行病学

自 20 世纪 60 年代中期以来，衣原体感染患者例数不断增加，目前在欧美国家已超过淋病而跃居性传播疾病首位。我国病例亦日益增多，成为最常见的性传播病之一。据世界卫生组织估计，全世界每年新发生可以治愈的性病病例 2.5 亿例，其中衣原体感染 6700 万例。女性患者多于男性患者。在我国，从报道的病例数看似乎男性多于女性。此外，衣原体感染还与多性伴、既往的淋球菌感染史有关。

（三）临床表现

NGU 好发于青年，25 岁以上约占 60%。潜伏期比淋病长，平均为 1 ~ 3 周。男性和女性 NGU 的症状有所不同。

1. 男性患者临床表现

（1）症状 有 30% ~ 40% 的患者无任何症状，也有不少患者症状不典型，约有一半的患者初诊时易被误诊。典型的症状是尿道瘙痒伴有不同程度的尿频、尿急、尿痛及排尿困难。较长时间不排尿或晨起首次排尿前，尿道外口可逸出少许黏液性分泌物，严重者可有黏液脓性分物。10% 的病例症状持续存在或反复发作。这类患者常与治疗不彻底或不适当、尿道结构异常、饮酒过度、性行为频繁以及心理障碍有关。在反复发作的病例中，每次发作的病情一般都比上一次轻，但患者的心情却一次比一次沉重，有的甚至坐卧不安，唯恐自己得了不治之症。在一些频繁发作的病例中，即使在发作间期，尿道不适感仍持续存在；另些病例症状不明显，尿道分泌物涂片中却有较多的脓细胞。

（2）体征 常见尿道口红肿及尿道分泌物。反复发作衣原体感染的顽固性病例，尿道口周围一圈隆起，常呈唇样红肿，带有光泽，不易消退；念珠菌感染的顽固性病例尿道口可呈漏斗状扩张，暗红色，带有少许鳞屑，多伴有龟头包皮炎；支原体及滴虫感染的病尿道口红肿不明显。尿道分泌物常为浆液性或黏液脓性，其中支原体、白色念珠菌及单纯疱疹病毒感染者分泌物呈浆液性居多，衣原体或杂菌感染者，分泌物呈黏液脓性居多。单纯疱疹病毒感染者可发生腹股沟淋巴结肿大，并有压痛。

2. 女性患者临床表现

（1）多无症状 当有尿道炎时，约有 50% 的患者有尿急、尿频及排尿困难，但无尿痛症状或仅有轻微尿痛。宫颈是女性主要感染部位，主要症状为黏液脓性宫颈内膜炎，可有白带增多、外阴阴道瘙痒及下腹部不适等症状。

（2）体征 检查尿道口可有潮红和肿胀，可压迫尿道可有少量淡黄色分泌物。用白色棉拭子插入宫颈口后稍加转动，取出后肉眼可见拭子变为浅黄色。宫颈充血，水肿也常发生，用拭子在鳞状和柱状上皮交界处转动会引起出血。由于衣原体和支原体不寄生于复层鳞状上皮，所以一般不引起阴道炎。

（四）诊断与鉴别诊断

1. 诊断

我国制订的 4 条诊断标准如下：

（1）除外淋菌性尿道炎　尿道分泌物涂片革兰染色未见白细胞内外革兰阴性双球菌，培养无淋菌生长。

（2）病史　有尿道分泌物及排尿困难史。

（3）体格检查　有脓性、黏液脓性或白色尿道分泌物。

（4）实验室检查　尿道分泌物革兰染色，在 1000 倍显微镜视野下多形核白细胞数大于 5 个。

至少符合上面 4 项标准中的 3 条。有条件可做衣原体抗原检测或培养、支原体血清检查及培养等。

2. 鉴别诊断

主要与淋菌性尿道炎相鉴别。此外，要注意排除念珠菌或滴虫感染。（表 11-1）

表 11-1　非淋菌性尿道炎与淋菌性尿道炎的鉴别诊断

	非淋菌性尿道炎	淋菌性尿道炎
潜伏期	1~3 周	2~5 天
发病	缓慢	突然
尿路刺激征	轻或无	多见
全身症状	无	偶见
尿道分泌物	少或无，黏液性或浆液性，稀薄	常见，量多，呈脓性
无症状带菌者	很多	有，但不多
白细胞内 G^- 双球菌	（-）	（+）
病原菌培养	沙眼衣原体或解脲支原体	淋球菌

（二）治疗及治愈标准

1. 治疗由衣原体或支原体引起的成人无并发症尿道炎和宫颈炎的推荐方案

多西环素 100mg，口服，每日 2 次，连续 7 天；或盐酸四环素 500mg，口服，每日 4 次，至少连服 7 天，一般为 2~3 周。也可在 7 天后改为 250mg，每日 4 次，直至 21 天；或美满霉素 100mg，口服，每日 2 次，连服 10 天；或土霉素 250mg，口服，每日 4 次，连服 7 天。由于孕妇不宜用四环素，可改用对肝脏损害较小的红霉素治疗，红霉素治疗剂量为 500mg，口服，每日 4 次，连服 7 天。

2. 治愈标准

治疗结束 1 周后应随访复查，治愈标准：①临床症状消失 1 周以上，尿道无分泌物，或分泌物中白、红细胞≤4 个/100 倍显微镜。②尿液澄清，沉渣镜检阴性。③荧光免疫法尿道（宫颈）标本衣原体、支原体检查阴性（有条件时）。

（三）预防

1. 广泛开展性病的防治宣传。

2. 对高危人群进行筛查，对性活跃的年轻妇女通过妇科检查和计划生育门诊等发现无症状的感染者。

3. 对患者要正规治疗，及时控制传染源和防止出现并发症。在完成治疗后应去医院复查。

4. 对性伴侣也应做检查和治疗，在患者和性伴侣彻底治愈之前要求其避免性接触。

5. 如症状持续存在或症状消失后有复发，应立即去医院检查。

6. 推广使用避孕套等隔膜性工具。

四、尖锐湿疣

尖锐湿疣（condyloma acuminata），又称尖主湿疣、生殖器疣（阴部疣）、性病疣。是由人类乳头瘤病毒（HPV）感染所致，主要通过性传播的皮肤黏膜良性增生性病变。常发生在肛门和外生殖器等部位。

（一）病原体

人类乳突病毒（human papillomavirus，HPV）一种 Papillomavirus 科的 DNA 病毒，会感染人类的皮肤和表层黏膜。以人为唯一宿主的人类乳头瘤病毒，病毒颗粒直径为 50 ~ 55nm，非常小，只有借助电子显微镜才能看到。人类乳头瘤病毒的类型很多，分为 100 多种亚型，在生殖道 HPV 感染中，最主要的是 HPV6、11、16 和 18 型等。部分亚型与皮肤肿瘤、生殖器癌、肛门癌的发生有关。

（二）流行病学

尖锐湿疣发病率高，是欧美国家最常见的性传播疾病之一，其发病率仅次于非淋菌性尿道炎和淋病居第三位。尖锐湿疣在我国是最主要的性病之一，有些地区发病数占全部性病病人的 20% ~ 31 %，为第 2 位或第 3 位。我国南方比北方多见，好发年龄在 16 ~ 35 岁。其年增长率超过 100%，居各类性病之首。此病可在几个月内自然消退，但也有少数病人的病变持续多年，经久不愈。尖锐湿疣会造成自行接种感染，因而要及早发现、及时彻底治疗。

尖锐湿疣一般有多性伴，不安全性行为，或性伴感染史。或与尖锐湿疣患者有密切的间接接触史，或新生儿母亲为 HPV 感染者。

（三）临床表现

1. 潜伏期

1～8个月，平均3个月。

2. 症状

病初为淡红或污红色粟状大小赘生物，形态如丘疹状、乳头状、菜花状、鸡冠状、性质细嫩、顶端稍尖，无痛痒感，渐渐长大或增多。赘生物基底稍宽或有带，表面有颗粒，表面湿润或有出血，在颗粒间常集中有脓液，散发腐臭气味，搔抓后可继发化脓。位于湿度较低干燥部位的生殖器疣，损害常小而呈扁平疣状。位于湿热湿润部位的疣常表现为丝状或乳头瘤状，易融合成大的团块。

3. 好发部位

男性好发于冠状沟、龟头、包皮、系带、尿道口，少数见于阴茎体部，同性恋者可发生于肛周及直肠。但很少见于阴囊。尤其易发生于有慢性淋病、包皮过长者。而且HPV病毒的复发性很强。除以上部位外，人体的其他部位也可患病，如口腔、腋窝、脐窝、足趾间等。也可以从身体的其他部位自身接种到生殖器部位，但很少见。

4. 亚临床感染

通常指临床上肉眼不能辨认的病变，当用3%～5%醋酸液局部外涂或湿敷后，感染区域发白，即所谓"醋酸白现象"（acetowhitening phenomenon）。

（四）诊断与鉴别诊断

1. 病史和临床表现。

2. 阴道镜检查。单独使用或醋酸方法相结合。

3. 醋酸白试验。

4. 组织病理检查可确诊，在表皮浅层或浅中层可见有特征性的典型病理改变——空泡细胞（凹空细胞）。

5. 组织化学检查。涂片经特异性抗体HPV抗体染色，检测病损中特异抗原。

6. HPV检测。

7. 鉴别诊断。应与扁平湿疣、鲍温样丘疹病、龟头珍珠样丘疹、绒毛状小阴唇、生殖器癌相鉴别。

（五）治疗

目前主要有西医治疗、中医治疗等，西医激光、冷冻等手术治疗相对来说见效快，是以局部治疗去除外生性疣为主，很难从病毒入手治疗，治标不治本，复发率高。

1. 局部药物治疗

5%5-氟尿嘧啶霜（5-FU）、0.5%足叶草毒素酊、10%～25%足叶草酯酊、50%三氯醋酸溶液、5%咪喹莫特霜局部外涂等。

2. 物理治疗

有冷冻疗法、激光治疗、电灼治疗、微波治疗等。

3. 手术切除

适用于较大带蒂的疣体，切除后可其他治疗以防止复发。

4. 全身治疗

可内用抗病毒药物。

（六）预防

1. 加强宣传教育，坚持安全性行为。

2. 及时治疗，防止继续传染他人。

3. 预防间接传染。

五、生殖器疱疹

生殖器疱疹（genital herpes）是由单纯疱疹病毒（herpes simplex virus，HSV）感染泌尿生殖器及肛门部位皮肤黏膜而引起的一种慢性、复发性、难根治性的性传播疾病。

（一）病原体

单纯疱疹病毒有两个血清型 HSV - 1 和 HSV - 2，90% 的患者由 HSV - 2 引起。HSV - 2 存在于皮肤和黏膜损害的渗出液、前列腺分泌液、宫颈、阴道分泌液中，主要通过性交传染，引起原发性生殖器疱疹。原发性生殖器疱疹消退后，残存的病毒经周围神经沿神经轴长期潜存于骶神经节，当机体抵抗力降低或某些激发因素如发热、受凉、感染、月经、胃肠功能紊乱、创伤等作用下，可使体内潜伏的病毒激活而复发。人类是疱疹病毒的唯一宿主，离开人体则病毒不能生存，紫外线、乙醚及一般消毒剂均可使之灭活。

（二）流行病学

目前，在西方发达国家，生殖器疱疹是仅次于非淋菌性尿道炎和淋病而居第三位的性传播疾病，也是最常见的性传播生殖器溃疡性疾病。在我国，生殖器疱疹的流行状况尚不明了。根据全国性病麻风病控制中心的统计资料显示，近年来我国生殖器疱疹发病人数的年增长率在 70% 以上，南方的生殖器疱疹的流行较北方严重，部分地区的生殖器疱疹甚至较梅毒更为多见。在发展中国家，生殖器疱疹的发病率迅速增加，部分国家的发病人数已经超过梅毒和软下疳，成为最常见的生殖器溃疡性疾病。在多数 HIV 高度流行的国家中，生殖器疱疹的流行尤其严重，发病率迅速增长。

（三）临床表现

1. 原发性生殖器疱疹

潜伏期 2~14 日，平均为 6 日。发病部位男性为包皮、龟头、冠状沟、阴茎，偶可见于尿道、前列腺和精囊；同性恋者可发生于肛门、直肠；女性则为外阴、大小阴唇、阴蒂、阴道、宫颈，也可发生于肛门、直肠及尿道。原发性感染的症状往往比较严重，水疱出现前患病部位常先有灼热、瘙痒或感觉异常，女性白带增多，随之局部出现淡红色斑或丘疹，在此基础上迅速出现芝麻至绿豆大群集性紧张水疱，疱液开始较清，逐渐可变成混浊甚至呈脓性。疱壁较薄，易破溃形成溃疡面较大，自觉疼痛，触动后更明显。

2. 复发性生殖器疱疹

常发生于原发性生殖器疱疹后 1~4 个月。症状比原发性生殖器疱疹轻，可合并骶骨神经根病：表现为臀部或股部疼痛或感觉异常、尿潴留、阴茎不能勃起等。其他合并症还有直肠炎、前列腺炎、尿道炎综合征等。有些患者受到某些因素的影响，如发热、月经、日晒、寒冷、某些病毒感染而复发。女性发生宫颈癌的危险性比一般妇女大 5~10 倍。

3. 亚临床型生殖器疱疹

无症状，实际是皮疹不典型而被忽略，成为无症状的 HSV 携带者。

（四）诊断

具有接触史和临床表现，若分离出病毒，或检测出病毒抗原即可确诊。一般感染后 1 周内血清中出现 IgM，2~4 周出现 IgG。主要与外阴溃疡性疾病相鉴别。

（五）治疗

迄今尚无有效治疗的特效药，生殖器疱疹易复发但预后好。

1. 系统性抗病毒治疗

如阿昔洛韦、伐昔洛韦、泛昔洛韦等。

2. 局部治疗

皮损局部可采用生理盐水或 3% 硼酸溶液清洗，要保持患处清洁、干燥。可外用 3% 阿昔洛韦霜、1% 喷昔洛韦膏等，但单独局部治疗的疗效远逊于系统性用药。

（六）预防

1. 避免不洁性交及不正当的性关系，活动性生殖器疱疹患者绝对禁止与任何人发生性关系。

2 治疗期间禁行房事必要时配偶亦要进行检查。

3. 对局部损害的护理应注意保持清洁和干燥，防止继发感染。

4. 康复后或有复发者要注意预防感冒、受凉、劳累等诱发因素以减少复发。

第三节　艾　滋　病

艾滋病（acquired immunodeficiency syndrome，AIDS），即获得性免疫缺陷综合征，是由人类免疫缺陷病毒（HIV）感染引起的一种致死性的性传播疾病。其特点是辅助性

T 细胞免疫功能被 HIV 严重破坏，使患者不断发生各种机会性感染或肿瘤而死亡。艾滋病是人畜共患疾病，其传播性强、潜伏期长、病死率高，目前尚无有效的疫苗和治愈方法。

　　艾滋病起源于非洲，后由移民带入美国。1981 年 6 月 5 日，美国亚特兰大疾病控制中心在《发病率与死亡率周刊》上简要介绍了 5 例艾滋病病人的病史，这是世界上第一次有关艾滋病的正式记载。1982 年，这种疾病被命名为"艾滋病"。不久以后，艾滋病迅速蔓延到各大洲。1985 年，一位到中国旅游的外籍青年患病入住北京协和医院后很快死亡，后被证实死于艾滋病。这是我国第一次发现艾滋病。

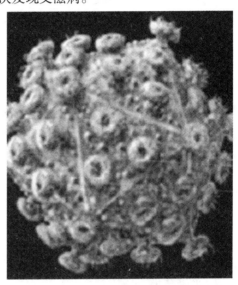

图 11 - 1　艾滋病病毒

　　据 WHO UNAIDS 的统计，到 2010 年底，全球有 3400 多万人感染艾滋病病毒，存活者 90% 在发展中国家，专家估计全球现在仍以每分钟增加 11 例，每天以超过 1.6 万例 HIV 新感染者的速度在增长。经过十多年的控制，2001～2009 年，全球每年艾滋病新发感染率减少了将近 25%，北美和西欧的 HIV 流行已趋于下降，泰国近几年已有所控制。根据我国卫生部（现卫生和计划生育委员会）和联合国艾滋病规划署、世界卫生组织联合评估结果表明：截至 2009 年底，我国现存活艾滋病病毒感染者和病人约 74 万人，其中病人约 10.5 万人；2009 年新发感染者约 4.8 万人，因艾滋病相关死亡约 2.6 万人。局部地区和特定人群疫情严重，云南、广西、河南、四川、新疆和广东 6 省区累计报告感染者和病人数占全国 77.1%。我国艾滋病患者在范围上逐步扩大，其中男同性恋人群是易感人群，患病率高，大学生人群也在逐渐增多。

一、病原体

　　艾滋病病毒（human immunodeficiency virus，HIV）属反转录病毒科，是一个十分微小的球形颗粒，直径为 90～130nm。在电子显微镜下，它像一个长满刺儿的栗子（图 11-1）。病毒由包膜和核心两部分组成，包膜蛋白质包括外包膜糖蛋白（gp120）和跨膜蛋白（gp41），核心部分由 RNA、核壳蛋白和酶类组成。艾滋病病毒有三个生物学特性：①潜在性，病毒和免疫细胞核中的基因整合，成为染色体的一部分，即一旦一个人感染了艾滋病病毒，他就终身感染并且终身具有感染性，病毒还具有多变性，使特异性、效价高的疫苗产生困难；②繁殖性，艾滋病病毒在感染宿主内不断复制，免疫细胞繁殖复制过程中就包含艾滋病病毒的复制，这种整合使免疫识别很难进行；③攻击性，专门攻击对人体免疫系统至关重要的 T4 细胞和其他细胞。它的靶细胞是 T4 细胞或 T 辅助细胞，它能协调和指挥其他免疫细胞，如 T8 细胞、B 细胞、巨噬细胞和单核细胞等，在免疫系统中起中心作用。T4 细胞减少，使机体减弱或丧失对病原体的抵抗能力，最后发生机会性感染而死亡。

艾滋病病毒主要存在于感染者和病人的血液、精液、阴道分泌物、乳汁和伤口渗出液当中。离开了这些血液和体液，这些病毒会很快死亡。在室温下，液体环境中的 HIV 可以存活 15 天，被大量 HIV 污染的物品在湿润的情况下在 3 天内有传染性。HIV 非常脆弱，液体中的 HIV 加热到 56℃10 分钟即可灭活。如果煮沸，可以迅速灭活；37℃时，用 70% 的乙醇、10% 漂白粉、2% 戊二醛、4% 福尔马林、35% 异丙醇、0.5% 来苏水和 0.3% 过氧化氢等消毒剂处理 10 分钟，即可灭活 HIV。

艾滋病目前已发现有 HIV - Ⅰ 和 HIV - Ⅱ 两种类型，全球流行的主要是 HIV - Ⅰ，如中非、美国、西欧等地，HIV - Ⅱ 主要发生在西非。

二、传播途径

艾滋病患者及 HIV 感染者是本病的传染源。艾滋病病毒感染者虽然外表和正常人一样，但他们的血液、精液、阴道分泌物、皮肤黏膜破损或炎症溃疡的渗出液里都含有大量艾滋病病毒，具有很强的传染性；乳汁也含病毒，有传染性。唾液、泪水、汗液和尿液中也能发现病毒，但含病毒很少，传染性不大。已经证实的艾滋病传染途径有三条。

1. 性传播

通过两性行为传播是艾滋病病毒的主要传染途径，不论同性恋还是两性之间的正常性交、肛交及口交都有着很大的传染危险。

2. 血液传播

通过静脉注射毒品的人共用未经过消毒的注射器；输用未经艾滋病病毒抗体检查的供血者的血或血液制品，以及类似情况下的输用骨髓和器官移植；注射器和针头消毒不彻底或不消毒，特别是儿童预防注射未做到一人一针一管危险更大；口腔科器械、接生器械、外科手术器械、针刺治疗用针消毒不严密或不消毒；理发、美容（如文眉、穿耳）、文身等的刀具、针具、浴室的修脚刀不消毒；和他人共用刮脸刀、剃须刀，或共用牙刷；救护流血的伤员时，救护者本身破损的皮肤接触伤员的血液等。

3. 母婴传播

已受艾滋病病毒感染的孕妇可通过胎盘，或分娩时通过产道，也可通过哺乳，将病毒传染给婴儿。

三、临床表现

艾滋病的临床症状多种多样，一般初期的开始症状像伤风、流感，全身疲劳无力、食欲减退、发热、体重减少、随着病情的加重，症状日见增多，如皮肤、黏膜出现白色念珠菌感染、单纯疱疹、带状疱疹、紫斑、血肿、血疱、滞血斑、皮肤容易损伤，伤后出血不止等；以后渐渐侵犯内脏器官，不断出现原因不明的持续性发热，可长达 3~4 个月；还可出现咳嗽、气短、持续性腹泻便血、肝脾大，并发恶性肿瘤、呼吸困难等。

由于症状复杂多变，每个患者并非上述所有症状全都出现。一般常见一二种以上的症状。按受损器官来说，侵犯肺部时常出现呼吸困难、胸痛、咳嗽等；如侵犯胃肠可引起持续性腹泻、腹痛、消瘦无力等；如侵犯血管而引起血管性血栓性心内膜炎、血小板减少性脑出血等。

结合世界卫生组织、美国疾病控制中心与我国具体情况将 HIV 感染的临床分为四期。

（1）急性 HIV 感染期　HIV 感染 2 ~ 4 周后，出现短暂的病毒血症，50% ~ 70% 的患者表现出程度不等的低热、夜汗、乏力、体重下降、颈项强直、关节疼痛等流感样症状。从受到 HIV 感染，到体内产生出 HIV 抗体，这一段时间称为"窗口期"，窗口期为 2 ~ 3 周，血清 HIV 抗体阴性，但感染者已具有传染性。

（2）无症状 HIV 感染期　1 ~ 2 周后，上述症状可消退，感染者可以没有任何临床症状，但潜伏期不是静止期，更不是安全期，病毒在持续繁殖，具有强烈的破坏作用。血清 HIV 抗体阳性，CD4$^+$T 淋巴细胞正常。艾滋病的平均潜伏期，现在认为是 2 ~ 10 年。

（3）艾滋病前期　潜伏期后开始出现与艾滋病有关的症状和体征，直至发展成典型的艾滋病的一段时间。这个时期，又称艾滋病相关综合征（AIDS related complex, ARC）。患者发热、腹泻、体重下降、全身浅表淋巴结肿大。血清 HIV 抗体阳性，CD4$^+$T 淋巴细胞下降［（0.2 ~ 0.4）×10^9/L］。

（4）艾滋病期　是艾滋病病毒感染的最终阶段，表现为严重的细胞免疫缺陷、发生各种致命性机会性感染、发生各种恶性肿瘤、免疫功能全面崩溃，病人出现各种严重的综合病症，直至死亡。血清 HIV 抗体阳性，CD4$^+$T 淋巴细胞低于 0.2 × 10^9/L。常合并口腔念珠菌感染、卡氏肺孢子虫肺炎、CMV 视网膜脉络膜炎、弓形体病、隐球菌脑膜炎或进展迅速的肺结核、皮肤黏膜的卡波西肉瘤（Kaposi）、少数中年患者出现痴呆症。

四、诊断

（一）急性 HIV 感染

初筛试验（酶联免疫试验、凝胶颗粒凝集试验、免疫荧光法、免疫酶法、乳胶凝集试验等）阳性，确认试验（蛋白印迹法）阳性。

（二）艾滋病患者

1. 血清 HIV 抗体阳性，又具有下述任何一项者，可确诊为艾滋病病人。

（1）近期内（3 ~ 6 个月）体重减轻 10% 以上，且持续发热达 38℃ 1 个月以上。

（2）近期内（3 ~ 6 个月）体重减轻 10% 以上，且持续腹泻（每日达 3 ~ 5 次）1 个月以上。

（3）卡氏肺囊虫肺炎（PCP）。

（4）卡波西肉瘤（KS）。

（5）明显的真菌或其他条件致病感染。

2. 若 HIV 抗体阳性者体重减轻、发热、腹泻症状接近上述第 1 项标准，且具有以下其中一项，可实验确诊为艾滋病病人。

（1）CD4$^+$/CD8$^+$（辅助/抑制）淋巴细胞计数比值 <1，CD4$^+$T 淋巴细胞总数 < 0.2×10^9/L 或 $(0.2 \sim 0.5) \times 10^9$/L。

（2）持续原因不明的全身淋巴结肿大。

（3）明显的中枢神经系统占位性病变的症状和体征，或出现痴呆。

五、治疗

目前尚无有效治疗方法，主要从三个方面入手：针对病因，阻止病毒进一步复制的抗病毒化疗；恢复机体免疫功能的免疫调节治疗；治疗 AIDS 相关的并发症。

（一）抗病毒治疗

1. 核苷类反转录酶抑制剂（NRTI）

代表药物有齐多夫定（ZDV）、地达诺新（DDI）、扎西他滨（DDC）、拉米夫定（3TC）、司坦夫定（D4T）等。

2. 非核苷类反转录酶抑制剂（NNRTI）

代表药物有内韦拉平（NVP）、艾法韦兹（EFV）、德拉韦定（DLV）等。

3. 蛋白酶抑制剂（PI）

代表药物有沙奎那韦（SQV）、利托那韦（RTV）、奈非那韦（NFV）、茚地那韦（IDV）等。

目前抗病毒治疗方法多采用鸡尾酒疗法，即同时使用 3 种或以上药物治疗，经典的是 ZDV + 3TC + IDV，亦可用 D4T + 3TC + NVP 或 2 个 PI 等治疗方案。

（二）免疫调节治疗

α 干扰素、白细胞介素 2、粒细胞 - 巨噬细胞集落刺激因子（GM - CSF）和粒细胞集落刺激因子（G - CSF）、自体和异体的骨髓移植、胸腺移植、输注淋巴细胞、胸腺素、转移因子、丙种球蛋白等，借用替代疗法改善机体的免疫功能，但往往由于排斥反应、过敏反应导致其效果短暂或难以肯定。

（三）并发症的治疗

机会性感染疾病的治疗、抗肿瘤治疗、对症治疗等。

（四）中医药治疗

中草药治疗的主要原理是提高患者自身的免疫力来抑制病毒的复制。如中成药唐草片（成分：老鹳草、金银花、瓜蒌皮、柴胡、香薷、石榴皮、黄芪、甘草、木棉花、鸡血藤、红花、糯稻根、诃子、白花蛇舌草、菱角、银杏叶、马齿苋、胡黄连、龙葵、全蝎），有抑制病毒 HIV－Ⅰ复制作用。

（五）其他

营养治疗、水果治疗、干细胞骨髓移植等。

六、预防

目前尚无预防艾滋病的有效疫苗，因此最重要的是采取预防措施。其方法是：

（1）开展健康教育，实行健康咨询。

（2）坚持洁身自爱，不卖淫、嫖娼，避免婚前、婚外性行为。

（3）严禁吸毒，不与他人共用注射器。

（4）不要擅自输血和使用血制品，要在医生的指导下使用。

（5）不要借用或共用牙刷、剃须刀、刮脸刀等个人用品。

（6）预防母婴传播，艾滋病患者或 HIV 感染者，应劝其暂缓结婚。已婚感染妇女应避免妊娠、哺乳。

（7）使用避孕套是性生活中最有效的预防性病和艾滋病的措施之一。

（8）要避免直接与艾滋病患者的血液、精液、乳汁和尿液接触，切断其传播途径。

第十二章　性　与　法　律

【重点提示】人类性行为的社会调控有道德和法律两种层次，它们相互补充、相辅相成。婚姻是法律对性行为调控的最重要的方面。人类婚姻制度的确立和进化有其内在的动因和存在的价值。

【学习目标】了解性行为社会调控的目的和意义，认识性行为越轨和性犯罪的社会危害，懂得通过法律处理性问题的途径。

人类在发展过程中也不断受到社会和文化环境的影响，因而发展出许多人类特有的行为习惯与道德规范。人与动物的最大区别在于，人类不仅有生物属性，也有社会属性，即使像饮食男女这类纯属本能的行为在人类也被赋予社会涵义，因此从文化人类学的角度，人类的性行为不仅属于生理范畴，在很大程度上也属于社会范畴，是一个社会文化问题。人类在进化中形成了各种不同的文化，对性行为正常与否的认定有着不同的标准。如在文明社会，当众裸体属于有伤风化的越轨行为，要受到追究。但在非洲一些部落，人们习惯于裸体，在那里当众裸体属于正常行为。即使在同一个国家，对性行为的判定也不是一成不变的，会随着历史的发展和观念的变革而改变。如同性恋在美国，就经历了从犯罪行为、变态行为到合法行为的变化。

人类的性行为与道德和法律有着重要的联系。人类与动物在性行为方面最大的区别是：人类性行为不是单纯的生理发泄，而是一种社会的行为，它必须受到社会规范的制约。社会规范标准有两种：一种是社会道德标准，违反它的性行为称为越轨性行为，可能受到道德的谴责和行政的处罚；一种是法律标准，违反者称为性违法行为或性犯罪，要受到法律的追究。不过两者之间有时也存在交叉问题，很难截然区分。当然，任何一种法律都是某种文化特定的产物，与该国家地区的政治、经济和社会的发展相适应。在已知的一切社会，包括原始社会在内，性行为都受到一定方式的调控。没有哪一个社会放任个人的性行为彻底自由，各个社会均制订了指导个人性行为的准则。除了手淫等自身性行为因为不涉及他人，不属于社会行为，不需要社会的调控外，大多数的性行为都是社会行为，都要受社会的调控。

第一节　人类性行为的社会调控

社会对性行为的调控一般分两个层次：第一层次是道德调控，主要是针对轻度越轨但尚不触犯法律的一类性行为；第二层次是法律调控，完全是针对性犯罪行为。二者互相补充，相辅相成。

一、人类性行为的道德调控

尽管人类在性器官的解剖、性生理功能和性行为方面与高等动物存在生物学上的继承关系，但人类在进化中已经脱离了动物界，因而人类的性行为与社会文化就发生了密切的联系。

发情期的消失和面对面的性交是人类在生物学方面的性进化，也是人类在性行为方面与动物的区别。动物性行为是一种本能行为，所通行的是优势原则，体力或智力优秀的个体享有优先的甚至是独占的性交权力，而体力和智力方面的弱者则被剥夺了性交资格。如果人类与动物实行同样的原则，由于人类与其他物种相比较，在体型和力量方面不占优势，那么可以肯定人类不可能在自然的竞争中取得胜利。必须有一种力量，来调节人类的性行为，使人类以集体和平共处的方式生活在世界上，无论强弱都平等地享有性权利，而这种力量就是性道德。

由于性行为是与吃饭同样重要的本能活动，它既有保持人的物种繁衍的重要功用，同时又有不易受控制的特点，可能成为冲突的根源和社会结构的破坏力量。最初的原始人类处于无限制的杂交状态。混乱杂交的两性关系的后果之一是，成为群体内部冲突的根源，男人之间为了争夺与女人的性交权，摩擦、争斗、互相残杀。原始人的平均寿命很低，除了生活条件艰苦、食物短缺之外，一个重要的原因是内部的争斗，而争夺性交权无疑是导火线之一。

无限制的两性关系的另一个严重后果是，由于近亲繁殖造成了人口质量的下降，出现体弱、多病和繁殖力低下等现象。原始人开始注意到了性行为中所隐藏的某种危险的后果，为了避免后果的发生，他们需要一种对性行为控制的力量，于是性禁忌就产生了。狩猎性禁忌和乱伦禁忌是其中最主要的两种。前一种是指在原始人类最初的生产活动——狩猎生产的准备和实际进行的全过程（从几天到几个月）中，禁止男女之间的性行为，甚至一切接触；后一种指禁止有血缘关系的男女之间的性行为，开始禁止不同辈分的人之间，后来发展到禁止同辈之间的性行为，最严厉时连同姓之间的性行为也被禁止，在中国古书《左传》中赫然写下"男女同姓，其生不蕃"的禁句。对此比较合理的解释是原始人是以姓氏来区分血缘关系的，同姓就意味着同宗同族，因而同姓人之间的性关系当属被禁之列。违反上述的禁忌者被认为会给群体带来灾祸，要受到直至杀头的最严厉的处罚。性禁忌最后演变为性道德，是人类性道德的起源。英国著名社会生物学家 D. Morris 在其社会生物学名著《裸猿》中说过："与其说是文明的进步造就了现代人的性行为，倒不如说是性行为塑造了人类文明。"

二、人类性行为的法律调控

性行为的道德调控在人类社会的形成和进化中发挥了巨大的作用，但是道德调控有其本身的弱点，并非是万能的，特别是当私有财产的出现、阶级产生之后，人类的婚姻家庭形式不断变化，从群婚制、对偶婚制过渡到一夫一妻制。人与人之间的关系也变得越来越复杂，性行为不仅涉及当事人的人身权力，而且关系到经济利益、家庭结构、社会组织等各个方面，单靠道德的力量已经不能起到保护个人的性权利、婚姻家庭的利益和维护社会稳定的作用，必须有另外一种社会成员普遍承认和共同遵守的强制性标准来保护社会成员的正当利益、制裁越轨行为、打击性犯罪、维护家庭和社会的稳定。这种标准就是法律。随着人类社会组织结构不断发展和完善，产生了调节性行为的法律，并成为调节人与人之间的性关系，处理与性行为有关的矛盾和纠纷的主要依据。与性有关的法律大致可以分三类：一类是保护人身权力不受侵犯的法律，如民法；第二类是保护婚姻的法律，如婚姻法；第三类是惩治性犯罪的法律，如刑法。人类的性行为不但受到道德的约束，又加入了法律的调控。

婚姻是法律对性行为调控的最重要的方面。在现代文明社会中，婚内性行为才是合法的性行为，一对男女之间只有结婚才能获得过性生活的合法权利。而非婚性行为，不管是婚前、婚外的性行为都属于违法行为。也就是说人们能否满足性需要，不是由生殖系统是否发育成熟决定的，而是由法律决定的。这也是人类两性关系与动物的两性关系的不同之处。

由于婚姻的性质所决定，它的存在从一开始就是与性爱相矛盾的。婚姻一方面向人们提供了满足性欲的机会，男女之间婚内的性行为得到了法律的保护，另一方面，婚姻又限制了人们的性欲宣泄对象，将性行为严格限定在婚内，因而使人们只能在道德和法律准许的范围内亲昵和性交。婚姻对性行为的这种限定，从最初的保护家庭财产和经济利益不受侵犯的动机，到以后逐步发展成为一种夫妻双方从肉体到精神的相互占有和对非婚性行为的严厉禁锢的规范。

但是性的需求是一种强大的力量，有时候可以冲破一切束缚去寻找发泄的机会。因而围绕着婚姻，在古今中外的历史舞台上演出了一幕又一幕的悲喜剧。从"孔雀东南飞"的千古绝唱到《廊桥遗梦》所展示的现代人在婚姻观上的矛盾和冲突，表示了人类对婚姻与性的探索从未停止过。美国性社会学家 Kinsey 的调查证明了婚姻之外的性行为是普遍的。但是人类婚姻制度的确立和进化有其内在的动因和存在的价值，而且直到今天，人们似乎还没有找到一种比婚姻更有效的调控性行为的途径。这说明在现阶段，婚姻的价值并未过时，法律仍然发挥作用。

第二节　越轨性行为

广义的越轨性行为可包括一切违背法律、道德、社会习俗、行政法规的性行为，但为了与性犯罪行为有所区分，这里仅指除性犯罪之外的越轨性行为。主要有非法同居、通奸、性骚扰、卖淫嫖娼和色情服务等。

一、非法同居

没有按照婚姻法的规定和要求通过婚姻登记，而有性关系住在一起便称为非法同居。人类进入文明社会之后，实行了一夫一妻制。一对符合结婚条件的男女必须经过婚姻登记才能合法地同居，过家庭生活。未经婚姻登记而建立的同居关系是一种违法行为，也称为违法婚姻。

西方社会自性革命发生后，非法同居数目急剧增加。这可能和西方青年对传统规范（尤其有关婚姻价值）的挑战有关。这种挑战的心态受到了社会上一种逐渐流行的想法的支持，那就是性生活是个人生活的重要部分，而婚姻并非是使性关系合法化的唯一途径和生活形态。此外，由于避孕方法的普遍应用和容易得到，也方便人们可以不结婚而同居，而不必担心生育后果。此外还有一些个人因素，如一些人认为同居比单身和结婚者的性生活更满足；也有人认为同居免去了婚姻生活带来的压力；一些年轻人也将同居作为婚姻生活的一种实习阶段；有些人还认为，若两个人试验的结果是合不来而要分手时，其伤害不像离婚那么大。

但是非法同居也带来一些负面影响和社会问题。例如社会对这种关系的不接受，家庭成员的不赞同会给一方或双方带来压力；未经法律认可的关系有许多经济上、伦理上的难题；削弱了个人对婚姻和家庭的责任，使这种关系动荡和不稳定；当结束同居关系比解决两人存在的问题更容易时，分手变得十分随便；同居也不能给婚姻生活带来实际的经验。因此，西方社会的同居实验已经从理论上回答了人们不会永远以同居来取代婚姻的问题，经历了性革命之后的西方年轻一代也开始重新追求婚姻的价值取向。然而近年来由于西风东渐，我国却有少数青年人将非法同居作为是一种新潮和时髦，如上海市某区 1998 年对全区做了一次调查，发现违法婚姻 191 对，占当年度结婚登记的 5%。促成这种违法婚姻的原因主要是法制观念的淡薄、婚姻价值观的错位等，当事人并没有看到这不但是一种越轨行为，而且也存在前面所提到的许多难以克服的弊病。经过性革命之后，在西方社会已有越来越多的人重新肯定婚姻的价值，不再盲目追求个人性享乐。西方社会前面已经历过的历史，对我国现在的年轻一代同样有借鉴意义。

二、通奸

又称或婚外恋、外遇或婚外性关系。指一个已婚的人与配偶以外的人发生的性行为。它涉及婚姻关系中，尤其是性生活方面的不忠实。这个配偶以外的人通常也被称为第三者。这种行为可能是秘密的，也可能是经配偶同意而公开的。通奸的发生可能是不期而遇或是一时情绪冲动，可能是短暂的，也可能会维持相当一段时间。

发生婚外恋的原因非常复杂也因人而异。有时是为了想要有新鲜感和刺激，这种人对他们的婚姻并没有不满或抱怨，只是想换换口味，扩大和丰富他们的性阅历或感情生活。有的是想藉此证明自己对异性具有吸引力。另一些人的婚姻生活可能出现了问题，情感的需要不能得到满足，于是出现了外遇。还有些人是因为在婚姻生活中不能得到性的满足，需要另外的补偿；长期的夫妻分离，配偶间对性的看法不同导致性生活失调，一方身体有病等都可能导致寻找婚外的性满足。甚至一些人因为配偶有不忠实的行为使得他们以相同的行为来报复。许多有婚外性关系的美国妇女表示，好奇及期望自己有更多的人生经验而不是婚姻的不幸福，是她们有婚外性行为很大的原因。

但无论何种婚外性关系对原来的婚姻都构成了一种威胁，甚至会瓦解婚姻关系，导致家庭破裂。婚外恋还会带来其他恶果。如子女的教育问题、非法妊娠问题、影响健康问题，甚至导致凶杀等。据京、津、沪、穗四大城市的不完全统计，由婚外恋引起的离婚纠纷为法院受理案件的50%。西方一些地区统计，因婚外恋引起的凶杀犯罪占凶杀案总数的40%，占伤害总数的35%。因此，婚外恋确实是社会不稳定的因素之一。

我国传统上历来对通奸严加谴责，认为是一种罪恶。但随着社会的发展，特别是因为受到西方思潮的影响，一部分人的性观念上也出现了变化，20世纪90年代的大学生对婚外性行为的看法与传统看法有了很大的改变。据调查，男大学生中有50.8%的人，女大学生中有45.4%的人接受婚外性行为。这是一个很值得引起注意的信号，因为观念变化常常是行动的先导。不过，根据我国现阶段的婚姻法和性道德要求，婚外恋无论有何种理由，都不能视为正当的。按照伦理学的原则，人们的性行为应当在法律和道德认可的婚姻生活中进行，如果夫妻感情确实破裂，可以通过离婚的途径解决，绝不可实行婚外恋。因为婚外恋不仅在社会功利和社会生活方面是不良的，会将当事人拖入无休止的烦恼和悲剧性的冲突中去，而且不利于婚姻、家庭乃至整个社会的稳定。青年人千万不要被好莱坞电影所反映的婚外恋故事所迷惑，而盲目追随西方的潮流。因为许多文艺作品是受商业的利润所驱动，并没有表现出大多数美国人的真实生活。即使在现代美国，大多数人还是肯定婚姻的价值，坚持必须先结婚再有性生活和夫妻之间的相互忠实。

三、性骚扰

性骚扰是强加于他人的性宣泄的统称。较轻的性骚扰如对异性进行跟踪，语言的挑逗，电话、信件的骚扰，强行接吻和身体敏感部位的触摸等"调戏"行为，严重的性骚扰则包括猥亵、强奸、毁损对方衣物甚至肌肤等暴力侵犯行为，性骚扰的对象一般是年轻女性，容易发生的场合有工作场所以及公共汽车、电影院、商场等人多拥挤处。骚扰者中除了部分意识不好的流氓外，以老板或上级身份骚扰下属居多。据美国《新闻周刊》进行的民意调查，21%的妇女说她们在工作中受到性骚扰，42%的妇女说她们知道有人受到了性骚扰。我国自改革开放以来，性骚扰的问题也日趋严重。性骚扰直接侵害到女性的身心尊严，使受害女性在精神、心理上备受折磨却难以诉诸法律，应追究法律责任。对此妇女必须加强自我保护意识，避免与男性上司单独相处，也要避免到人多拥挤场所。发现有性骚扰的苗头出现要及时发出警告，不给轻浮者以可乘之机。社会则应大力倡导男女平等，改变歧视女性的陋习的同时制定处防范性骚扰的措施和处理性骚扰的法规。

四、卖淫嫖娼

卖淫嫖娼为我国行政法规明令禁止的越轨性行为。卖淫指为获取金钱而向他人提供性服务。最常见的是妇女出卖身体给男人；也有两个男人之间的性交易；男人为金钱向女人提供性服务则较少见；在某些国家也出现了儿童从事卖淫的现象。上述几种人分别被称为妓女、男妓和雏妓。娼妓行为通常的特性是和很多伴侣发生性关系，他们与买主之间的合同就是以提供性服务来换取金钱。嫖娼指用金钱购买性服务。

娼妓的存在历史渊源流长，是人类最古老的职业之一。但在不同的历史时期，娼妓的重要性和意义有所不同。在上古时代的某些社会中，娼妓是神圣的宗教仪式的一部分，被称为圣妓，男人与娼妓间的性行为就在寺院中进行，这种行为也被视为是神圣的行为。在古希腊，娼妓曾被看作是智慧、社交及性的好伴侣，娼妓的行为是被允许的。我国自唐代至明代，也有不少妓女享有较高的地位。在维多利亚时期的英国，娼妓虽被认为是可耻的，但却是男人合法婚姻之外的性发泄的必要补充。男人与娼妓发生关系，较少有罪恶感。官方也认为娼妓是"维护其他妇女清白的必不可少的邪恶"。因此恩格斯指出："以通奸和卖淫为补充的一夫一妻制是与文明时代相适应的。"

然而，娼妓毕竟是剥削制度的产物，它是建立在私有制和不平等的基础上的。被剥削阶级一无所有，只能依靠出卖肉体和灵魂来获得生存的需要。伴随娼妓制度的往往是道德沦丧、犯罪和性病的流行，它是社会肌体上的一个毒瘤。在旧中国，中国人民深受三座大山的压迫，经济发展极其缓慢，几乎每个城市中都有大量的娼妓。1920年，上海工部局调查到，当时外国人占有的租界中，妓女占女性人口的10%以上，其中法租界的女性人口中有三分之一是妓女。这一现象直到新中国成立后才根本改变。但是20世纪80年代，随着改革开放，这种在我国早已绝迹的社会丑恶现象又陈渣泛起，在一些沿海城市和开放地区，又出现了卖淫嫖娼等违法行为。一些人甚至鼓吹"繁荣娼盛"，倡导我国也应设"红灯区"，将娼妓作为搞活经济的必要手段。但是不应该忘记，旧社会由于娼妓制度留给中国人民的惨痛历史教训。同时泰国的经验也证明，想通过娼妓制度来发展现代经济的道路是走不通的，泰国通过发展性旅游所带来的美元收入还抵不上治疗艾滋病所需要的经费。不管如何，娼妓终究是一种畸形的、丑恶的、不合理的社会现象，不应该任其泛滥，而应该从根本上消灭

五、色情服务

色情服务原是西方社会性泛滥中出现的一种性商品化现象，把性作为商品，用金钱都可以买到。如色情酒吧中小姐的无上装服务；一些场所的脱衣舞表演、真人性表演；电话中的色情故事，色情呻吟；收费电视中的淫秽电影等。实际是变相的卖淫活动。20世纪80年代开始，随着商品经济的发展，在我国的一些地区也出现了类似的现象，这是一种严重败坏社会风气的行为，应当加以禁止。

第三节　性犯罪

一、什么是性犯罪

性犯罪是指以满足性欲或以营利为目的，实施性行为，强迫、引诱、容留、介绍他

人实施性行为，而侵犯他人性权利或妨害社会风化所构成的犯罪。构成性犯罪必须具备四个基本条件：①性犯罪所侵犯的客体是他人的性权利或社会风化；②性犯罪的客观方面，是行为人所实施的性行为或者通过行为人使他人实施的性行为；③性犯罪的主体是达到刑事责任年龄，具有刑事责任能力，实施了侵犯他人性权利或妨害社会风化行为的人；④性犯罪的主观方面只能是故意，并且具有满足性欲或营利的目的。我国刑法中所规定的性犯罪有强奸罪；猥亵妇女或侮辱妇女罪；重婚罪；组织和利用会道门、邪教组织或者利用迷信奸淫妇女和聚众进行淫乱活动罪；组织、强迫、引诱、容留、介绍他人卖淫罪；明知自己患有严重性病卖淫、嫖娼罪；制作、贩卖传播淫秽物品罪；组织进行淫秽表演罪等八类。

性犯罪原因大致有两方面：①主观原因：性本能的冲动虽然与性犯罪无必然的联系，它不能独立发生作用，但可能成为某些人产生性犯罪意识和动机的一个生理条件与前提。性本能的冲动加上性意识的畸形和性观念的错误才真正导致了性犯罪行为的发生。②客观原因：在引起性犯罪的客观原因中，家庭、学校和社会因素同样不能忽视。家庭环境的不良影响，包括家庭成员性生活不检点或作风不正以及家庭教育的欠缺或失当；学校环境的不良影响，包括忽视德育教育，校内风气不正，管理教育方法不当，以及在教师队伍中一些败类分子的反面影响；社会风气的不良影响，包括传统价值观的丢失，封建的男尊女卑、及时行乐以及性自由等腐朽思想观念的蔓延，长期性封锁形成的性愚昧和性张力，卖淫嫖娼丑恶现象的陈渣泛起，淫秽物品的泛滥，加上法律对性犯罪规定的不完善等均成为引起性犯罪的外因。

二、几种主要的性犯罪举例

（一）强奸罪

强奸是指违反他人意愿，用暴力、胁迫或者其他手段，企图强迫进行的性行为。强奸首先是一种暴力，是违反受害人意愿，强迫别人进行的一种性行为。违背妇女的意志集中表现在犯罪者使用暴力、胁迫和其他手段，强行与被害人发生性关系。被害人在不能抗拒（身体上的强制）、不敢抗拒（精神上的强制）、无法抗拒（失去知觉）三种情况下被奸淫。这种性行为也不一定是性交，包括从抚弄、口交到其他任何形式的性行为，甚至强迫别人脱光衣服，对其凝视和拍照，或迫使别人手淫等也属于这一范畴。强奸也不以受害人有无反抗来定性。即使受害人没有反抗，只要使用了暴力或胁迫，违反受害人的意愿，就具有强奸的性质。强奸包括实际完成了的和未遂的性行为。即使某些原因致使强奸行为未能实施完成，但只要使被害人处于被强奸的地位，也同样构成了强奸。强奸的受害人主要是各种年龄的妇女，但也包括其他一切人，如男女儿童等。

强奸与其说是为了某种性行为的目的，不如说是与性行为有关的暴力。这两者有区别，但时常被混淆。强奸并不是强奸者的性欲表现，而是通过性行为来表现征服别人的一种暴力。从本质上说，强奸既不是一种性活动，也不是一种调情，而是一种赤裸裸的暴力，是对别人身体和意志自由的侵犯。在战争条件下，强奸事件会成倍增长。在古代战争中，胜利者经常对战败一方的妇女肆意强奸，以显示胜利者奴役失败者的意志。在第二次世界大战中，德、日法西斯军人在他们所到之处，对妇女实施灭绝人性的强奸和性虐待。在欧洲战场上，德军大肆强奸被占领国的妇女，这种行为也大量发生在德军建立的集中营中。在中国，仅 1937 年日军在南京进行大屠杀的一个月内，就强奸了中国妇女 2 万多人，许多妇女在被强奸之后还惨遭杀害。日本军队还迫使大批亚洲妇女充当随军慰安妇，供军人集体强奸，其罪行令人发指。强奸也是和平时期社会生活中常见的一种严重犯罪行为。据统计，我国在整个 20 世纪 80 年代，强奸案的发案数始终在刑事案件总数中占第二位，在杀人、纵火等七类严重危害社会治安案件中占第一位。

研究表明，强奸犯的年龄大多在 20 ~ 30 岁，他们多数来自社会经济的低层，文化水平低，人格上有严重缺陷，崇尚暴力，许多人都有犯罪前科，大多数强奸犯是已婚的，并生有孩子。不少强奸犯是阳痿的，他们犯罪的动机并不是性欲，而是蓄意的反社会行为。约三分之一以上的强奸发生在受害人家中；约一半的强奸犯是受害人认识的。强奸受害人大多是 16 ~ 29 岁的妇女；大部分受害人是未婚女青年，许多强奸受害者性自卫能力差。据陈建国等对 1981 ~ 1982 年北京市的强奸案分析，强奸受害者不反抗或反抗不明显的占 70% ~ 80%，没有报案的占 80%。

强奸罪又称强奸妇女罪，是性犯罪中最为严重的一种犯罪。它不仅是严重地侵犯妇女的人身权利，而且是残害妇女身心健康和性的不可侵犯权利的犯罪行为。这种犯罪行为破坏社会秩序，毒害社会风气，后果严重，危害极大，各国刑法无不将该罪列为应予严惩的重罪。奸淫幼女是一种特殊类型的强奸罪。我国刑法规定，奸淫不满 14 岁幼女的，以强奸论，从重处罚。在司法实践中对奸淫幼女罪的认定，不以阴茎是否插入为条件，只要成年男子的外生殖器与幼女的外生殖器有接触即构成奸淫幼女罪。

实施强奸犯罪的过程中未达到性交目的的称为强奸罪未遂。这与强奸罪既遂在量刑上有所不同。我国刑法第 20 条规定："已着手实行犯罪，由于犯罪分子意志以外的原因而未得逞的，是犯罪未遂。对于未遂犯，可以比较既遂犯从轻或者减轻处罚。"

两人以上在同一时间内轮流对同一被害人实施强奸的，称为轮奸。这是比单人强奸罪给被害人带来更大的伤害的罪行，因此具有更大的社会危害性，一般法律都规定轮奸为强奸罪的加重惩罚情节。

（二）强迫妇女卖淫罪

我国刑法规定了"强迫妇女卖淫罪"，是妨害社会管理秩序罪的一种。指违背妇女意志，使用暴力、胁迫等手段，逼迫妇女与他人发生性关系的行为。我国刑法第三百五十八条规定："组织他人卖淫或者强迫他人卖淫的，处五年以上十年以下有期徒刑，并处罚金；有下列情形之一的，处十年以上有期徒刑或者无期徒刑，并处罚金或者没收财产：①组织他人卖淫，情节严重的；②强迫不满十四周岁的幼女卖淫的；③强迫卖淫或者多次强迫他人卖淫的；④强奸后迫使卖淫的；⑤造成被强迫卖淫的人重伤、死亡或其他严重后果的。有前款所列的情形之一，情节特别严重的，处无期徒刑或死刑，并没收财产。协助组织他人卖淫的，处五年以下有期徒刑，并处罚金；情节严重的，处五年以上十年以下有期徒刑，并处罚金。"

（三）引诱妇女卖淫罪

以营利为目的，用金钱、物质等手段勾引、诱骗妇女卖淫的行为，属于引诱妇女卖淫罪，是妨害社会管理秩序罪的一种。我国刑法第三百五十九条规定："引诱、容留、介绍他人卖淫的，处五年以下有期徒刑、拘役或者管制，并处罚金；情节严重的，处五年以上有期徒刑，并处罚金。引诱不满十四周岁的幼女卖淫的，处五年以上有期徒刑，并处罚金。"本罪与强迫妇女卖淫罪不能混同，前者是妇女自愿卖淫，后者是违背妇女意志迫使其卖淫。

（四）猥亵妇女或侮辱妇女罪

猥亵妇女或侮辱妇女等行为过去归于流氓罪，1997 年修订后的刑法将其列入侵犯公民人身权利、民主权利罪。刑法第二百三十七条规定："以暴力、胁迫或其他方法强制猥亵妇女或者侮辱妇女的，处五年以下有期徒刑或者拘役。聚众或者在公共场所当众犯前款罪的，处五年以上有期徒刑。猥亵儿童的，依照前两款的规定从重处罚。"按照国外学者的看法，猥亵，"是指能够使行为人或者其他的人受到性欲上的刺激、兴奋或满足的动作，损害了一般人正常的性的差耻心，违反善良的性的道德观念。"这种猥亵行为可以是行为人施之于他人的行为，也可以是行为人自身的行为。前一种包括：以淫秽言语调戏、侮辱他人，乘他人不备搂抱、接吻、抠摸他人性感区或生殖器，男性以生殖器顶撞女性等。后一种有在公开场合暴露阴部或全身，在公开场合手淫，在公开场合性交或发生其他性行为和裸体表演等。

（五）重婚罪

有配偶而重婚的，或明知他人有配偶而与之结婚的犯罪名，在我国刑法中属于侵犯公民人身权利、民主权利罪。刑法第二百五十八条规定，犯重婚罪"处二年以下有期徒刑或者拘役。"重婚而涉及军人配偶的加重处罚。刑法第二百五十九条规定，"明知是现役军人的配偶而与之同居或者结婚的，处三年以下有期徒刑或者拘役。"

我国实行一夫一妻制。婚姻法规定的一夫一妻的原则，指男女双方在婚姻关系消失之前，具体说，就是当配偶没有死亡，或者尚未离婚，任何一方不得再另行结婚。否则，就是犯重婚罪。

重婚是一种剥削制度下产生的陈规陋习，在封建社会，皇帝可以收尽天下美女，作为自己的后宫，王公贵族等有钱有势的人为满足自己的淫欲，往往在结婚娶妻之后还要纳妾，并以妻妾成群为荣。而穷苦的农民却无力娶妻。出现了"外有旷夫，内有怨女"的非常不平等的社会现实。新中国成立后我国制定的第一部《婚姻法》已经规定了我国实行一夫一妻，坚决取缔了重婚行为，但是，随着改革开放和经济的发展，重婚现象有所抬头。重婚不但是对女性的一种压迫和贬低，也败坏了社会风气，甚至可能引起家庭矛盾，导致犯罪。对此必须予以打击，追究当事人的法律责任。

（六）制作、贩卖和传播淫秽物品罪

以牟利为目的，制作、贩卖、传播淫秽物品的罪名。这是一种特殊的形态的性犯罪，在我国刑法中属于妨害社会管理秩序罪。

进行该犯罪行为的当事人以营利为目的，制作、贩卖和传播淫秽书刊、照片、电影、录像带、电脑软件、光盘、淫药、性器具等国家认定的淫秽物品。该犯罪侵犯的客体是社会风化，毒害了社会成员，尤其是青少年，诱发他们性犯罪。

但什么是淫秽物品需要科学认定，我国新闻出版总署于 1988 年公布了《关于认定淫秽色情出版物的暂行规定》，规定第二条指出：淫秽出版物是指在整体上宣扬淫秽行为。具有下列内容之一，挑动人们的性欲，足以导致普通人腐化堕落，而又没有艺术价值或科学价值的出版物：①淫亵地具体描写性行为、性交及其心理感受；②公然宣扬色情淫荡形象；③淫亵性地描述或者传授性技巧；④具体描写乱伦、强奸或者其他性犯罪的手段、过程或者细节，足以诱发犯罪的；⑤具体描写少年儿童的性行为；⑥淫亵性地具体描写同性恋行为或者其他性变态行为，或者具体描写与性变态有关的暴力、虐待、侮辱行为；⑦其他令普通人不能容忍的对性行为的淫亵性描写。

我国刑法第三百六十三条规定，以牟利为目的，制作、复制、出版、贩卖、传播淫秽物品的，处三年以下有期徒刑、拘役或者管制，并处罚金；情节严重的，处三年以下有期徒刑、拘役或者管制，并处罚金；情节特别严重的，处十年以上有期徒刑或者无期徒刑，并处罚金或者没收财产。刑法第三百六十四条规定，传播淫秽的书刊、影片、音像、图片或者其他淫秽物品，处二年以下有期徒刑、拘役或者管制。组织播放淫秽的电影、录像等音像制品的，处三年以下有期徒刑、拘役或管制，并处罚金；情节严重的，处三年以上十年以下有期徒刑，并处罚金。向不满十八周岁的未成年人传播淫秽物品的，从重处罚。

（七）组织进行淫秽表演罪

在我国刑法中属于妨害社会管理秩序罪。刑法第三百六十五条规定，组织进行淫秽表演的，处三年以下有期徒刑、拘役或者管制，并处罚金；情节严重的，处三年以上十年以下有期徒刑，并处罚金。

三、性犯罪的法医学鉴定

（一）性犯罪受害人的医学检查

性犯罪受害人医学检查的目的有两个：①收集发生性犯罪行为留下的可靠物证作为起诉的依据；②治疗由于性暴力引起受害人的身体和精神创伤。

医学检查包括病史、体检和实验标本的采集。

1. 病史

询问病史的目的是收集有助于医疗及法律程序的证据，因此要从一般病史、性生活史和受害经过三方面进行了解。一般病史重点放在有无饮酒习惯，过去患病的情况，和可能对受害人产生不良作用的疾病上，如出血倾向。性生活史主要了解受害人月经史、生育史、避孕史、生殖道感染性疾病史。受害经过重点了解遭强奸的时间、地点、强奸方式（有无殴打、抓咬、口交、肛交、异物插入）以提示需要重点检查和收集实验标本的部位。还要了解被害人遭强奸后的所有情况，如有无大小便、冲洗、淋浴、喝水、换衣服等，这些活动可能影响证据的收集。

2. 体检

对受害人的体检应富有同情心，使用安慰性的语言，动作尽量轻柔。在正式体检之前要简要说明检查的步骤和方法，同时可以边检查边解释，以争取受害人最大限度的合作。检查时如有亲属陪同最理想，否则最好有一名护士在场，既可以当助手，又可以减轻当事人的心理压力。

首先要对受害人的全身体表做全面检查，以发现任何可能存在的异常情况。第一步，对被害人的表情、行为特征等应做好观察；第二步，对血压、脉搏、体温、呼吸等生命体征应进行测量后记录。第三步，对体表的伤口，包括皮肤的擦伤、挫伤、抓伤、咬伤、钝器击伤、锐器刺伤所形成的勒痕、红肿、出血、表皮剥脱、肌肉撕裂、眼结膜充血、关节的扭伤、骨折进行详细的检查、对伤口的部位、大小、深浅、形状、颜色做好测量和详细记录。第四步，外阴部和阴道检查，先观察大腿内侧和外阴周围和大小阴唇有无挫伤、血肿、精液斑、脱落阴毛（注意与受害人的阴毛对照），再分开大小阴唇，观察阴道前庭、阴道口有无损伤、撕裂和出血，以及残留精液，最后检查阴道内有无损伤、出血和精液，如有损伤要进行清创、缝合，在此之前要取好标本。取标本的最佳部位是阴道后穹隆和子宫颈。过去强调要做内诊检查，以确定在遭强奸前有无怀孕，但现在的化验检查很方便、准确，故不一定非要做内诊检查。

如在强奸过程中发生口交、肛交等情况，则必须做口腔和肛门等部位检查，注意有无损伤和精液残留，做好物证收集。

（二）强奸的法医学鉴定

因为大多数强奸犯罪是在使用暴力手段的情况下发生的，因此，对被害人进行强奸法医学鉴定的主要任务是，明确曾经发生暴力行为的事实和有无性交和其他性行为发生的证据；暴力行为在被害人身上所造成的损伤及该损伤的性状和部位，有无存在违背妇女意志的证据和被害人无能力反抗的事实；被害人的年龄、精神状况和性行为的后果等。以便为诉讼提供可证实为强奸的客观证据。

1. 对被害人的身体损伤鉴定

被害人身体损伤包括一般损伤和特殊部位损伤两种。

一般损伤指性器官及其周围组织以外的身体伤害，包括头面部、躯体和四肢的损伤，常见的有皮下出血、擦伤、抓伤、咬伤、扼伤、捆绑的痕迹。一般损伤鉴定的意义在于能够证明被害人受到过暴力侵犯，有助于推定强行发生性关系时的情节和条件，被害人是否反抗和以何种形式反抗，可以印证被害人、被告人、嫌疑人和证人的证词；也可以评定这些损伤的严重程度，有助于定罪量刑。因此对这些损伤的检查要注意所在部位、分布特点、形态特征、区别新旧伤痕迹等，判断致伤原因、成伤机制和致伤物，还要判断损伤的严重程度。

特殊部位的损伤是指与强奸行为直接有关的性器官及其周围组织的损伤。主要分布在受害人的外阴部、阴道内、大腿内侧、会阴部、肛门、乳房、口腔等处。如强行猥亵和暴力强奸可造成乳房、大腿内侧、外阴部的指甲抓伤，乳房的咬伤、处女膜的新鲜裂口、凝血块或继续出血和阴道口的炎症反应与疼痛。对于受害人性器官的损伤，也应评定损伤程度。

如果在被害人身上未发现有价值的损伤证据，也不能排除强奸的发生。因为违背妇女的意志集中表现在犯罪者使用暴力、胁迫和其他手段，强行与被害人发生性关系。被害人在不能抗拒（身体上的强制）、不敢抗拒（精神上的强制）、无法抗拒（失去知觉）三种情况下被奸淫。使用暴力只是其中一种。因此也要注意收集被告人实施其他手段的证据。

2. 受害人的生理和精神状况

有时强奸犯嫌疑人利用被害人弱智或精神不正常，酒精中毒，使用安眠药或麻醉剂而昏睡，或者采取引诱、恐吓、威胁等手段，迫使被害人不敢反抗或不予抵抗的情况下发生性交，也属于强奸。因此要对受害人的精神状态和生理状况进行鉴定，了解是否精神正常，服用过何种药物或食物引起昏睡或失去抵抗能力，必要时可做精神司法鉴定。

（三）实验室检查

主要是通过从犯罪现场和受害人以及被告身上收集或提取的血液、精液、毛发进行实验室检查，以确定被强奸的证据。也可通过对受害人的血液和尿化验，以确定受害人在受强奸之前有无妊娠，有无得性病，有无饮酒或服药引起意识不清。

四、性犯罪的防治

针对性犯罪的原因，对性犯罪的防治可以从以下几方面着手：

1. 加强对青少年的性教育

青少年处于青春发育期，随着年龄的增长和性功能的成熟，萌发了比较强烈的性欲、性冲动和对性知识的渴求。性欲只可能被压抑，绝不可能被消灭。如果对青少年追求性知识的愿望不从正面引导，而听任他们自己去摸索，那他们在探索中很可能干蠢事，通过不正当的途径和接触淫秽物品满足好奇心，遭到毒害和引诱，甚至走上性犯罪的道路。对青少年进行适时、适度的性教育是预防性犯罪的重要措施，但性教育必须把性知识教育和性道德教育有机结合，让他们懂得什么是性，如何正确对待性；区分什么是友谊，什么是爱情，培养健康的性爱心理，树立正确的性价值观，充分认识到一个高尚的人应该把自己的性需要和性欲望置于道德和法律许可的范围内，能够克制和调节自己的性冲动和性行为。性教育是一项全社会的系统工程，家庭、学校、社会都应参与，共同关心青少年的性教育工作。

2. 净化社会环境，铲除社会丑恶现象，加强综合治理

社会环境对一个人影响很大，而性犯罪又往往是主客观原因共同作用的结果。因

此，开展扫黄、除六害的专项斗争，铲除卖淫嫖娼等社会丑恶现象，可以净化社会环境，避免不良刺激，减少性犯罪的诱因。同时在性犯罪的高发季节和高发地段要加强警力和治安巡逻，堵塞漏洞，预防性犯罪的发生。

3. 加强性犯罪的理论研究，完善性犯罪的刑事立法

性犯罪是一种很复杂的犯罪现象，与生理、心理、政治、经济、宗教、文化等多种因素都有关系，在性犯罪的防治方面也要加强理论研究，注意区分病与罪的界限。同时也要完善性犯罪的刑事立法，普及法律知识的法制宣传，加大对严重性犯罪分子的打击力度，有效地遏制性犯罪上升的势头。

4. 加强对性犯罪犯人的教育改造

教育改造性犯罪犯人是预防性犯罪的另一重要方面。在对性犯罪分子进行惩罚的同时也要做好教育改造工作。监所部门要与医疗单位、学校、科研部门结合，采用请进来、走出去的教育方式，充分利用社会力量，帮助罪犯抛弃旧观念，树立正确的性观念，自觉抵制黄色文化的侵袭，恢复性的廉耻感，提高辨别美丑的能力，改造成为一个新人。改造工作还可以与医学相结合，针对部分犯人还存在性心理不健全的问题，可与心理医生一起，运用行为矫治的手段，帮助他们恢复。

参考文献

1. J·莫，H·穆萨弗，著．王映桥，郭颐顿，译．性学总览．天津：天津人民出版社，1992

2. B·萨多克，编．李梅彬，译．性科学大观．成都：四川科技出版社，1994

3. 吴阶平．性医学．北京：科学技术文献出版社，1983

4. H·凯查杜里安，著．胡颖翀，译．人类性学基础．第6版．北京：世界图书出版公司，2009

5. 江汉声．我们的性．台北：台湾艺轩图书出版社，1993

6. 玛斯特斯/约翰逊，著．马晓年，译．人类性反应．北京：知识出版社，1989

7. 罗洛梅，著．冯川，译．爱与意志．香港：中国国际文化出版社，1987

8. 高罗佩．中国古代房内考．上海：上海人民出版社，1990

9. 卢盛波，宋书功．性医学教程．北京：中医古籍出版社，1994

10. 樊民胜．性学辞典．上海：上海辞书出版社，1998

11. 杨秀萍，吴群英，张玫玫．性生理学．北京：首都师范大学出版社，1998

12. 王建平，俞斌，姚洪亮．性心理学．北京：首都师范大学出版社，1998

13. 田书义，蔺桂瑞，刘晓晴．性教育学．北京：首都师范大学出版社，1998

14. 中国性学会性医学专业委员会男科学组．早泄诊断治疗指南．中华男科学杂志，2011，17（11）：1043 - 1049

15. 王晓峰．早泄诊断和治疗．中华男科学杂志，2011，17（1）：3 - 7

16. Konstantinos H, Edouard A, Ian E, et al. Guidelines on Male Sexual Dysfunction：Erectile Dysfunction and Premature Ejaculation. European Urology, 2010, (57)：804 - 814

17. 刘照旭，范医东．性功能障碍的诊断与治疗．济南：山东科学技术出版社，2002

18. 郭应禄，周利群，译．坎贝尔泌尿外科学．第9版．北京：北京大学医学出版社，2009

19. 张滨．性医学．广州：广东教育出版社，2008

20. 《中国性科学百科全书》编辑委员会．中国性科学百科全书．北京：中国大百科全书出版社，1998

21. 金赛，著．潘绥铭，译．金赛性学报告．海口：海南出版社，2007

22. 海蒂，著．林瑞庭，谭智华，译．海蒂性学报告．海口：海南出版社，2011

23. 许世彤，区英琦，肖鹏．性科学与性教育．北京：高等教育出版社，2004

24. 叶澜．新基础教育成型性研究报告集．南宁：广西师范大学出版社，2009

25. 潘绥铭．神秘的圣火．郑州：河南人民出版社，1988

26. 李盾．性与法．郑州：河南人民出版社，1993

27. 欧阳涛．当代中外性犯罪研究．北京：社会科学文献出版社，1993

28. 骆世勋，宋书功．性法医学．北京：世界图书出版公司，1996